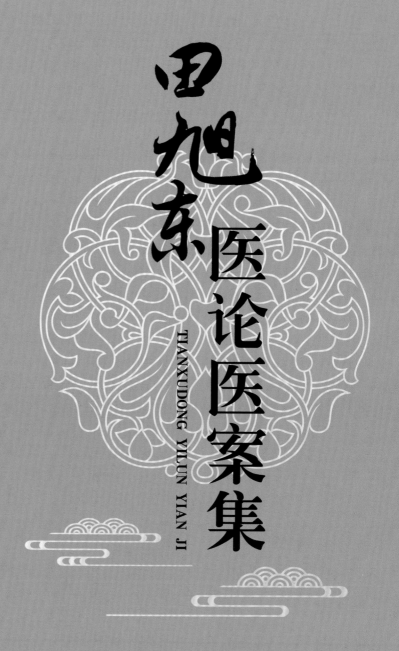

田旭东 医论医案集

TIANXUDONG YILUN YIAN JI

田旭东 李彦龙 /主编

甘肃科学技术出版社

甘肃·兰州

图书在版编目（ＣＩＰ）数据

田旭东医论医案集 / 田旭东，李彦龙主编. -- 兰州 ：
甘肃科学技术出版社，2024. 8. -- ISBN 978-7-5424
-3225-4

Ⅰ. R256.3

中国国家版本馆CIP数据核字第2024NW3682号

田旭东医论医案集

田旭东　李彦龙　主编

责 任 编 辑　刘　钊
封 面 设 计　孙顺利

出　　版　甘肃科学技术出版社
社　　址　兰州市城关区曹家巷1号　　730030
电　　话　0931-2131570（编辑部）　　0931-8773237（发行部）

发　　行　甘肃科学技术出版社　　　　印　刷　兰州鑫泰印刷有限公司
开　　本　710毫米×1020毫米　1/16　插　页　2　印　张　21.5　字　数　260千
版　　次　2024年8月第1版
印　　次　2024年8月第1次印刷
印　　数　1~1 000
书　　号　ISBN 978-7-5424-3225-4　　　定　价　68.00元

编　委　会

序

  中医的生命力在于它的科学价值及其防病治病的显著疗效。在两千多年的历史长河中,它能不断发展、完善、充实及提高,为中华民族的繁衍昌盛保驾护航,做出了不可磨灭的贡献。

  医案医论则是中医临证经验的总结与心得,是中医文献的重要组成部分。医案又称诊籍、脉案、方案、病案。萌芽极早,传承久远,内容丰富,是中医记录、解析个案的全过程,体现中医理、法、方、药的综合应用。历代名医名案是宝贵的中医文献,对传承交流历代名医学术经验有不可替代的作用,对提高中医学术水平、临床疗效和促进中医药传承创新,发挥了重要作用。近代名医章太炎先生指出:"中医的成绩,医案最著。欲求前人之经验心得,医案最有线索可循,循此钻研,事半功倍。"因此,整理总结名中医医案医论,对促进中医药传承创新发展至关重要。

  《田旭东医论医案集》书稿即将付梓,这是田旭东教授数十年来在临床一线工作的经验总结。当他从事临床工作始,就一直坚持熟读经典,勤于临床,拜师受教,耳濡目染,勤求古训,博采众方,不断积累临床经验,提高学术水平,现已成为三甲医院重点学科带头人。多年来,他带领的医学团队,奋斗拼搏,在重点专科专病建设方面取得了优异成绩,目前科室已成为国家中医药管理局"十一五"重点专科、国家食品药品管理局中医消化专业 GCP 基地、甘肃省卫生健康委临床医学重点学科、甘肃省中医药

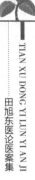
管理局重点专科、甘肃省区域中医（专科）医疗中心、甘肃省中西医结合消化专科联盟牵头单位。他本人荣获"甘肃省名中医、甘肃省先进工作者"称号，成为全国第七批老中医药专家学术经验继承指导老师。

纵览全书，内容翔实，结构严谨，文笔流畅，深入浅出，体现中医对优势病种显著疗效及专病专方特色。

本书系田旭东多年辛勤耕耘的结晶，可供中医院校学生、研究生及临床各级医师深化专业学习的优秀参考读本。

览之有感，欣然作序。

甲辰仲夏于甘肃省中医院

前　言

　　田旭东是甘肃省名中医、甘肃省先进工作者、全国第七批老中医药专家学术经验继承指导老师。他一直坚持熟读经典、勤求古训、博采众方、拜师受教，从事临床工作三十余年，医理精明，并遵循孙思邈"省病诊疾，至意深心，详察形候，纤毫勿失，处判针药，勿得参差"之意，故临证每多效验。

　　本书比较系统全面地汇编了田旭东从医三十余年的学术著述、临床验案、用药心得，反映了他的学术思想、临床经验和治学特点精华。全书共分三部分。

　　第一部分：田旭东治疗脾胃病的学术思想渊源及成才之路。旨在加强读者对田旭东求学、从医、拜师经历和刻苦钻研、勤于临证，终成一代名医的全面了解。

　　第二部分：田旭东治疗脾胃病的学术思想及临床经验研究。反映了田旭东学术思想的独到之处及中西医结合诊疗疾病的观点，其中专病专方总结了田旭东临床得心应手、效如桴鼓的自拟经验方，值得临床去推广。

　　第三部分：田旭东临证案例集萃。主要总结了田旭东治疗中医内、妇、儿及疑难杂症的临床经验。每个医案均采用西医辨病和中医辨证的双轨诊断方法，以西医病为前提，分型治疗。既考虑西医病的内涵，还突出了中医辨证论治个体化的治疗优势，复方药物组合的规律性，以利治疗效果，

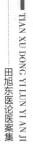

由病证同治，逐步达到病证同愈的最终目的。

本书第一部分、第二部分第一章中第二、三、四、七节、第四章中第六节、以及第三部分第一、二、三、四、五、六、七、八章、第九章中第五节由李彦龙编写，约16.9万字；第二部分第一章中第一节以及第三部分第九章中第三、四节由宋震宇编写，约0.8万字；第二部分第四章中第四节由武正权编写，约0.19万字；第二部分第二章中第九节由刘顺庆编写，约0.48万字；第三部分第九章中第六节由才朗卓玛编写，约0.23万字；第二部分第一章中第五节由孙乃瑛编写，约0.5万字；第二部分第一章中第六节由马吾生编写，约0.52万字；第二部分第一章中第一、二、三、四、五、六、七、八、十节分别由杨鹏飞、王鹏弟、侯婷、孙雪妹、张迎军、徐中、郭姗姗、王怡园、梁建慧、姚柳伊、李竞编写，约2.8万字；第二部分第三章中第一、二节由马惠、马艳花、马春霞、张兢云、张宗博、杨红娟、海杰、赏莉、雒佳、王怡园编写，约1.2万字；第二部分第三章中第三节由姚柳伊、李竞编写，约0.47万字；第二部分第四章中第一、二、三、五节分别由雒佳、王军平、郭军、陈振东、马吾生编写，约1.48万字；第三部分第九章第一、二节由王鹏弟、陈振东编写，约0.43万字。本书在出版之际，编者向支持本书编写的各位领导和专家，以及从不同方面支持我们工作的同仁，一并表示最衷心的感谢！

本书成编，初心在于为中医药学术传承贡献些许薄力，但由于编者水平和编著时间所限，对田旭东丰富的学术思想和临证经验也可能领会不足，难免挂一漏万、错讹频生，敬祈同道多提高见，以便改进。

编 者

2024 年 8 月

目　　录

田旭东治疗脾胃病的学术思想渊源及成才之路

田旭东治疗脾胃病的学术思想及临床经验研究

田旭东临证案例集萃

田旭东治疗脾胃病的

学术思想渊源及成才之路

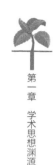

第一章　学术思想渊源

第一节　学术思想萌芽阶段

田旭东幼时的经历，让他深切感受到中医的博大精深，立志成为中医大家，1985 年成功考入甘肃中医学院后便开始接受中医的系统教育及正规培训，田旭东热衷学习中医，努力钻研中医书籍，勤奋背诵中医经典，去粗取精，医学水平不断提升。他把传统中医与现代中医理论融会贯通，强化、巩固自身的中医理论知识，其学术理论源自《黄帝内经》《伤寒论》《温病条辨》《神农本草经》等经典书籍及不同的名家医案。田旭东从中不断探索，孜孜不倦，勤求古训，为以后从医打下了坚实的中医基础。

一、《黄帝内经》对田旭东的影响

《素问·灵兰秘典论》第八："心者，君主之官也，神明出焉。肺者，相傅之官，治节出焉。肝者，将军之官，谋虑出焉。胆者，中正之官，决断出焉。膻中者，臣使之官，喜乐出焉。脾胃者，仓廪之官，五味出焉。大肠者，传道之官，变化出焉。小肠者，受盛之官，化物出焉。肾者，作强之官，伎巧出焉。三焦者，决渎之官，水道出焉。膀胱者，州都之官，

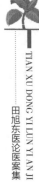

津液藏焉，气化则能出矣。凡此十二官者，不得相失也，故主明则下安，以此养生则寿，殁世不殆，以为天下则大昌；主不明则十二官危，使道闭塞而不通，形乃大伤，以此养生则殃，以为天下者，其宗大危。戒之戒之！"田旭东认为掌握脾胃、肝胆、肺、肠等脏腑的生理作用，顺应脏腑的生理特性进行调节，对确定治则治法相当重要。脾为太阴湿土之脏，胃为阳明燥土之腑。《临证指南医案·卷二》："太阴湿土，得阳始运；阳明燥土，得阴自安，此脾喜刚燥，胃喜柔润也。"脾喜燥恶湿，与胃喜润恶燥相对而言。脾能运化水湿，以调节体内水液代谢的平衡。脾虚不运则最易生湿，而湿邪过胜又最易困脾。《临证指南医案·卷二》："湿喜归脾者，以其同气相感故也。"脾主湿而恶湿，因湿邪伤脾，脾失健运而水湿为患者，称为"湿困脾土"，可见头重如裹、脘腹胀闷、口黏不渴等证。若脾气虚弱，健运无权而水湿停聚者，称"脾病生湿"（脾虚生湿），可见肢倦、纳呆、脘腹胀满、痰饮、泄泻、水肿等。总之，脾胃为气机升降的枢纽，正常的人体顺应左升右降的规律而运行，田旭东认为此规律充分体现脾胃为气机升降出入的重要性。

田旭东对脾、胃、肝生理的解说从内经而来，《素问·五藏别论》第十一："六腑者，传化物而不藏，故实而不能满也。所以然者，水谷入口，则胃实而肠虚。食下，则肠实而胃虚。"每一腑都必须适时排空其内容物，才能保持六腑通畅，功能协调，故有"六腑以通为用，以降为顺"之说。突出强调"通""降"二字，通和降的太过与不及，均属于病态。《素问·玉机真脏论》第十九："五藏者，皆禀气于胃，胃者，五脏之本也。"《灵枢·师传》第二十九："六腑者，胃为之海""胃者，五脏六腑之海也，水谷皆入于胃，五脏六腑皆禀气于胃。"《灵枢·玉版》："人之所受气者，谷也，谷之所注者，胃也。胃者水谷之海也。"《灵枢·平人绝谷》"胃满则肠虚，肠满则胃虚，更虚更满，故气得上下"，胃贵乎通降，以下行为顺。《素问·奇病论》"五味入口，藏于胃，脾为之行其精气"，人以水谷为本，脾胃为水谷之海，故又云脾胃为后天之本，气血生化之源。《素问·刺禁论》"肝生于左，肺藏于右"，为什么左肝右肺呢？因左右为阴阳之道路，人生之气，阳从左升，阴从右降。《素问·五常政大论》"土疏泄，苍气达"，与土得木而达同义。《素问·灵兰秘典论》第八："大肠者，传道之官，变化出焉。小肠者，受盛之官，化物出焉。"大肠接受小肠输送的食物残渣后再经吸收变成糟粕。小肠承接胃所腐熟的水谷，吸收精微物质，通过脾转至周身，将糟粕中的水液归于膀胱，滓秽经大肠排出。《素问·六节脏象论》第九："肝者，罢极之本，魂之居也，其华在爪，其充在筋，以生血气。"肝藏血主筋，是耐受疲劳的根本，人体能正常运动依赖于筋，肝的正常运作能有效地控制机体的运动。田旭东对慢性肝病的诊疗思想来源于《素问·六节脏象论》"肝……其充在筋，以生血气"，肝参与血液的生成。《素问·五脏生成论》第八："故人卧则血归于肝，肝受血而能视。"血归于肝是肝病的康复原则，慢性肝病的治疗跟肝血有密切关系，肝血充足则能维持人体的正常血量，保持身体的运动，眼能视物，足能行走，手掌能握，手指能摄。田旭东诊治黄疸病的学术思想来源于《金匮要略·黄疸病脉证并治》第八："然黄家所得，从湿得之。"田旭东根据《黄帝内经》对脾胃病的阐述，从而建立了脾胃病的诊疗思路。

二、《伤寒论》对田旭东脾胃病治疗的影响

（一）田旭东"首重脾胃"的思想与《伤寒论》对其的影响

田旭东以临证"首重脾胃"著称，体现了其"治病必须治人"的学术思想。其注重顾护脾胃思想的确立，虽深受《黄帝内经》及李东垣脾胃学

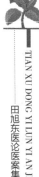

说的影响，但与《伤寒论》的影响密不可分。

《伤寒论》58 条载："凡病，若发汗，若吐，若下，若亡血，亡津液，阴阳自和者，必自愈。"为什么疾病可以不治自愈？关键在于阴阳自和。这就说明人体具有平衡自身阴阳的功能，是生命力的体现。田旭东认为"探本求源，病情转化皆决定于脾胃"，并提出"治病必须治人，治人必须重视调理脾胃。"

《伤寒论》阳明篇反复提到胃气的问题，并以能食不能食判断胃气的强弱。柯氏所谓："风寒本一体，随人胃气而别。"在栀子豉汤的应用过程中，呕加生姜以和胃，少气加甘草以益中，"病人旧微溏者，不可与"，这都强调在辛凉重剂中，用甘草、粳米可以和胃，加人参则气液兼顾，是为了"保胃气，存津液"。用白虎汤要加生姜煎服，以调节石膏知母之寒凉，也是为了"存津液，保胃气"。散漫之热用清法亦是如此，聚集之热（与糟粕相结）用下法，亦不例外。在三承气汤中的调胃承气，配伍甘草以缓急和中，使软坚通便而不伤胃。故阳明三急下证，急下是手段，"保胃气，存津液"是目的。

仲景和胃、护胃的常用药如人参、甘草，是田旭东常用的四君子汤、六君子汤中的药对，姜枣也被田旭东常用，如加生姜 3 片、红枣 3 枚，四君、六君中的药味，除陈皮外，均是《伤寒论》常用的。这些药物，应用广泛，药证明确，临床也确有疗效，平淡但不可小觑。

（二）《伤寒论》与田旭东的病、证、症结合思维

1.病、证、症结合思维是田旭东"分层论治、把握整体"学术思想的体现

整体观、辨证论治是中医学的精髓，辨证论治则是整体观的具体运用。然而难治病或症状不显者，不易辨证；或症状复杂，数证并见者，临证时

难以处方用药。故对于难治病，田旭东强调在辨证同时，结合辨病、辨症分层论治。田旭东认为："辨病论治是解决疾病的根本矛盾，辨证论治是解决疾病各阶段的主要矛盾，而辨症论治则是解决疾病过程中某些突出症状、并发症和夹杂症。"三者相互补充，协调配合，共同组成三位一体的治疗体系，亦是临证处方用药必须考虑的 3 个层次。

《伤寒论》是注重整体的，其开创辨证论治的先河，但同时也体现了辨证、辨病、辨症的分层论治思维。对《伤寒论》的整体观，目前研究较多，有医家提出方人、方证学说。如大柴胡汤证，凡符合形体较为壮实、上热（口渴、黏膜红等）、发热、柴胡证、消化道症状、神烦、上腹部硬满疼痛的具体方证，无论西医诊断是什么病，有多少种疾病诊断，均治以大柴胡汤。田旭东认为，随着时代的发展，现代临床较过去已发生巨大变化，传统的辨证论治体系在现代临床应用中存在局限性，因为临床上完全契合某一方证的病例不多，故主张分层论治，辨证与辨病、辨症相结合。

2.《伤寒论》辨症、辨病、辨证论治

中医的辨证论治，从整体观念出发，通过望、闻、问、切四诊收集资料，运用中医理论和方法辨出疾病在目前的表现是什么"证"，然后根据辨出的"证"，确定治法，选用方药，以及其他治疗手段，随"证"变化进行治疗的思维方法就叫作辨证论治。

（1）辨症：为什么要辨症？因为辨证论治强调证候的改善，通过调节整体以改善局部，有时无法满足患者希望迅速解除其最痛苦症状的要求。而辨症治疗针对性强，易于操作。如《伤寒论》中乌头止痛、半夏止呕、瓦楞子制酸等。第 101 条"但见一证便是，不必悉具"中"证"实指症状，强调了"辨主症"的重要性。田旭东治疗复发性口腔溃疡时善用经验药对"升麻、皂角刺、怀牛膝"，三药中升麻具有祛风解表、清热解毒、升

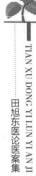

阳、透疹的功效，升麻可升提脾之清气，脾气健则运化水谷精微正常，口唇得水谷精微濡润，可促进黏膜修复。皂角刺具有拔毒消疮、消肿排脓之功，其名效如"针刺"，药性峻猛，可破腐生新，取其象形之意，正如《本草经疏》所言："第其锐利，能直达疮所。"怀牛膝具有补肝肾、强筋健骨、利尿通淋、引血下行、引火下行之功效。时珍又谓其"治口疮齿痛者"，盖此等证皆因其气血随火上升所致，重用牛膝引其气血下行，并能引其浮越之火下行。在精准辨证的基础上，加用"升麻、皂角刺、怀牛膝"三药，可使脾胃气机条达，寒热调和。火邪归位，口唇得水谷精微濡润，则口疮可愈。治疗慢性胃病，胃阴受损，见口干少津、食欲不振等症，常用乌梅、木瓜，乌梅益胃生津止渴，木瓜醒脾和胃化湿，二药合用疏肝和胃、理脾化湿、滋养胃阴。对于胃病反酸常加左金丸、乌贝散、煅瓦楞子以制酸。对于气血不和、筋脉失养之下肢痉挛无力、疼痛以及腹中疼痛诸症，常用白芍、甘草，取其酸甘化阴、敛阴养血、缓急止痛之功。对于中气不足，气虚下陷之胃下垂、子宫下垂、脱肛以及清阳下陷之泄泻，常用升麻、柴胡，升麻引阳明清气上行，柴胡引少阳清气上行，二药合用，升阳举陷。对于咳嗽痰喘、高血压病、心下痞硬、嗳气频频、呃逆不止等症，常用旋覆花、代赭石，旋覆花善于宣肺消痰平喘，又能下气散结，降逆止呕、止噫；代赭石苦寒质重，重镇降气，平肝泄热熄风。对于血瘀经闭、腹中包块、肝脾肿大，及慢性萎缩性胃炎见气滞瘀阻者，常用三棱、莪术，三棱为血中气药，破血通经，莪术为气中血药，破气消积。二药同用，气血双调，活血化瘀、行气止痛、破积消块。对于脾虚推动无力之气虚便秘、湿邪困脾之湿阻便秘，常用生白术、虎杖，生白术健脾助运、通便下行，虎杖利湿退黄、泻热通便。

《伤寒论》中体现的辨证论治思想是汤证辨证，即根据几个症状确定某一方，这个方一般是唯一的（适用某方的症状群，有人称为"某方证"），完全不同于现行的证候辨证，某种意义上体现的却是张仲景对于"辨症状"的重视。例如猪苓汤，田旭东常抓的是口渴、小便不利这两个主要症状。

《伤寒论》辨证论治在处方加减变化时，很大程度上也是随症（状）加减，如《伤寒论》中小青龙汤方："若渴，去半夏加栝蒌根三两。若微利，去麻黄加荛花如一鸡子，熬令赤色。若噎者，去麻黄加附子一枚，炮。若小便不利，少腹满者，去麻黄加茯苓四两。若喘，去麻黄，加杏仁半升，去皮尖。"

（2）辨病：辨证论治缺少病种特异性，而辨病治疗可以弥补这个不足。如气阴两虚证可见于肺结核、肺癌、糖尿病、慢性肾炎等疾病，若治疗气阴不足的同时兼顾其病种，则更加完备。辨病论治特异性强，提高疗效，其辨病多指现代病名的"病"。

（3）辨证：田旭东认为，《伤寒论》的辨证论治与现代主张的辨证论治是有区别的。田旭东的辨证，既有现代辨证论治的特点，也有《伤寒论》以方证对应为核心的辨证论治，比如猪苓汤证、小青龙汤证、麻杏石甘汤证等。

3. 病、证、症结合的思路探讨

田旭东认为，辨病论治、辨证论治、对症治疗三者结合是相对完善的辨治思维，更适应现代临床的需求。实现三者结合，需要注重：①辨症需"抓主症"。②辨病可辨中医病名，如太阳病、少阴病；也可辨现代病名，如肝硬化、慢性胃炎、肿瘤。③辨证应注重审因，谨守病机，抓住"证"的实质。④适当参考现代药理研究的成果。

三、《用药心得十讲》对田旭东的影响

田旭东经常向学生推荐焦树德老中医的临床用药经验——《用药心得

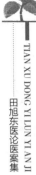

十讲》，田旭东认为，焦老对近三百种常用中草药做了大量的整理发掘工作，在叙述药物的功用、主治等内容中，把对临床有实用价值的传统理论和经验一一做了介绍和肯定，大胆剔除了一些不合理的和封建迷信色彩的内容，使中草药学更加科学化。焦老在各讲中汇集了不少简、便、验、廉的土方单方，如土鳖虫研末内服治闪腰岔气疼痛，鲜蒲公英捣烂外敷治乳痈、疔疮、痈肿，芦根一二两煎服透麻疹，炒麦芽二两煎服回乳，鸦胆子捣烂外敷蚀赘疣、治鸡眼……这些对进一步推广中草药使用有一定的积极作用。

该书注意贯彻"预防为主"的方针，介绍了有关预防疾病方面的经验。如在介绍百部温而不燥、润而不腻，可以治疗感冒咳嗽、百日咳等新、久咳嗽的同时，还介绍了百部对百日咳的预防作用及可以灭人体头虱、体虱、阴毛虱等内容。

焦老力求贯彻中西医结合的原则，做了大量的中西医印证工作，在各讲中收载了药理研究、动物实验、临床报道等有参考价值的近代研究资料。如第 146 页，黄芩一药，有退热、利尿、降血压、抗菌、抑制病毒等五方面的近代研究报道。在"第一讲用药需注意什么？"中，例举了大量用现代科学方法对中药进行研究的丰硕成果，并明确指出："我们要及时将这些成果运用于临床，赋予'辨证论治'以新内容，促进中西医结合，提高医疗水平。"他还提醒读者"应尽量结合中医辨证论治的原则去选排用药，不可生搬硬套"。该书还介绍了一些药物新的功用、主治等内容，如白芷止胃痛，泽泻治胃内停饮所致的眩晕，茵陈可利胆抗菌，牛膝有促使结石下行排出的作用。

第一讲中所介绍的用药需要注意的七个环节及第十讲所介绍的组织药方的原则、随证加减、灵活变化、有效方剂的采用等方法，是作者根据多年的临床经验总结出的。如第 55 页用党参 30 ~ 90g，附子 6 ~ 9g，生白术 15 ~ 30g，代替独参汤治疗虚脱的经验；第 134 页用"三合汤"治疗久治不愈、虚实寒热证交错互见的胃脘痛的经验；第 149 页用黄柏炭加白茅根、大小蓟等药治疗泌尿系感染、尿血的经验；第 266 页以白芨为主治疗溃疡病出血、肺结核咯血、肺结核空洞的经验……都给读者留下了深刻的印象。这些都是焦老长期坚持辩证唯物主义，运用中医理论指导用药的经验结晶。在某些经验介绍中还附有验案，使这些经验更加显得具体生动。田旭东认为该书是我们学习和继承名老中医经验的一份好教材。

第二节　学术思想形成阶段

田旭东坚持学习，追求自我的医学、医术、医德的不断进步，精益求精，拜师于多位名医大家，先后跟随国医大师王自立教授、全国名中医廖志峰教授学医，获益良多，尽得各医家真传，每位名医对田旭东都有很深的启发，都有助于他对中医学领悟的提升。

一、继承与发扬廖志峰教授"健胃和中"及"本脏论治"的学术思想

廖志峰是第二届全国名中医，甘肃省名中医，第四、五、六届全国老中医药专家学术经验继承工作指导老师，中国中医科学院师承专业博士研究生导师，从事临床工作 50 余年，学验颇丰。廖志峰临证善于调理脾胃枢机功能，用后天养先天，从健胃入手调脾疏肝进而调和阴阳，平衡脏腑，

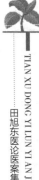

逐步形成了"健胃和中"的学术思想，创制了健胃消胀合剂、健胃止痛合剂、健胃消食合剂、健胃止血合剂、健胃止泻合剂、健胃清肠合剂6种治疗消化系统疾病的健胃系列院内制剂，组方用药蕴含了"健胃和中"的学术思想。

（一）健胃思想

脾胃同居中州，为"后天之本"，濡养他脏，历代医家多重视脾胃同治。然而脾胃关系紧密相关但又有所区别。脾胃五行皆属土，但有阴土阳土之别；脾与胃以膜相连，在解剖关系上相互关联，却是一脏一腑的不同；脾胃功能同主运化，然脾主运胃主化，运化有别；脾胃共控气机升降，脾以升为顺，胃以降为和，气机升降相因；脾胃体用阴阳互根，亦有燥湿喜恶之别。脾与胃的关系密不可分，类比来说脾和胃就犹如军中帅和将的关系，故多数医家以健脾思想为主，李东垣即是健脾思想的代表。然而无论《黄帝内经》还是《伤寒论》，都非常重视胃气的顾护。《素问·平人气象论》中说："平人之常气禀于胃，胃者平人之常气也，人无胃气曰逆，逆者死。"《素问·玉机真脏论》中言："五脏者，皆禀气于胃，胃者五脏之本也。"说明在《黄帝内经》时代非常重视胃的主导作用。廖志峰认为脾的作用固然重要，但胃为阳土，在功能上具有一定主导性，因此廖志峰认为在诊疗中应重视健胃。

胃禀燥而恶燥。《素问·天元纪大论》中曰："阳明之上，燥气主之。"从运气学而言阳明以燥为本气，为秋之主气，对应肺金，然"阳明以燥金主令，胃土从令而化燥"（《四圣心源·六气解》），肺禀燥令，胃亦从令而化燥，言明胃为燥腑；从经络而言阳明所含足阳明胃经与手阳明大肠经，二者皆禀燥气以消导水谷，如《伤寒论浅注补正·卷二》载："人身禀天地之燥气，于是有胃与大肠，二者皆消导水谷之府，惟其禀燥气，是以水入则消之使出，不得停胃。"世医多言胃喜润恶燥之生理特性，少言胃禀燥之本性，廖志峰则认为燥为胃之本性，胃禀燥性是胃"游溢精气"的前提和动力，其性燥，故能将所进水饮，蒸腾气化，化为精微；胃为阳腑，其性以通降为要，但降中寓升，又阳性用事，故而升腾津液，上输于脾，再经脾灌输濡养周身，完成机体的新陈代谢过程。同时指出胃禀燥而恶燥，赖水以济燥，所谓"恶燥"是恶其太过之谓，胃为阳土，其性本燥，过则成燥热之害，损津耗液，伤其脏腑。胃禀燥，故求其润以得阴阳相济之态；胃恶燥，故多病燥，是为"各随其所不喜者为病"。叶天士在《临证指南医案·卷二》中指出"阳明燥土，得阴自安；以脾喜刚燥，胃喜柔润"，胃禀燥性，得阴柔才可协和，得水济则通降有序，燥性刚而水性柔，刚柔相济则阴阳和合。胃为多气多血之腑，清和则能受纳，用药当以清和为主，避免辛香燥烈劫耗胃阴，临床治疗多甘药清养。廖志峰提出"胃禀燥而恶燥"的胃腑生理观特点，阐明了胃作为贮物消导的首要器官在腐熟运化中的重要性。

胃健乃脾健的前提，从生理功能来说，脾之作用主要是主运化和主统血。脾之运化，即运输精微营养物质，变化为气血而荣养四脏周身，故为后天之本。统血，即统领血液，使之循行于常道，不溢出脉外。而在正常生理状态下，人体摄入水谷之后胃先受之，并腐熟为水谷精微，脾乃得之运之。如《灵枢·玉版》中言："谷之所注者，胃也，胃者水谷之海。"而脾之统血功能也依靠于脾气健旺。只有胃之受纳腐熟功能正常，脾气才得健旺，脾气旺则统摄血液循行于常道。脾胃的生理特点一升一降，以饮食入胃，经胃受纳并腐熟，此过程是气机降的过程，相当于现代医学所讲的消化过程，愈降则愈细，愈降则愈精，可达到被脾运化输布之用，脾的升清运化功能相当于现代医学所讲的吸收转运过程，如果没有胃的受纳腐熟，

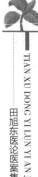

脾的升清运化功能就无法实现。只有胃的生理功能正常，才能脾运无碍，升清降浊，周流不息，发挥人体后天之本的功能，源源不断地将外界饮食水谷转换为人体可利用的营养物质，荣养全身。脾胃的生理特点还有脾燥胃润的特点，润乃燥之前提，这是因为胃体为受纳水谷之地，其地属阳（胃为阳土），胃体滋润则通降功能如常。脾者阴土，禀天地之湿气而应长夏，得燥则升，胃降则脾升。因此说胃健乃脾健的前提。

胃健乃脏腑调和的基础，诸脏协调是人体健康的基础。《医宗必读·肾为先天本脾为后天本论》中云："谷入于胃，洒陈于六腑而气至，和调于五脏而血生，而人资之以为生者也。"说明在脏腑气机调和方面，胃处于一个关键地位。脾胃居于中焦，为气机升降出入之枢，胃气健能降则脾气得升，同时，胆随胃降，肝随脾升，肝升则肾气随之而起，地气升则天气随肺金之气而降，如此则天地气交，龙虎回环，各脏腑气机构成一个健康的生理循环。所以华佗《中藏经》中云："胃者，人之根本也，胃气壮则五脏六腑皆壮也。"另外，胃健还是神气得养的基础，《素问·六节脏象论》中言："五味入口，藏于肠胃，味有所藏，以养五气。气和而生，津液相成，神乃自生。"

胃居中焦，为六腑之一，传化物而不藏，功能以通降为主，《素问·逆调论》中曰"胃者六腑之海，其气亦下行"，因此健胃即是重视胃的通降功能，廖志峰应用畅情志、调气机、化湿邪、通水道、去痰浊、祛瘀血、通腑气等方法恢复胃的功能，主要可总结为健胃八法：疏肝和胃法、养阴益胃法、健脾温胃法、化滞开胃法、泄热清胃法、祛湿健胃法、化瘀调胃法、开窍醒胃法。廖志峰在临证诊疗中遣方多用柴胡疏肝散、益胃汤、理中汤、保和丸、枳术丸、承气汤类。喜用炒莱菔子、炒白术、陈皮、连翘之类。病久则加入活血化瘀之品。胃喜润而恶燥，又为多气多血之腑，故

健胃多用清和柔润之品，慎燥烈之药以防耗劫胃阴。

（二）和中思想

在中医学中，"和中"思想高度概括了中医学的治疗理念及治疗方法，是中医学的核心思想。廖志峰的"和中"思想具体体现为：首先，"和中"是人体生理的理想状态，其作为一种生理状态而言，包含人与自然的调和、人与社会的融洽状态、以五脏为核心、脾胃为中心的人体自身调和作用，只有三者都处在一种较为理想的状态，则可认为人体处于一种真正的健康状态。其次，"和中"是疾病治疗的总抓手，人体发生疾病，是由于上述三种状态中某一种或多种同时被打破，所以治疗应致力于恢复三者的理想状态。例如对于人体病理状态而言，疾病往往呈现出虚实寒热夹杂的复杂状态，此时应以五脏为核心，并时时关注中焦脾胃的重要性，当然"和中"是遣方用药的总原则。可见，胃健则"中"得和。在以五脏为核心的人体中，脾胃居于中心位置，亦是脏腑调和的关键，而胃体之康健又是其中之关键，故胃健则以脏腑为中心的大"中"得健，而五脏中以脾胃为中心的小"中"亦得健。欲达人体之"中和"，胃健必不可少。具体从脾胃调和、脏腑调和、神气调和、人与自然、人与社会关系调和看，胃健是其中的关键环节。例如廖志峰在治疗胃食管反流病时无论采用升降并用、燥湿相济、寒热平调还是通补兼施方法，均遵循"治中焦如衡"的原则，重视恢复脾胃的生理特性，调和脾胃与他脏的关系，使机体达到"和"的状态；在治疗功能性消化不良时也注重助脾胃之运化，行胃肠之传导；在治疗胃痞胃痛等脾胃病时立足于脾胃正气，权治于中焦之衡；守中焦护脾胃而兼顾气血痰湿。

廖志峰诊治脾胃病的方法对田旭东有深远的影响，廖志峰对田旭东口耳亲授，分享他治疗脾胃病的经验心得，他重视传统中医脏腑辨证、八

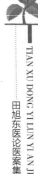

纲辨证及卫气营血辨证，是田旭东进行辨证论治的稳固基础。此外，廖志峰根据小儿的生长发育状况、舌质舌苔及指螺腹诊等诊断手法去辨别小儿脾胃病情的深浅轻重，因此田旭东明白有诸于内、必形于外的重要性，使田旭东对四诊中的舌诊特别重视。田旭东以顾护脾胃为原则，重视后天之本，认为脏腑的病变皆与脾胃有关，治疗方面提倡百病首治脾胃及祛邪而不伤正的理念，可见他对脾胃的重视程度更胜于其他脏腑；田旭东调摄养神，以治未病的学术思想防治脾胃病变及他对脾胃病的饮食禁忌也是受廖志峰的启蒙所得的。廖志峰对田旭东学医道路上的医学、医术、医德的启蒙与提升，培养田旭东认真的学医态度，严谨的治学思想，指导他正确学医的法门，在言传身教之中熏陶田旭东，为他日后成为名中医建立了坚实的基础。

二、继承与发扬王自立教授"运脾"和"柔肝"的学术思想

王自立是第四届国医大师，首届全国名中医，博士研究生导师，博士后合作导师，第一、二、三、四、五、六届全国老中医药专家学术经验继承指导老师，兼任《西部中医药》杂志名誉主编。他自幼受其父——陇上名医王子隆影响，侍立案头，耳濡目染，子承父业，立志岐黄，后求学于北京中医药大学，曾拜师甘肃省十大名中医张汉祥、窦伯清等先生，业医67载，在陇原这片杏林热土上，锤炼成一代中医大家。

（一）"运脾"思想

"内伤脾胃，百病由生""诸病不愈，必寻到脾胃之中，方无一失。何以言之？脾胃一伤，四脏皆无生气，故疾病日多耶。万物从土而生，亦从土而归，补肾不如补脾，此之谓也。治病不愈，寻到脾胃而愈者甚多。"脾为后天之本，统帅四脏，为人体气机之枢纽。脾胃的强弱决定着疾病的

转归，调理脾胃，可使气血生化有源，人体水液代谢正常；调理脾胃可达到调治其他四脏病变的目的；调理脾胃可使人体气机升降功能正常。调理脾胃是防病治病的根本。如何调理脾胃？王自立根据脾的生理功能及病机特点，提出了"以运为健，以运为补"的指导思想，临床应用时以"健脾先运脾，运脾必调气"为治疗原则，从动态调理脾胃观念出发，以健脾助运、调整升降为要，形成了独特的运脾思想。依据这一思想的指导，王自立创立运脾汤，成为治疗脾虚不运的基本方，其组成如下：党参10～30g，白术30g，茯苓10g，佛手10g，枳壳30g，石菖蒲15g，炒麦芽15g，仙鹤草30g。方中枳壳为调气运脾的关键药物，依脾运失健的程度而有小运（10～15g）、中运（20～30g）、大运（35～60g）之别，最大可用至80g；而白术亦为必不可缺之药，依脾虚程度及便秘轻重决定药量，轻度者常用15～30g，中度用至30～60g，重度者可用至60～120g。两药一补一消，相需为用。

（二）"柔肝"思想

叶天士提出"肝为刚脏"以来，后世医家多从"肝者，将军之官"加以阐释，以将军之勇猛刚烈，来解释肝之主升、主动的生理特性。肝虽然主升、主动，但升不能过，动不能甚，过则为病，甚则为害，为害则表现出刚、强、暴、急的病理特征。如《素问·生气通天论》所云："阳气者，大怒则形气绝而血菀于上，使人薄厥。"只有肝血充足，才能以阴制阳，使肝阳不能亢而为害。如《医学衷中参西录》所云："肝恶燥喜润。燥则肝体板硬，而肝火肝气即妄动；润则肝体柔和，而肝火肝气长宁静。是以方书有以润药柔肝之法。"可见"刚"是肝的病理表现，"柔"才是肝的生理状态。王自立据此提出了"治肝必柔肝，柔肝先养肝"的治疗原则，强调"养肝即是柔肝，柔肝便为疏肝"，临证之时，以顾护肝之阴血为首要，形成了独特的柔肝思想。具体治疗体现在：①以柔为养、顺达为主是治疗肝病的基础和关键，王自立常说："治肝之法甚多，惟柔肝之法最顺肝刚烈之性，不可填塞峻补过猛，亦不可舒肝活血、镇肝熄风过峻。以甘缓养血育阴之药以养肝体，使其顺达调畅，从而达到柔肝的目的。"②养血柔肝，肝藏血，又赖血的濡养，肝血充盈，肝体柔和，阴能涵阳，肝之疏泄正常，则无病。临证之时王自立常用归芍运脾汤以养血柔肝，其当归、白芍养肝血，运脾汤健脾助运，使脾胃功能正常，气血生化有源，肝有所藏，以达柔肝之目的。③滋阴柔肝，肝肾同源，肝藏血，肾藏精，精血相生，肾阴不足可致肝阴不足，阴不制阳而致肝阳亢盛，以五行来表述则为"水不涵木"，临证之时王自立常用二至丸、杞菊地黄丸等滋水涵木。④酸甘化阴以柔肝，甘味药与酸味药配伍可以达到酸甘化阴的目的，《伤寒论》中的芍药甘草汤即为酸甘化阴、养血柔肝之剂。

田旭东从医以来一直跟随王自立学习，王自立的脾胃理论主张运脾为主，注重阴阳平衡，升降出入，气机畅通，通过调理脾胃，恢复身体的自愈力与抵抗力，使田旭东明白认识疾病的病机对辨证的重要性，提出扶正祛邪以治病。田旭东对此深有领悟，使他认识到脾胃在五脏中的重要性。王自立用药精准，药味简而药量少，四两拨千斤，用药轻清而精，这种潜移默化，影响田旭东临证用药着重于用药简要，药量精准；王自立重视望诊，视其外应，以知内藏，启发田旭东在临床中以望诊的舌诊为要。田旭东钻研王自立的《王自立学术经验集》及《中医胃肠病学》等著作，书中主要记录王自立的临床心得及经验，田旭东跟随王自立学习，对他医学道路有很大的帮助，也使他对养生更重视，更着重后天之本。

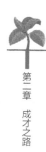

第二章　成才之路

　　田旭东认为读经典、跟名师、多临证是中医成才之道，他立志成为中医大家，在甘肃中医学院的良好学习氛围中他接受系统正规的中医教育，他认为有知识才能谈学问，所以开始勤于熟读和背诵精研经典书籍《黄帝内经》《伤寒论》《温病条辨》以及中医近代书籍《名老中医之路》《名医医案》等书，从中领悟治学之道，阅读经典的书籍，增进其中医基础的知识，掌握正确的四诊八纲辨证方法、医理与方药的运用及经络等实质内涵；熟读《用药心得十讲》等书籍，丰富现代的中药基础，熟识中国历史名医家及他们的学医经历与学术经验；阅读名医医案能从其博大精深的临床医案中发掘知识并获取能提升水平的内容。阅读中医书籍，默而识之，不限于死记硬背书中内容，而在于将内容分类归纳后再融会贯通，对前人记载的知识与经验进行思考后再转化成对临床有意义的总结，渊博自身的中医学术文化，从古人及医家的经验中学习让田旭东的医学水平不断提升，也有助于提高田旭东中医思考的能力，善思明辨，把古代与现代中医理论融合为己所用。强化中医基础及临床知识的要领，建立扎实医学理论的基础，为日后执业临床与科研工作做好充分的准备。

　　田旭东不但从书中汲取前人经验，还从老师与病人的身上学习经验。通过拜师学习、跟师临床、参加不同的中医医家课堂，学习不同的医学知识；在跟师临床的过程中，学习老师的辨治方法及学术思想，在参与临床实践时从患者身上验证其疗效，累积临床经验。田旭东在学医的道路上经常参加中医课堂、医学研讨会等，先后跟随多位名中医及中医大家临床学习，虚心向老师请教，总结、归纳、分析、提炼医家的学术精髓，先后跟随国医大师王自立、全国名中医廖志峰学医及抄方，撷采众长。这样既能传承中医名家的医学精髓，也能发掘其隐藏之内涵及中医的理论，渊博通达中医的医理，不断提高医学水平。田旭东学贯中西，有深厚的中医学根基，同时有丰富的西医学知识，这两者互补长短，为研究中医建立了良好的基础，衷中参西，择善而从，是发展中医的现代化模式。

田旭东对医学的追求有更高的领域，他不断探索，与现代医学汇通，敢于革新，专注于科研工作，开展了不同层面的中医临床研究、医学实验研究、中医文献研究及中医基础研究等，并通过这些研究结果来验证中医药的疗效、指导临床诊疗和总结临床经验。田旭东认为科研工作有助于中医的创新，亦能够提高临床的疗效，能在推进中医药的发展中担当重要的角色，能使传统中医与现代中医接轨，这为建立其学术经验以及治疗方向树立了深厚的根基。田旭东经常撰写文献，发表论文，收集、整理自己临床门诊的病历，不断地自我总结，进而提高学术水平。田旭东认为中医与临床关系密不可分，所以他勤于临床，从实践中累积临床经验，他说："只有切切实实的临床实践才能把医学理论知识发挥出来，学以致用。"他医理精通，医术精湛，诊症疗疾融合中西，每收良效。田旭东临证时专业严谨，对患者细心耐心，每次诊症必望闻问切四诊合参，病历记录详细，一丝不苟，有责任感，态度和蔼可亲，慈悲为怀。不论患者贫富，一视同仁，尽己所能治疗每一位求诊者，全心全意对待每位患者，不仅治病，更重视治人，即使门诊及病房工作繁忙，也不厌其烦逐一为患者解释病情。

田旭东拥有济世为怀之心及拯救病患于苦海之中的大志，他作风踏实纯朴，实事求是，为人谦厚，从不夸夸其谈。田旭东对中医教育不遗余力，多年来培养的中医师承、硕士研究生及本科生众多。他认为中医人才的培养必须严谨认真，才能培养出良好医德、医术、医风的中医大师。田旭东对学生循循善诱，耐心悉心地临证指导，教导学生医学知识都是倾囊相授，诲人不倦，时常分享其学术思想及临证心得，薪火相传。田旭东一直努力用功，持之以恒，即使成为甘肃省名中医，他仍然未间断读经典、跟名师、多临证。

　　通过多年来熟读经典，向名医学习，多观察和思考，不断地临床实践，总结当中的问题，田旭东对治疗脾胃病积累了丰富的经验，奠定了他治疗脾胃病的理论基础，形成了他独有的学术思想。田旭东勤奋坚毅的精神和认真的治学态度就是成为名中医的法门，也是他成才的重要因素。

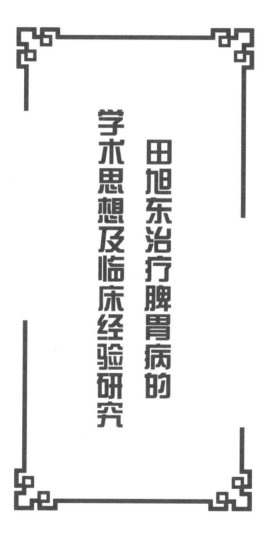

田旭东治疗脾胃病的
学术思想及临床经验研究

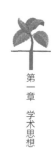

第一章　学术思想

第一节　临证重八纲辨证

八纲辨证是中医各种辨证的基础和核心，即阴阳、表里、寒热、虚实。田旭东认为，只有掌握了八纲辨证，才能较好地运用其他几种辨证方法。八纲是一项具有普遍意义的最基本的辨证规律。故曰："变证百端，不过寒热虚实表里阴阳八字尽之。"（《医学心悟》）"凡人之病，不外乎阴阳，而阴阳之分，总不离乎表里虚实寒热六字尽之。夫里为阴，表为阳；虚为阴，实为阳，寒为阴，热为阳。良医之救人，不过辨此阴阳而已；庸医之杀人，不过错认此阴阳而已。"（《笔花医镜》）

八纲典型证候，阳证以发热，口渴，烦躁，谵语，气粗面赤，脉象浮数有力，大便干燥秘结，舌苔黄燥等为特征。阴证以精神萎靡，目光无神，语声低微，面色晦暗，身冷畏寒，嗜卧，小便清长，大便溏泻，脉象沉迟虚弱，舌质淡、苔白滑等为主要标志。

表里是指病变的部位。表证以发热，恶寒，身体疼痛，鼻塞流涕，脉浮，舌质正常苔薄白，二便如常为特征。里证有里虚寒和里实热之分。里虚寒的表现如上述之阴证。里实热证以口渴，神昏，烦躁，谵语，胸腹胀

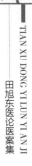

满甚则疼痛拒按，舌质红绛、舌苔黄燥，大便秘结，小便短赤为主要表现。田旭东常说：鉴别病位首先要分清表里，但临床往往有表里兼夹的情况，应加以注意并给予适当处理。首先要分清是以表证为主还是以里证为主，以表证为主则治疗以解表为主适当兼顾里证，以里证为主则一般里和而表自解，亦可加上一两味疏表之药，如果表里证相当，则当应用表里双解法进行治疗。

虚实反映正邪的状况，虚指正气虚，实指邪气实。虚证多见倦怠嗜卧，语声低微，面色苍白，饮食减少，舌胖大多齿痕、苔白滑，甚则手足不温，下利清谷，或消瘦乏力，口干咽燥，五心发热，舌体瘦小而红，脉搏无力，前者沉迟而后者细数。实证以高热面赤，神昏谵语，呼吸气粗，语声响亮，腹胀而疼痛拒按，大便秘结，小便短赤有灼热刺痛感，脉象数实有力，舌质红而干燥为主要临床表现。田旭东认为：临床上虚与实常常互见，必须审慎分清主次。一般说来，久病多虚，新病多实，瘦弱者多虚，健壮者多实，寒证多虚，热证多实。虚实的程度严重时还会出现假象，即"大实有羸状"和"至虚有盛候"尤须注意鉴别，以免误治，发生生命危险。

寒热主要指疾病的性质。寒证畏寒而四肢不温，口不渴，面色淡白而青，脉沉迟，舌质淡、苔白滑多津，小便清长，大便溏泻。田旭东时常提醒我们，应注意表寒证即外感风寒则见恶寒发热，头身疼痛，鼻塞咳嗽，脉浮等表现。而虚寒至极也会出现口渴，面赤，烦躁，脉浮数等假热之象，必口渴而不欲饮，或只饮热水少量，舌质淡或青紫有津，面赤色浅而无气粗烦躁，动作无力，脉虽浮数而无力无根，可资鉴别。热证以发热恶热，心烦口渴，多饮，喜冷饮，面赤，大便秘结，小便短赤，脉数，舌红苔黄少津为主要特征。实热重证，阴津极度耗伤，阴阳将绝脱之时，也会出现体温降低，脉象沉弱无力甚至细微欲绝等虚寒之假象，但仍有舌体瘦小红

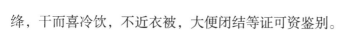

绛，干而喜冷饮，不近衣被，大便闭结等证可资鉴别。

田旭东认为，临证时，表里虚实寒热往往交错呈现，要具体分析，综合运用。同时，为了作出更加准确而具体的诊断，还必须根据病情，灵活选择脏腑辨证、气血津液辨证、六经辨证、卫气营血辨证等传统辨证方法中的一种或数种，与八纲辨证密切结合起来，全面分析病人所有的症状体征和各种理化检查资料，以便作出准确的诊断，从而提高临床疗效。特列举田旭东八纲辨证思想指导下脾胃病的治疗方法。

一、气机不调型脾胃病的治疗

脾胃为气血生化之源，脏腑经络之根，是人体赖以生存的仓廪，故称脾胃为后天之本。其功能特点可概括为"升""降"二字。脾主运化，布化精微而升清；胃主受纳，腐熟水谷而主降浊。脾升则健，胃降则和；脾不健运，则清气不升，胃不和降，则浊气不降，升为逆。脾为阴脏，胃为阳腑，互为表里，一升一降，升降相因，不但主持着水谷的腐熟，精微的布化，而且关乎整个人体的阴阳、气血、水火之升降，所以为人体升降之枢纽。脾胃之升降，又相互因果，胃失和降，则脾不升，脾升失常，则胃亦不降，如喻嘉言说："中脘之气旺，则水谷之清气上升而灌输百脉；水谷之浊气下达于大小肠从便溺而消。"《灵枢·平人绝谷》云："胃满则肠虚，肠满则胃虚，更实更虚，故气得上下，五脏安定，血脉和利，精神乃居。"故在临床中治疗脾胃疾病时注意脾胃的升降关系，运用健脾益气，升清降浊为治疗脾胃疾病的基本方法，主要用方四君子汤、六君子汤、补中益气汤。常在方中加入升麻等药物提升脾胃清气，使清气上升，从而使浊气下降，则脾胃升降有序，受纳运化之功能正常，疾病自除。

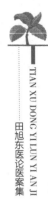
二、湿滞型脾胃病的治疗

脾胃病变多湿多滞，其中脾病多湿，易被湿困，胃病多热，易为热壅，总为气机升降失宜所致。故治疗脾胃病不宜大补大泄，而贵在调理，探本求源，明气机失调之因，审因论治，复脾胃升降之常，湿滞消，升降和，诸症自除。在调理脾胃气机中，应兼宣通肺气。因肺主布散精微输布如雾，脾需肺之协助，才能完成水谷精微的布散，正如《素问·经脉别论》所云："脾主散精，上归于肺，通调水道，下输膀胱。"肺主宣发肃降，脾胃主升清降浊，同司气机升降。由此，临床治疗脾胃病应理脾行气，以消气滞，常用木香、陈皮、砂仁制品。若患者兼食积，加入神曲、山楂、麦芽、鸡内金等。此外，田旭东还强调治脾莫忘宣肺，治肺用药常于健必究其脾，在治疗脾和胃病之品中，酌加宣肺解郁之品，如杏仁、瓜蒌，其理已寓于其中。

三、阴虚型脾胃病的治疗

阴虚型脾胃病治疗应遵叶天士之法，治疗疾病时重视脾胃、提倡养胃阴为主，对于不饥不纳或少纳，音低气馁、口舌干燥、大便秘结的胃阴虚证，常以清养悦胃、甘凉濡润、酸甘济阴、甘缓益胃为养胃阴的主要方法，药用北沙参、麦冬、玉竹、石斛、扁豆、粳米、甘草等药物。田旭东认为治疗阴虚型脾胃病，以通为用，凡木火体质，患燥热之症，或病后热伤肺胃津液，以致有食少纳呆、舌绛咽干、烦渴不寐、便不通爽等症状。皆可用降胃之法。常用代表方剂为叶氏养胃汤（麦冬、生扁豆、玉竹、生甘草、桑叶、大沙参、陈皮），应用于治疗各种阴虚型胃病。

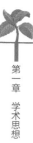

四、阳虚型脾胃病的治疗

对于胃阳虚型脾胃病，当温燥升运，恪守东垣之法，用人参、黄芪以补中，二者以温燥，升麻、柴胡升下陷之清阳，陈皮、木香理中宫之气滞。脾胃合治，用之得宜，则效如桴鼓。方用补中益气汤。若胃虚兼客气上逆，以仲景旋覆代赭汤之法加减为用，或加杏仁、桔梗以开肺气，益智仁、厚朴、白术散满，甘草、白芍以和胃。

五、肝胃不和型脾胃病的治疗

肝为风木之脏，将军之官，体阴而用阳。肝病犯土，侮其所胜。犯胃则易使人恶心干呕、脘痞不食、吐酸水涎沫。对于肝胃不和的脾胃病治疗，用半夏泻心汤、温胆汤等，药物选用黄芩、黄连、川楝子、吴茱萸、半夏、干姜、附子、益智仁、枳壳、厚朴等。

六、气滞血瘀型脾胃病的治疗

阳明乃十二经脉之长，胃为其汇，乃冲繁要道，为患最易，其作痛原因甚多，虚邪贼邪之趁机窃发，其间消长不一。初病在经，久痛入络，经主气，络主血，治法应以治气治血为主，药用辛香理气、辛柔和血之品为宜。此型疾病多选用丹参饮、金铃子散等方。常选用药物为金铃子、延胡索、五灵脂、桃仁、蒲黄、香附、厚朴、干姜、陈皮等。

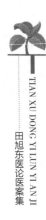

第二节　强调脾胃为后天之本，重视升降相因调脾胃

脾胃学说是中医学理论中的重要组成部分，其奠定于春秋战国，分之于金元，发扬于诸家。田旭东精通东垣学说，重视脾胃升降学说，对脾胃升降理论多有发挥，认为脾胃病的发生主要在于脾胃气机功能失调、升降失司，而治脾胃之法，尤莫精乎升降。

脾胃主纳化饮食五味，输布水谷精微，升清降浊，为后天之本，气血生化之源，是五脏气血津液升降出入的枢纽。而人体气机的升降出入，均要通过脾胃这个枢纽，方能完成正常的生理功能。《素问·六微旨大论》曰："出入废则神机化灭，升降息则气立孤危。故非出入，则无以生长壮老已；非升降，则无以生长化收藏。是以升降出入，无器不有。故器者生化之宇，器散则分之，生化息矣。故无不出入，无不升降。"人体气血的循行与输布是升降出入的运动过程，各脏腑组织器官的功能活动都离不开气机的升降出入，但其中脾胃的升清降浊作用对整体气机的升降出入至关重要。《四圣心源》曰："脾升肝肾亦升，故水木不郁；胃降则心肺亦降，故金木不滞；火降则水不寒，水升则火不上热，于人下温而上清者，以中气善运故也。"脾胃居中焦是五脏生理活动的中心。其交通上下，斡旋阴阳，和济水火之机，升降金木之轴。脾气上升则清阳之气上输，肝肾之气并之而上行；胃气下降，则浊阴之气下运，心肺之气随之而下达。脾胃既升清降浊，又斡旋上下气机，以使上者下之，下者上之，升降相济。若脾胃气机升降失序，诸多病变莫不由其而生。因此在诸多升降失常的病变中，尤以脾胃升降失常影响最大。清代医家吴达在其《医学求是》中明确指出："中气为升降之源，脾胃为升降之枢轴。"脾主升清，宜升宜运，胃主通降，宜降宜和。脾之升，是为了胃降；胃之降，是为了脾之升。脾胃正常生理功能的实现是脾升胃降的结果。正如刘奉五所言："脾胃互为表里，一阴一阳，一升一降，相互为用，脾为阴脏，其用在阳，不升则阳无所用，用阳则必升；胃为阳脏，其用在阴，阴主降，不降则阴无所用，治脾必知其欲升，治胃必知其欲降。"因此田旭东临床治疗脾胃病紧扣调理脾胃气机为主，恢复脾胃的升降之机。

一、辨证首重脾胃，治病调护脾胃

《素问·经脉别论》曰"饮入于胃，游溢精气，上输于脾，脾气散精，上归于肺，通调入道，下输膀胱。水精四布，五经并行。合于四时五脏阴阳，揆度以为常也"，《医宗必读》曰"谷入于胃，洒陈于六腑而气至，和调于五脏而血生，而人资之以为生者也。故曰后天之本在脾"，《素问·玉机真脏论》曰"五脏者，皆禀气于胃，胃者，五脏之本也"。可见胃气的盛衰对五脏的功能具有重要影响。田旭东深谙此意，认为生命活动的维持与精气血津液的化生和充实，均赖于脾胃运化的水谷精微，而疾病的发生、转归多与脾胃密切相关。故临证时强调"四季脾旺不受邪""内伤脾胃，百病由生""百病皆由脾胃衰而生也"。再者不论何脏之病，皆宜先调护脾胃，正所谓"百病之成，皆伤脾胃""脾通四脏，一荣俱荣，一败俱败"。故明代《古今医鉴》曰"调理脾胃，为医中之王道也"，又如陈修园说："药物入胃，所以能生效胜邪者，必赖胃气之施化也。"若脾胃虚弱，不能行药力，则药亦不能胜病也。故辨证之时，首重脾胃，治病之时，调护脾胃。

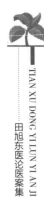
二、用药忌伤脾胃

古人云：用药如用兵。知人善任，可以以一当十，同样识药性味，注意药物间配伍，方能取得奇效。清代《医学集成》中强调："每治他病，且须照顾脾胃，不可一意攻伐，忘其根本。"田旭东选方用药，时刻不忘顾护脾胃，处处留意勿伤脾胃之气，以免影响后天化生之本。临证时主张药不在多，贵在精专；苦寒峻攻，中病即止；润燥相适，寒温有制；阴阳相济，切忌蛮补。

三、健运脾胃，复其升降

田旭东认为升降的关键在于脾胃之气的健旺。脾胃虚则百病生，正如《医林绳墨》所言："脾胃一虚，则脏腑无所禀受，百脉无所交通，气血无所荣养，而为诸病。"因此脾胃健旺，则脏腑气机升降有序，气血生化有源，燥湿相济。治疗上补脾益胃，以四君子汤为基础方剂，少佐升麻、葛根之类鼓舞脾胃清阳之气；旋覆花、枳壳降胃浊使之升降有司、相辅相成。田旭东喜用石菖蒲升降脾胃，石菖蒲，味辛气温，能开发脾胃之力。方中加少量石菖蒲，以运气健脾，以通泄胃浊，以开气机。常以石菖蒲伍香附、石菖蒲伍厚朴、石菖蒲伍木香等药对配合使用。再者脾病多寒，胃病多热，两者相互影响，致使脾热而胃寒，脾胃功能失常，气机升降失序。临诊治寒常选附子、干姜、高良姜、吴茱萸等温中助阳；清热常用黄连、黄芩、山栀子、知母、石膏泻火清胃泄热。若见寒热错杂者，施以寒热并用，常选黄连汤、半夏泻心汤、生姜泻心汤等加减。

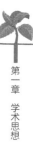

四、宣达肺气，脾胃同治

田旭东认为脾胃气机的根本在脾、胃，但与肝、肺有密切关系。肺为娇脏，主治节，主一身之气。司呼吸之气和水谷之气而产生宗气，是通过肺脏的功能来完成的，正如《医碥》中所说："饮食入胃，脾为运行精英之气，虽曰周布诸脏，实先上输于肺，肺先受其益，是为脾土生肺金，肺受脾之益，则气愈旺，化水下降，泽及百脉。"脾宜升则健，胃宜降则和，而要恢复脾胃升降功能，则通过肺脾、肺胃同治以宣达肺气。其宣降肺气的关键在于胃气润降，降则生化有源，出入有序。因此辨治脾胃病，巧用宣降肺气之品如前胡、苏梗、杏仁、栝楼等宣肺治胃，并适当佐以炒枳壳、佛手、厚朴、槟榔等通降之品。

五、疏肝利胆，脾升胃降

脾气之升，必得肝气之舒达；胃气之降，需赖胆气之畅达。叶天士曾精辟地论述了肝对脾胃的影响，"肝为起病之源，胃为传病之所"。田旭东辨治脾胃病非常注重疏肝利胆，临证以培土泻木与泻肝和胃为主法，着眼于气机的调理。基础方剂以六君子汤加木香、吴茱萸、白芍辛散酸敛相结合，恢复其肝气的正常疏泄，使之脾升胃降。或以二陈汤合左金丸，一苦一辛，苦辛通降借以泄木。偏寒者酌加高良姜、制香附；郁而化热加丹皮、山栀子；瘀滞者加丹参、五灵脂等。

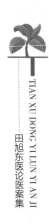

第三节　重辨证与辨病相结合，
辨证要因时、因地、因人而异

　　田旭东认为起病的原因与环境气候、饮食、体质、精神等因素有关，他认为症状是诊断的主要依据，疾病的症状与该病的病位、病性、病势、病程等辨证要素相关，将复杂的症状与体征结合，是作为诊断疾病的重要标准。田旭东认为辨证论治是中医理论的核心，需要根据以人为中心的理论基础才能实行应用，"证"代表疾病的不同阶段，或疾病发展过程某一阶段的病理改变，属于有阶段性的变化；而辨病论治就是围绕疾病为中心的理论而形成的，按不同疾病的发展与转归进行辨识。中医诊疗过程需经辨证、辨病确诊后再进行论治。辨证、辨病两者结合是中医与现代化接轨的标志，辨证、辨病都是对疾病具体的一种辨别，两者是相互依存的，对于病名与症状容易产生混淆，例如脾胃病中的痞满、反酸、便秘、泄泻、胁痛等，既是中医的病名也属于病名之下的其中一个症状，因此辨病论治，确诊西医病名起着重要的作用。辨病论治与传统辨证论治密不可分，特别重视同病异治及异病同治。相同的疾病设立不同的治法，此为同病异治；不同的疾病使用相同的治法，此为异病同治，按在临床病与证轻重而作出取舍，从田旭东临床上对脾胃病的诊断及分型中可以体现出来。

　　田旭东辨证、辨病相结合之法是总结王自立教授和廖志峰教授的辨证论治方法后发展出来的，沿用传统的辨证方法结合现代的辨病模式，符合辨病及辨证的思维原理，根据四诊及临床检查所收集的资料判断疾病，以疾病确立为基础，根据疾病性质表现的"证"，引起疾病发生的病因病机、传变规律和临床愈后及其相关因素等进行辨证。临床上辨证与辨病两者密不可分，辨证、辨病可以从同病异治及异病同治呈现，也可以根据辨病论治的特点，对疾病与证候的熟悉，掌握病因、病理，设立辨病要点，但见一证便是，专病专方，对病治疗，对症下药，发挥专科的治疗特色。脾胃病的病因病机不同，会影响疾病证型及发展愈后，田旭东精通以辨证及辨病两者全面相互为用的辨病、辨证思维模式进行诊治，包括全面宏观同时仔细微观地透彻思考疾病的起病发展全过程，所有引起疾病的因素都与病机有直接关系，他注重整体的辨证思维。

田旭东在临床过程中以传统的八纲辨证、脏腑辨证、气血津液辨证等多样性的综合辨证组合来诊断证型，根据患者的不同情况而选择不同的辨证方法，同时使用两至三种辨证方法。诊察四诊后，定其部位及疾病性质，按病人的病位、病性进行辨证及辨病，以八纲辨证辨表、里、寒、热、虚、实、阴、阳，辨明证候作为基本的纲领作用。例如，胃脘痛，包括西医学的急性胃炎、慢性胃炎、功能性消化不良、消化性溃疡病、胃痉挛、胃下垂等病，胃脘痛的中医分型有脾虚湿滞、脾胃不和、肝胃不和等不同证型，根据证型而设立不同的治法方药，然后根据辨病的微观分型治疗。如胃镜下出现肠上皮化生，可酌情加入半枝莲、白花蛇舌草等药；吐酸包括西医的胃食管反流病、消化性溃疡病、慢性胃炎和功能性消化不良等病，根据辨病的微观分型治疗。如胃镜下出现食管黏膜损伤，可加入白芨、石斛等药；泄泻包括西医的急性肠炎、慢性肠炎、肠易激综合征、肠结核等病。如结肠镜检查发现肠息肉等问题，有需要则进行手术处理。再如中医的便秘，包括西医的肠易激综合征、直肠及肛门疾病便秘、药物性便秘、内分泌、代谢性便秘，以及肌力减退所致的便秘等，属肠动力不足，可加入大

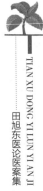
腹皮、代赭石等药。再如，中医的胁病，包括西医的急性肝炎、慢性肝炎、胆囊炎、肝硬化、肝癌、胆石症、慢性胰腺炎、肋间神经痛等病，如检查发现体内转氨酶值升高，在辨证论治的基础上加入半枝莲、五味子等药。这样治疗，符合辨病与辨证结合。疾病发展过程中的不断变化，治则治法也随之而变，所以运用辨病论治，有助于对疾病的愈后和转归全面掌握，而不是在西医的病名之下分出几类辨证分型的论治法。以上步骤可归纳为，初步将证从大方向汇总分类，再以脏腑辨证深入疾病的实质，先确定主导作用的脏腑以及根据五脏相关学说为相关的脏腑定位，透过脏腑辨证进一步定其病位、病因与病性。明辨脏腑的定位定性十分重要，田旭东治疗脾胃病的过程中，对脾、胃、肠、肝、胆、肺、心、肾都有独立的分治方法，脏腑自病，当根据该脏腑的病因、病性进行辨证。当脾胃病导致它脏腑病变时，则以治疗本病为主，兼治它脏；当它脏导致脾胃病的发生，则以它脏腑及本病同治。脏腑既能同治亦能根据脾、胃、肠、肝、胆的特性分治。此外，明辨脏腑的阴阳虚实病性对施治同样重要，各脏腑有其独立的阴阳虚实偏性，掌握各脏腑的生理特点、其病势及疾病转归，是论治、立法、处方用药的重要基础。最后气血津液辨证做深层次的定病性，判断疾病的气、血、津液充亏及运行障碍，辨别其证候，这是针对病因治疗的关键点。

第四节　治危重症胆大心细，治慢性病善于守方

田旭东常说："很多人认为中医只能治疗一些慢性病症，其实，中医在危重症中一样可以发挥较好的治疗效果。这需要医生在面对危重症的治

疗时，能做到胆大心细，迅速抓住疾病的现证特点，治之宜准、宜狠、宜快，以解除患者病痛，即所谓胆大。但这必须建立在小心谨慎、周密思考的基础上。"正如唐朝大医孙思邈说："胆欲大而心欲小。"胆大心细，是治疗危重症的基本素养。医者精研《伤寒论》《肘后备急方》《备急千金要方》和历代温病名家的著作，不但要继承前贤的经验，还要很好地利用现代先进的诊疗技术和诊疗经验，在实践中加以验证提高。清朝医生吴塘说"治外感如将，兵贵神速，机圆法活，去邪务尽，善后务细"。"神速"非有胆莫辨，"法活，非有识不能，而'务尽''务细'又非胆识兼备不可"。如何做到呢？田旭东常说古人在治急性病的紧要关头采取的措施，有"急下之""急温之"的处理，"急"字之义，应包含着有胆，同时在"下之""温之"之中，应包含着有识。所谓"桂枝下咽，阳盛则毙，石膏下咽，阴盛则亡"。医生投药，关系至重，在有胆之下，不容不加以高度的警惕。"回头看痘疹，走马看伤寒"，这两句话充分地说明了治疗急性传染病要掌握住时间，因为时间稍纵即逝，转瞬就会失去治疗的机会，同时也说明了若没有足够的过硬基本功，认不出这一短暂时间的病机变化，而粗心处理，是会治错治坏的。明朝医生张介宾说："治病用药，本贵精专，尤宜勇敢。若新暴之病，虚实既得其真，即当以峻剂直攻其本，拔之甚易。若逗留畏缩，养成深固之势，则死生系之，谁其罪也。"这段话是说治疗急性病必须有胆有识，否则将贻害无穷。

对于慢性病的治疗，不但有方，更需守方。朝寒暮热，忽攻又补，是治杂病所切忌的。有人问，杂病虽多，概括起来，不外气、血、水、虫等方面，应当识破它的本质，抓住它的特征，药随证转，有的放矢。扁鹊曾说："人患病多，医患道少。"疾患虽属慢性，而夹杂掺合，在所难免，辨证论治，难圃一隅。田旭东这里所指守方，是在辨证的基础上，或是痰得

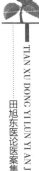

豁，或是虫得驱，或是滞气得疏，或是瘀血得活，只余元气待复，又或是伤寒温病与大失血之后，气血待补抑或现代医学之肝硬化、慢性肝炎、慢性肾盂肾炎、慢性肾炎等，病情若相对稳定不变，才可守方勿替。一些慢性病的形成，是由量变到质变而来，非一朝一夕之故，则其消失，也需要一个渐变的过程。医者应当知道，在慢性病量变过程中，病势多相对稳定，有时医者、病人都觉察不出。就中晚期胃癌而言，本质是脾虚，从而导致脏腑虚损，气血亏虚，邪盛正衰，所以症状各异，但"脾虚标实"是基本病机，故田旭东提出补益（健脾）与攻邪（祛痰、通腑、清热、解毒）结合运用的治法，临床观察显示，能提高中晚期胃癌的疗效。

第五节　中西医理论体系有别，中西医诊疗模式互用

田旭东遵循"现代专科镜下诊治技术先进，中医诊疗技术有优势和特色"的发展理念，带领团队开展内镜下诊治新技术，包括管腔内超声（IDUS）、内镜下黏膜切除术（EMR）、内镜黏膜下剥离术（ESD）、超声内镜引导下细针穿刺活检术（EUS-FNA）、单气囊小肠镜、经口内镜下贲门括约肌切断术（POEM）、内镜下曲张静脉套扎术、硬化剂及组织胶注射术、胃镜下胃造瘘术、胃肠镜下支架植入术、经内镜逆行性胰胆管造影术（ERCP）、鼻胆管引流、经内镜逆行阑尾冲洗术（ERTA）等检查和治疗技术。

同时，田旭东在研习大量医书后，认为西医在理论构建上重视逻辑，而中医则更偏重于直觉思维与形象思维，从这点来看，中医和西医理论体

系有着本质的区别，这就导致各自对临床疗效有着不同的认识。中医强调患者的个体差异，以"证"来揭示疾病的本质，西医则强调的是疾病的共性，通过分析还原法来确定某种疾病总的治疗原则及具体治疗方案。在实际的诊疗工作中，田旭东还提倡对于某种疾病的诊断与治疗要厘清思维，用西医的诊断技巧判断所患何种疾病，确定相应治疗原则，制定切实可行的治疗方案。同时，用中医的理论与方法去解释该病的发生、发展、变化，抓住当前的"证型"，进而选择最恰当的方药。中医与西医在临床实践中是互相补充的，但又是相对独立的，只有不断地去探索它们各自的优势，才能取得更好的疗效。田旭东曾形象地将中医和西医分别比喻为金庸武侠小说中周伯通的左右手，只有做到"双手互搏"，才能发挥出最大的效果。

田旭东认为中西医理论体系的差异，可以归纳为以下几条：

一、宏观与微观的差异

中医的理论体系从宏观着手，从宏观基础上理解人类生老病死的规律，在宏观上将人类与宇宙联系。对具体的个体则又看成为"人体小宇宙"，同样用大规律加以认识。中医的观点特别强调整体平衡；而整体平衡的重心就是阴阳平衡。在阴阳总平衡下又分出：内外、表里、虚实的个别平衡。平衡与失衡是相对的、动态的；平衡与失衡组成一对矛盾。在正常情况下，不平衡（即失衡）是短暂的、零散的，处于次要地位，恢复平衡则是快速的、持续不断的，占主导地位；所以从总体看，人体是处于平衡状态，即处于稳态。人体的稳态，尤其是内稳态，是人体健康和生命活力的重要标志。

西医的理论体系从微观着手，其重点在于论述、研究一个个具体的个体和局部。西医对微观有透彻地了解。这一体系对以往的医学深入发展，

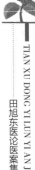

形成根基深厚的基础科学起着重大的作用，为临床提供了扎实的、有力的数据和详尽的实验资料和基础理论。过去反映一个临床医生的基础理论扎实与否的"三理一化（指病理、生理、药理和生化）"就来自微观研究的成就。但今天过分偏重于微观，也会带来另一面的弊端。由于现代科技的高度发展，知识累积之广、深、细，技术要求之高、精、尖，科室门类之众多、庞杂大，致使即便是一个精力再旺盛的人也难以达到门门精通、类类熟悉；这就决定了任何一个个体在其一生中能够精通的只能是一个部门或一个局部；这样，久之，惯性就会使专攻一个专业（一个点）的专家就只见到自己局部的重要，过分予以强调，从而也就会忽略整体；只熟悉和精通自己的专业，而疏漏和轻视左邻右舍的专业以及忽视全局整体的重要性。西医的重微观特点，带来最大的局限性是过分强调"病灶"而忽略"病人"整体，从而也就造成了"只见病灶不见人"的弊端。

二、诊断学上的差异

由于宏观、微观方面的差异，也就决定了诊断理论和治疗方法上的差异。诊断是治的依据，有正确的诊断才能有正确的和有针对性的治疗方案。西医治疗的对象是"病"，这病来自诊断。中医治疗的对象是"证"，证通过辨症获得。

西医诊断重在确定病灶和病原，并由此创造发明了一系列诊断仪器和工具：显微镜、X光机、心电图机以及A超、B超、CT、ECT、内窥镜、核磁共振、核素扫描等等，从一般到高精尖乃至极其复杂的诊断手段和仪器。这虽然无疑给临床提供了强有力的诊断武器和科学的依据，反过来又为医学理论积累了大量使人信服的数据和资料，从而促使医学向高层次发展；然而，仪器使用得多了，医生就容易过分依赖仪器，轻视和忽略临床检查的弊端，使诊断的正确率逐渐下降。此外，任何的仪器检查都存在操作技术人员的技术水平问题和其对临床知识和临床规律的掌握程度的配合问题，以及仪器本身的误差精度问题；而临床医生对仪器的性能、知识的了解程度以及能否正确地理解、解释仪器显示的图像、数据，结合临床进行综合分析、正确判断，这和最后做出的诊断结论又有极大的关系；这些都需要两者密切的结合。两者的背离，很容易造成判断的失误和诊断结论的误导。在生物医学模式时代，疾病以生物学的损害为主，机体有明显的病灶存在和生理、生化指标上的异常，此时用仪器检查，确实对诊断的确定有极大的作用。但今天，医学模式发生了转变，形成了大量心因性的疾病，致使仪器检查对于这些新的病谱、病种，也就是由于心理社会因素应激所引起的疾病，几乎无能为力。又由于临床医生和仪器操作技术人员因分科太细、太专，知识面太专一，致使临床和实验的脱节日益加深，导致判断的误差日益增加。

中医的诊断从整体着手，依靠自身的感官，直接用望闻问切作为辨证的手段去获取第一手的资料以作为诊断的依据，这就避免了西医的弊端。中医的诊断依据是直接的、第一手的感性资料，这些资料对于"证"的诊断要比用仪器获得的资料更为有用，对"施治"更有针对性。目前中西医结合工作中存在的某些倾向，即所谓"西医诊断，中医治疗"是有问题的，它不包括在本文提倡的概念中。这种"西医诊断，中医治疗"的实质，只不过是运用中医的成药或汤头歌的汤药，完全抽去了中医"辨证施治"的核心精华；把"辨证施治"改成了"辨'病'施治"，完全违背了中医的本意。这种倾向实际上是一种西化的中医，而不是原本的中医。

当前医学已从生物模式向心理模式转变，中医的宏观辨证诊断就具有更大的优越性。中医的诊断主要是确立人体的不平衡所在，确立是虚还

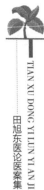

是实、是阴虚还是阳虚、是在表还是在里、在营卫还是气血，由此来进行
"辨证"然后"施治"，以纠正失去的平衡。平衡恢复，机体就达到健康。
中医这种从宏观着手的辨证诊断，删繁就简，能获得最大的效益。

三、治疗学上的差异

西医治疗学理论的根本点也是针对"病灶"而立。所有治疗手段和用
药的目的，都是为了消除病灶。现代西医西药的发展进入了分子药理学领
域，其药物有十分明确的作用点，效力强大，疗效迅速，某些药物的作用
几乎达到了"立竿见影"；西医的某些手术治疗直接挽救了一些垂危病人
的生命；器官移植延长了病人的寿命，这些是西医治疗先进的一面。但与
此同时也存在负性的一面，药效越强，安全度越小、毒副作用越大，掌握
就越难。而手术治疗和创伤性的检查会带来对机体的损伤和潜在的危险。
此外，在今天这种模式转变的时代，西医治疗对一些由于心理社会因素、
应激所引起的心因性疾病和心身疾病以及一些找不到明显病灶的病情，就
显得无能为力或疗效极差。

中医的治疗理论并不依据"病"，而是根据"证"；凡一个有主诉不适
的病人，不管其有无病灶都可以经过辨证，根据证，然后归入脏腑气血、
阴阳五行、表里虚实而进行"施治"。在中医观点，一些人即使患的是同
一种西医概念的"病"，但由于其心理素质、承受力和体质状况的不同，
其主诉不一样，在望闻问切的辨证中就会具有不同的"证"；而另一些患
不同的西医概念的"病"也会由于上述的原因而会具有同样的"证"。中
医是根据证治疗的，所以前者虽是同一种病，但治疗可以完全不同；而后
者虽不是一种病，而治疗却可以一样。这就出现了现在人们所称呼"同病
异治"和"异病同治"的新名词。中医的这一学说，丰富、开拓了医学的

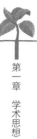

思路，也扩展了中医自身的概念。

中医辨证施治的优越性也越来越多地被国外所接受，法国称中医药为软医学，因为中医用的是自然疗法；相对应称西医为硬医学，因为西医的化学合成药有很多毒副作用，而西医手术会给机体带来附加的创伤。

西医的治疗过分强调病灶和只注重治疗病灶，中医的治疗针对病人和整体。这就是中西医治疗学上的主要差异。

四、保健学上的差异

西医的预防医学和保健学是针对"病"和躯体健康而形成的理论学说，因而其内容和方法主要在以下几个方面：①针对传染病的三大环节（消灭传染源、切断传染环节和保护易感者）。②定期作躯体健康（不包括心理健康）检查。③对病强调"三早"（早发现、早治疗、早预防）。④针对外环境开展卫生运动。

中医的保健医学。中医提倡"摄生"的概念，是中医重要的保健医学概念。中医保健提倡"五禽戏"、气功、太极拳心身双锻炼以强健体质、修身养性、延年益寿；提倡饮食有节、起居有常、形与神俱、精神内守以保持心身健康。中医提倡的摄生，不是消极地防病和单纯地要求不生病，而是更高的要求：与"鹤鹿同春"，与"松柏长老""度百岁乃去"。

第六节　情绪贯穿疾病治疗始终

田旭东认为，现今人们不论是生活还是工作方面的压力都越来越大，

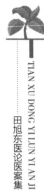

随着这种压力的增加，人们情绪的稳定性也越来越差。这种不稳定的情绪，尤其是负面情绪对人体身心健康的影响也越来越受到重视。情绪作为重要的致病原因之一，祖国传统医学和西方医学都做了一定的论述。现代研究表明，人的情绪与健康和疾病有着非常密切的关系，而且这种关系之间是具有一定的物质基础的。大多数人认为人体之所以会生病，是因为感染了细菌或病毒，而消极的情绪对人体身心健康的影响也是不容忽视的。因此，保持稳定健康的情绪，对维持身心健康有着非常积极的意义。

一、中医对情绪与疾病关系的认识

祖国医学对情绪致病认识深刻，对情绪的认识主要是七情学说，七情即喜、怒、忧、思、悲、恐、惊七种情志变化。七情与脏腑的功能活动有着密切的关系，七情分属五脏，以怒、喜、思、悲、恐为代表，称为五志。而七情五志间生克乘侮与胜复制化构成了中医的情志学说。七情中"悲"与"忧"性质相似，"惊"与"恐"性质相似，可以合而论之，这样五志与七情就统一了。传统医学理论对疾病的描述主要是人体的气血阴阳失衡、五脏六腑功能失调。中医学认为人体是以五脏为中心，通过经络联系六腑及其他器官而形成一个有机整体，七情变化通过影响脏腑功能导致身心疾病的发生，情志与五脏的紧密关系在中医诸多古籍当中早有详细论述。例如《素问·阴阳应象大论》记载："肝在志为怒，心在志为喜、脾在志为思、肺在志为忧，肾在志为恐。"意思是说不同的脏腑功能与对应的情绪有关。《灵枢·本神》又详细论述了不同脏腑的功能异常时表现的情绪变化特点。《灵枢·本神》中说"肝气虚则恐，实则怒"，意思是说中医认为肝脏功能不足的时候容易出现惊恐，功能过盛的时候容易发怒；又如"心气虚则悲，实则笑不休"，意思是说中医认为心的功能不足时容易悲伤，功能过盛容易表现为欣喜、狂喜不止等。

传统医学理论认为五脏功能的状态可以表现情绪的不同变化，同样，情志的变化则以五脏为基础，情志同样可以影响五脏的功能。《素问·阴阳应象大论》记载"怒伤肝，恐伤肾，思伤脾、忧伤肺"，《灵枢·百病始生论》云"忧思伤心，忿怒伤肝"，《素问·刺法论》云"大悲伤也，悲伤即肺动，而其复散也"，《灵枢·九针论》记载"形数惊恐，筋脉不通，病生于不仁"，《灵枢·口问》中记载"心者，五脏六腑之主也……故悲哀愁忧则心动，心动则五脏六腑皆摇"等。充分说明了不同情绪对五脏的影响，说明了情绪容易导致疾病的发生。同样，古代名医通过调节情绪治疗疾病也不乏其例。《三国志·魏书·方伎传》记载，华佗以情绪治病的例子："一郡守病，佗以为其人盛怒则瘥，乃多受其货而不加治，无何弃去，留输骂之。郡守果大怒……吐黑血数声而愈。"金代张从正所著《儒门时亲》记载了利用情志治病的具体方法："悲可以治怒，以怆恻苦楚之言感之，喜可以治悲，以谑浪亵狎之言娱之；恐可以治喜，以恐惧死亡之言怖之；怒可以治思，以污辱欺罔之言触之；思可以治恐，以虑彼志此言夺之。"

中医学认为气血津液都是脏腑功能活动的物质基础，情志的异常会导致气血津液的耗伤。如《素问·疏五过论》中说："暴乐暴苦，始乐后苦，皆伤精气，精气竭绝，形体毁沮。"情志还能够诱发他邪或与他邪合而为病，《灵枢·贼风》中记载："卒然喜怒不节，饮食不适，寒温不时，腠理闭而不通。其开而遇风寒，则血气凝结，与故邪相袭，则为寒痹。其有热则汗出，汗出则受风，虽不遇贼风邪气，必有因加而发焉。"

祖国传统医学对情绪与疾病的关系论述非常详尽，历代医家对情绪与疾病的关系亦有诸多发挥。情绪是诸多疾病的重要病因，诸多疾病也会引起情绪的变化。同时，情绪还是治疗疾病的重要手段。情绪之于疾病可以

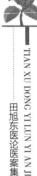

概括为：是"因"、是"症"、亦是"药"。

二、西医对情绪与疾病的认识

西医学认为情绪是一种心理现象，主要分为积极情绪和消极情绪两种。有研究表明，在身心疾病的发病过程中，心理因素影响躯体内脏器官的途径一般是通过情绪活动这个中间媒介而实现的，情绪因素对疾病的发生、发展和转归起着至关重要的作用，可以说情绪是身心疾病发生过程中的中间枢纽，情绪会影响人的意识、判断、决策、推理及风险认知等一系列的高层次认知过程。

19世纪美国心理学家詹姆士、丹麦生理学家兰格的情绪理论认为，情绪是一种内脏反应，是自身对由刺激引发的循环系统、消化系统、内分泌系统、交感神经系统等机体变化的一种体验和感觉，而不同的情绪类别对人体的作用有非常大的反差。积极的情绪对人体机能可以起到促进作用，能够提高人体脑力和体力劳动的效率，激发人的创造力；而消极情绪会导致人体各系统的功能失调。他们强调情绪的产生是植物神经系统活动的产物，因此受植物神经支配的器官功能容易受到情绪的影响。比如人体的消化系统，当我们发生较大情绪波动的时候，如遇到负面生活事件、焦虑或抑郁状态时容易出现食欲不振、胃部胀满、疼痛、腹泻，甚至消化性溃疡等。流行病学调查显示，功能性胃肠病患中有42%～61%的人伴有心理障碍疾病，其发生率明显高于其他疾病。

肿瘤患者的死亡率和情志异常也有很大关系，有研究显示，大概90%的肿瘤患者都长期遭受过抑郁症的折磨，甚至有些患者的直接死因就是抑郁症而并非肿瘤。田旭东认为气机郁滞是致癌的主要原因之一，治疗上以疏调气机为主。

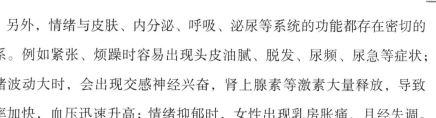

另外，情绪与皮肤、内分泌、呼吸、泌尿等系统的功能都存在密切的关系。例如紧张、烦躁时容易出现头皮油腻、脱发、尿频、尿急等症状；情绪波动大时，会出现交感神经兴奋，肾上腺素等激素大量释放，导致心率加快，血压迅速升高；情绪抑郁时，女性出现乳房胀痛、月经失调。如果人体长期处于情绪不稳定状态，自身的免疫力就会下降，小到感冒，大到肿瘤都与情绪密不可分。甚至前几年席卷全球的新型冠状病毒感染（COVID-19）也与情绪有着密不可分的关系。田旭东在新型冠状病毒感染（COVID-19）患者的治疗中，发现很多患者都存在轻重不等的消极情绪，药物治疗配合心理疏导、情绪疗法干预后，可以促进 COVID-19 患者康复。在中国抗疫期间，权威部门也发表指南，明确指导公众进行心理疏导的方法，包括人民大众和防疫人员等。可见，在疾病的发生、发展和治疗过程当中，情绪因素一直都是不可忽略的重点内容。

三、如何调节情绪，避免疾病

荀子曰"治气养生"，说的就是提高自己的修养，平心静气才能做到养生。

情绪养生的核心是"精气神"充足而不过，具体内容可以理解为通过情绪的控制，保持脏腑之气充盈而平和，不随意耗散，以达到养生的目的。古人还认为，对情绪的把控，重点在于个人的文化修养、道德修为、人生境界。荀子《劝学》中说"君子之学也，以美其身"就是这个道理。因此，传统文化当中的情绪养生实质是文化养生，具体到实践中，需要做到以下几个方面：第一，控制好情绪，保持情绪稳定，能体现一个人的素养与修为。戒骄戒躁、荣辱不惊、处变不惊，保持心境平和、情绪稳定，这样就可以避免情绪对脏腑的干扰，减少情绪致病的可能。第二，适当倾诉情

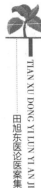

绪。如遇事产生了情绪，但不知道宣泄，或无处宣泄，时间久了就容易导致机体功能失调，中医学称为"肝郁气滞"。第三，合理的转移情绪，又叫移情。分析问题要多考虑积极向上的方面，遇到消极的事情时合理地把失望、伤感等消极情绪淡忘，把注意力转移到其他有意义的事情上来。第四，保持身体健康，加强锻炼，营养均衡，保持规律的生活节奏，养成良好的生活习惯。健康的身体也是维持心理健康、保持情绪稳定的必要前提。

四、如何治疗情绪疾病

田旭东通过不断地临床实践，发现情绪对于疾病的发生与发展意义重大，尤其是消化系统疾病。然而在医治患者的过程中，我们经常忽略这一点。中医理论体系认为，肝主疏泄，畅达全身气机，《格致余论·阳有阴不足论》曰："主闭藏者肾也，司疏泄者肝也。"脾胃为人体气机升降之枢纽，影响着五脏六腑之功能。《素问·阴阳应象大论》曰："人有五脏化五气，以生喜怒悲忧恐。"可见情志活动的产生是以气血津液为生理基础的。脾属土，为后天之本、气血生化之源，由脾胃所化生之气血津液，能为情志活动的正常表达提供物质基础。因此，肝与脾胃在情志活动中起着重要的作用，同时也最容易受到情绪变化的影响。田旭东认识到，身处现代社会，焦虑、抑郁等不良情绪影响着每一个机体，长此以往必然会影响脏腑功能，脏腑功能受损后，会加重心理负担，酿生担忧、恐惧，使病情更加严重，因此，在治疗疾病的过程中应始终关注病人的情绪，时常安慰开导病人，同时在诊治过程中适度加入一些调理气机的药物，往往能起到事半功倍的效果。

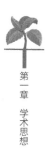

第七节 脾胃病用药特点

脾胃病学经过历代医家的充实和发展，形成了自己独特的理论体系。理、法、方、药均有其自身特点，尤其在用药上形成了非常鲜明的特色。田旭东在临床中极其强调脾胃病的用药特点，简要整理如下：

一、药合时宜，勿伐天和

天人相应的整体观是中医学的一大特色，是几千年来支撑中医理论的支柱之一，《灵枢·岁露论》说："人与天地相参也，与日月相应也。""天"即"天地万物，自然环境"之意，"天人相应"则指的是自然界与人的关系，其中包括：自然界有统一的物质基础，人的生命有赖于自然界赋予的物质与条件才能生存。自然界的变化可以直接或间接的作用于人体，而机体则产生相应的反应，这种作用和反应包括了季节气候、昼夜晨昏、区域环境等因素对人体生理病理的影响及机体的有关应答，揭示了人的生命和天地自然环境动态的统一性。这种动态的统一性正是中医学能够保持其临床疗效原动力的关键。先圣仲景将《皇帝内经》中天人相应的观点直接运用到了医学临床，从其脉法、诊断以及具体的治疗用药都有体现。金元四大家创造的独特理论，与"天人相应"的观点是密不可分的。刘完素研究五运六气，认为五运主病、六气为病之说；李东垣效法自然四时升降浮沉的规律，深刻领悟到脾胃为精气升降之枢纽；张从正观察天地人，创三邪理论，把病因分为三类：天之六气风暑水湿燥寒；地之六气雾露雨雹水泥；

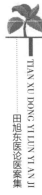

人之六味酸苦甘辛咸淡。天之六气和地之六气泛指天气和气候，人之六味则统指饮食致病因子。并且指出此三类病因致病时是有部位分别的，天之六气致病时多在人体之上部；地之六气致病时多在人体之下部；人之六味致病时多在人体之中部，根据发病部位和症状不同，则分别采用汗、吐、下三种不同的治疗方法。即张氏所谓"处之者三，出之者亦三也"。朱丹溪以日月盈亏，阐述阳有余阴不足论。正如金元名医刘河间所说："一身之气皆随四时五运六气兴衰而无相反矣。"生理如此，病理即是这种天人相应的状态被打破而产生的异常表现。所以我们在认识疾病、分析病情时要充分考虑时令气候的影响。《皇帝内经》反复强调这一观点。如《素问·至真要大论》"审查病机，无失气宜""谨候气宜，无失病机"足证"气宜"与病机不可分割，而气宜的含义之一就是指时令、气候的影响。在治疗方面，《素问·阴阳应象大论》曰："治不法天之纪，不用地之理，则灾害至矣。"并具体在《素问·六元正纪大论》中提出了"用寒远寒，用凉远凉，用温远温，用热远热，食宜同法，有假者反常。反基者病，所谓时也"。并且指出"热无犯热，寒无犯寒，从者和，逆者病，不可不敬畏而远之，所谓时与六位也"的用药原则。一直成为后世医家因时制宜的准绳。《素问·太阴阳明论》曰："脾者土也，治中央，常以四时长四脏，各十八日寄治，不得独主于时也。"说明中焦脾土虽不独主于四时，但却"四时长四脏"而旺于四季。脾胃之气外应于春夏秋冬，内应于五脏六腑，故四时之变可影响脾胃，脾胃虚弱则不能顺应四时，而产生相应的病变。脾胃乃后天之本，气血生化之源，通调一身之气机，治疗脾胃疾病，更应遵经之旨，药合时宜，勿伐天和。李东垣在《脾胃论》中有专篇《随时加减用药法》详细论述，大法遵《皇帝内经》"热无犯热，寒无犯寒"之论，如春宜加风药；夏宜加黄芩、黄柏；秋宜加桂枝；冬宜加干姜、草寇之类，充分考虑了时令气候的影响因素。李东垣还根据四季变化及发病不同制定了四季时方。如春季脾胃之气不足，则生长之令不行，无阳以护其营卫，不任风寒，乃生寒热。治以"甘温之剂，补其中，升其阳，甘寒以泻其火"，以春季时方补中益气汤主之；长夏季节，"因饮食失节，劳倦所伤，日渐因循，损其脾胃"，脾胃元气虚弱，暑湿之邪乘虚袭人，可出现脾胃虚弱，暑湿内蕴之证，治疗当以长夏时方清暑益气汤主之；秋季肺燥当令，平素脾胃虚弱，值秋燥当令之季，湿热稍退，当清而未清，湿热有余，郁阻脾胃，使阳气不得伸展，脾胃借时令之邪伤肺，使肺气耗损，称为"肺之脾胃虚"，其病本在脾胃，病标在肺，治以秋季时方升阳益胃汤主之；值冬季，平素脾胃虚弱，阳虚积寒，值冬季时令，足少阴肾水反来侮土，先后天皆现虚弱，出现"肾之脾胃虚"，治以"辛热散之，复其阳气"，治宜冬季时方神圣复气汤。处方用药合乎时宜，是提高中医临床疗效很重要的一个方面。《皇帝内经》提出的"毋伐化，毋违时""必先岁气，毋伐天和"，为顺时用药提供了基本原则。

二、切中病机，辨证用药

脾胃为后天之本，气血生化之源。太阴脾土与阳明胃土互为表里，脾主水谷运化，胃主受纳腐熟，脾升胃降，燥湿相济，共同完成水谷的消化、吸收与输布。凡饮食不节，饥饱失常，寒热无度，或脾胃素虚，复食生冷，脘腹受凉，均可致使脾失健运，清气不升，或胃气失和，浊气不降。脾气不升不运则生化无端，胃气不降不化则传化无由，于是壅滞而变证峰起。脾胃一脏一腑，或虚或实，二者在病理上互为因果，常可波及其他脏腑功能，变生它疾。如脾阳虚衰，中气不足所出现的证候多为虚证；寒湿困脾，湿热内蕴所导致的证候则多为实证。因脾虚不运而水湿不化，水津输布失

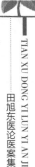

常，水湿停聚，为肿、为饮、为痰又为因虚致实。因土壅木郁，或肝气郁滞乘侮脾胃，致脾胃不健，脘腹胀满、胃脘痛，病久伤其中气，又为因实致虚。除此之外，肝、肾两脏与脾胃关系密切，在病理上相互影响，如肝主疏泄，脾主运化，肝随脾升，胆随胃降，肝之疏泄功能失于调达，即可影响脾的运化功能；胆胃功能失和，则胃气上逆，胆气郁滞；肾阳不足，失于温化，则脾阳虚衰，不能运化等。广义的脾胃病还包括大肠、肝、胆、胰腺诸病。所以脾胃病的病机具体分析，错综复杂。若要提高临床疗效，就必须切中病机，辨证用药。

三、升降相因，调畅气机

清代御医黄元御阐述脾胃升降的重要性，甚是精当："人之中气，左右回旋，脾主升清，胃主降浊，在下之气不可一刻而不升，在上之气不可一刻而不降。一刻不升则清气下陷，一刻不降则浊气上逆。"升降是脏腑机能活动的基本形式，脾胃居于中焦，是升清降浊之枢纽，是气机调畅之根本。李东垣在其《脾胃论·天地阴阳生杀之理在升降浮沉之间论》里精确地论述了脾胃在升降运动中的作用："饮食入胃，化生元气""饮食入胃，而精气先输脾归肺……以滋养周身，乃清气为天者也，升已而下输膀胱……为传化糟粕转味而出，乃浊阴为地者也。"这里既指出水谷消化转运主要靠元气的升提，也指出了消化后糟粕水液的退出主要靠元气的沉降。脾胃元气的升是主要的，即所谓："胃气升则寿，胃气降则夭。"故而全身气血的周荣，脏腑气机的升降，皆取决于脾胃的升降。因此在治疗诸多脾胃疾病的时候，用药时时不忘升降之品的相使而用，调畅气机，对提高疗效及疾病的转归有重要意义。升降之法在临证之时又有以降举升、以升制降、升降兼施之不同。

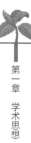

四、调理致衡，用药兼顾

清代医家吴鞠通提出的"治中焦如衡"是对脾胃病诊治原则的概括和总结，脾胃居于中焦，是升降的枢纽，升则上输于心肺，降则下归于肝肾。《内经·经脉别论》曰："饮入于胃，游溢精气，上输于脾，脾气散精，上归于肺，通调水道，下输膀胱，水精四布，五经并行。"《素问·玉机真脏论》说："脾为孤脏，中央土，以灌四旁。"张仲景以"阳明居中属土，万物所归"立论，这些经典理论说明，脾胃是位于中焦的枢纽之官，它的平衡是其他脏腑功能平衡的基础，临证当以"治中焦如衡"作为治疗脾胃病的主要指导思想。"治中焦如衡，非平不安"，其本意是指外感病湿热证候的病因为湿热，病位在中焦脾胃，故治疗时应针对湿热轻重的不同及脏腑功能的偏盛偏衰，应用药物之药性、归经及功能纠正其偏胜、偏衰，使中焦脾胃功能达到相对"平衡"状态。当然现在"治中焦如衡，非平不安"的治则已不局限于湿热温病，而是运用到诸多脾胃病辨治之中，成为使中焦脾胃功能恢复正常、阴阳复归平衡的重要思想之一。常用的调理致衡法有刚柔相济、虚实兼顾、寒温得宜、补泻得法。

五、补益中焦，甘药相求

《素问·至真要大论》曰："夫五味入口，各归所喜。故……甘先入脾。"可见，五味进入人体，各归其所喜之脏，故甘味之药，对于脾胃具有特殊的亲和作用。由此可知脏腑对药物有选择作用。故甘味之药的补养、缓和作用，一入脾经，即有补脾养胃之效。脾胃不足之证，根据"虚则补之"之则，常可以甘味之药调补。甘味之药，有甘温、甘寒之不同，配伍之后更有辛甘化阳、酸甘化阴、甘缓和营之异。

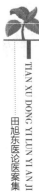

六、祛除实邪，苦药功著

脾乃太阴湿土，胃为阳明燥土。脾喜燥而恶湿，但易感召湿邪为其所困而为祸不轻；胃喜润而恶燥，但禀阳明之气伤津耗液而变证峰起；甚则二者各禀其气而形成湿热胶着，寒热错杂之复杂症候。但中州属土，由脾所统，易为湿邪所祸，为害不轻。正如叶天士所说："在阳旺之躯，胃湿恒多，在阴盛之体，脾湿亦不少。"但宗经之旨，脾胃实证，当用苦味之药以泻之、下之为法。如《素问·藏气法时论》曰："脾主长夏，足太阴阳明主治。其日戊己。脾苦湿，急食苦以燥之。"说明脾若为湿邪所困，运用苦味药可燥湿运脾。又如《素问·至真要大论》曰："太阳之胜……以苦泻之，阳明之胜……以苦泻之""太阳之复以苦泻之、燥之、泄之""阳明之复，以苦泄之，以苦下之。"说明阳明过旺，燥气伤津耗液而成阳明里实证，苦味药又可泻之。苦味药要发挥这些作用，在临床可效仿古人灵活配伍，确实功效显著。仲景先圣承气法乃苦寒泻下之楷模，泻心法是辛开苦降的楷模；后世温病学派又创苦温燥湿法，轻苦微辛开郁法。当然苦味药又可直折其热而有泻火之能。

七、诸脏统调，生克制化

张介宾在其《类经图翼》中曰"造化之机，不可无生，亦不可无制"，事物之间正因为存在着相生和相克的联系，所以才能维持着自然界的生态平衡和机体的生理平衡。脾胃病治疗根据相生关系制定的治法众多。中焦疾病的许多疑难杂症必须诸脏统调，明白脏腑之间的关系，依据中医的五行学说，深谙造化之理，生克制化，使脾胃生理功能至于平和。中焦疾病通过他脏进行调理的方法有：益火补土法、抑木扶土法、培土制水法、佐金平木法、疏木理土法等等。

　　总之，脾胃病用药特点是根据不同疾病的特点、病机的特征，由历代医家的经验总结而成，具有一定的规律性，临证之时要圆机活法，综合运用，才能提高临床疗效。

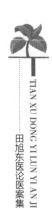
第二章　常见病治疗思路

第一节　胃食管反流病

　　胃食管反流病（GERD）是指胃内容物反流入食管引起的反流相关症状和（或）并发症的一种疾病，包括食管综合征和食管外综合征。GERD的临床表现多样，包括典型症状、不典型症状及食管外症状。烧心和反流是GERD的典型症状；胸痛、上腹痛、上腹烧灼感、上腹胀及嗳气等为GERD不典型症状。部分患者可能伴随食管外症状或以食管外症状为首发表现，包括咽喉不适、咽喉异物感、声嘶、咳嗽、哮喘、牙侵蚀症等。GERD长期反复发作可能会引起一系列并发症如上消化道出血、食管狭窄、巴雷特食管（Barrett's esophagus，BE）等。现代医学研究认为GERD是以LES功能障碍为主的胃食管动力障碍性疾病，其发生与胃酸、胃蛋白酶及胆汁等反流物刺激食管有直接关系，发病机制主要包括抗反流屏障结构与功能异常、食管清除作用降低、食管黏膜屏障功能减低。

　　中医无与之对应的病名，根据胃食管反流病主要症状，病因、病机，可将其归为中医学"吐酸""食管瘅"范畴；其病机主要包括感受外邪、情志失调、内伤饮食、先天禀赋不足、脾胃虚弱。病位在食管和胃，涉及肝、胆、脾、肺等脏腑。肝气横逆、邪犯脾胃、气机失和作为其基本病机，贯穿疾病的始终。

一、病因病机

田旭东从事医学事业几十年，在 GERD 的治疗方面积累了丰富的临床经验。田旭东认为 GERD 与脾虚、肝气不舒、气机上逆最为密切。脾胃为气机升降的枢纽，在调畅气机运行过程中起着至关重要的作用。叶天士在《临证指南医案》中指出："脾宜升则健，胃宜降则和。"现代社会，人们饮食不规律，喜食辛辣刺激、油腻之品，长此以往导致脾胃虚弱，脾胃虚弱则气机升降失衡，当升不升，当降不降，胃中浊气上犯，发为吐酸。《景岳全书·脾胃》指出："胃司受纳，脾主运化，一运一纳，化生精气。"说明脾胃功能为运化饮食水谷，化生精微，但是当脾胃虚弱后，其运化饮食水谷功能低下，水饮不能运化，津液不能转输布散，停滞中焦，水湿内生，酿为痰饮，阻滞气机，出现胀满痞塞感。此外脾虚日久导致脾阳衰弱，阳衰易生寒湿，进一步加重胀满痞塞感。寒湿，痰饮日久成瘀，导致浊气上逆，酸水泛滥，损伤食管。正如《医学传心录》所言："咽酸者、吐酸者俱是脾虚不能运化饮食。"叶天士云："肝郁不舒，味酸脘闷。木火郁于中焦，脘痛嘈杂。"刘完素云："酸者，肝木之味也，由火盛制金，不能平木，则肝木自甚，故为酸也。"在临床诊疗过程中，田旭东也发现肝在 GERD 的发病中也起着重要的作用。当今社会，人们肩负工作、社会的各种压力，容易暴躁，抑郁，致使肝气难以疏散，日久肝气郁结。"气有余便是火"，故郁而化火，火邪夹饮食上逆，发为吐酸。

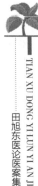

二、治疗

田旭东认为"百病皆由脾胃衰而生"，故在胃食管反流的治疗中强调健脾为第一要务。一方面脾胃健运，中焦气机恢复正常，脾气得以升清，胃气得以降浊，浊气下降，反酸等症状减轻；另一方面，脾气健运，气机升降正常，水液得以运化，津液得以转输，水湿生成无源，故痰饮自消。即所谓"善治痰者，不治痰而治气，气顺则一身之津液，亦随之而顺矣"。食管本质为肌肉，其正常功能的发挥离不开气血。脾主四肢肌肉，故脾胃健运，气血化生有源，濡养肌肉，肌肉坚实，则食管不易被病邪侵犯。故田旭东在临床治疗时善于使用健脾补脾之药，少佐燥湿温中之药以除寒湿。田旭东认为脾土虚弱，一味使用滋补药品，则易使脾土壅滞，气机不行，水液运行停滞，变生痰湿，再用滋补，则犯实实之戒，故临证还需在健脾基础上加用调气和胃之品，使气机得以舒展，脾胃化生精微，滋补之品能运及周身，营养脏腑，肠腑得其滋养，复其通降之性，则逆气自除，如《医学传心录》述："吐酸者，俱是脾虚不能运化饮食，郁积已久，湿中生热，湿热相蒸，遂作酸也。"健脾助运复脾主运化之功，协助六腑通降之性，为治本之法。六腑以通为用，以降为和，实而不能满。田旭东认为，胃气主降，把水谷传输至肠腑，肠腑泌别清浊，传化糟粕，健康状态下机体腑气通畅，气机调和。若肠腑不通，或因津枯干结、或因水湿停滞，糟粕不能下行，阻碍气机，则可上逆作酸，故应通腑降逆，腑气通则逆气除，故在治疗时，田旭东认为应加入具有通腑降逆之性的药物，以恢复肠腑正常生理功能，防止气机上逆作酸。

田旭东认为肝主调畅情志，喜畅遂条达，达则无病。若各种原因导致情志不畅，肝气郁结，失于疏泄，克伐脾土，可致肝脾不调、肝气犯胃诸

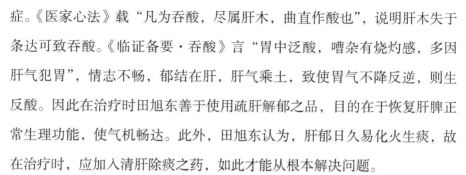

症。《医家心法》载"凡为吞酸，尽属肝木，曲直作酸也"，说明肝木失于条达可致吞酸。《临证备要·吞酸》言"胃中泛酸，嘈杂有烧灼感，多因肝气犯胃"，情志不畅，郁结在肝，肝气乘土，致使胃气不降反逆，则生反酸。因此在治疗时田旭东善于使用疏肝解郁之品，目的在于恢复肝脾正常生理功能，使气机畅达。此外，田旭东认为，肝郁日久易化火生痰，故在治疗时，应加入清肝除痰之药，如此才能从根本解决问题。

综上所述，本病与脾虚、肝气不舒、气机上逆最为相关。田旭东认为在治疗本病时以健运脾胃，恢复肠腑通降之性为主，辅以调畅气机。在治疗疾病过程中，不论何病，均应抓住其基本病机，而后根据主要临床表现，舌脉，确定其证型，根据不同证型，处方遣药。

第二节　复发性口腔溃疡诊疗思路

现代医学将口疮病归结为复发性口腔溃疡，是一种好发于唇、舌、颊、软腭等部位，具有周期性、复发性、自限性特征的口腔黏膜疾病，典型病灶具有"黄、红、凹、痛"特征，在人群中的发病率约为20%，其发病原因复杂，目前认为与遗传、自身免疫、变态反应、体内铜锌比例失调、缺铁、微循环障碍、内分泌失调、植物神经功能紊乱、胃肠功能障碍、局部创伤与感染等多种因素有关，但其确切病因及发病机理至今不明，因此仍缺乏特效的治疗方法。目前西医治疗复发性口腔溃疡的方法主要为消炎止痛、补充微量元素、促进溃疡愈合、免疫调节等对症治疗。但在治疗过程中容易复发，治疗效果欠佳。田旭东辨治口疮病用药精简，有自己的经验

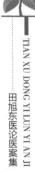
药对，疗效明显，复发率低，特将其辨治口疮病的经验总结如下。

田旭东认为复发性口腔溃疡与多个脏腑关系密切。其实证来急去速，多因火热毒邪而起，治疗不离清法；其虚证来缓去迟，反复不已，病多涉及全身，治法纷然不一。肝与口疮：肝藏血，体阴而用阳，职司疏泄。若肝体不足，肝阴亏耗，则肝阳肝火易于上僭，临床每见妇女月经前后，或乙肝病毒久蕴营分，除肝阳肝火之全身症状外，每多口疮频生。因肝经其支者从目系下颊里，环唇内，故口疮好发于两颊、唇内以及舌之两边。治宜滋肝降火，田旭东常喜用一贯煎化裁。心与口疮：心开窍于舌，心用过度或素心阴不足，则易引起心火上炎而舌尖生疮、红赤糜痛。治应清养心阴而靖虚焰，可用补心丹合导赤散加减。脾与口疮：脾开窍于口，主运化。其经脉连舌本，散于舌下。若饮食不节，或有所劳倦，或下利日久伤及脾阳，引起清阳下陷，阴火上乘，可生口疮，其色淡红而多涎唾。可用升阳益胃汤，或补中益气汤加黄柏。其有因热病久延，消耗脾津胃汁，或频呕失水，或脾不裹血、久漏失红等，均可导致脾阴不足，虚火上腾，口疮丛生，其色红嫩，易结伪膜而痒痛；可用火剂益胃汤和焦灯芯、蜂蜜。肺与口疮：肺之合皮也，其经脉下络大肠，还循胃口。口疮可因外感时邪，伤及气津，或内伤肺劳，亦或肺素阴虚，虚火上炎而生，由外感热病而起者，其色鲜红，上结黄膜，其痛甚者，多虚实相杂；由内伤而生者，疮色较淡，易渗血，其痛隐然。前者可用生熟地、天麦冬、玄参、黛蛤散等；后者可用月华丸加减。肾与口疮：肾为水火之宅，藏真阴而寓元阳。足少阴经脉挟舌本，其支者从肺出，络心注胸中。①若禀赋肾亏，或久病及肾，可表现为肾阴不足，虚火上炎。口疮多生于舌下，或上唇内近中线处，其色潮红，其痛悠悠，每因房事或劳乏、失眠等因素而加重。治宜知柏地黄丸或大补阴丸，均可酌加苁蓉引火归原。②其肾阳虚衰，虚阳浮越者，可表现为真寒假热之象。症见口干心烦，欲热饮，面色潮红，游移不定，甚则口舌生疮，其色惨白，其痛甚微，脉沉细微，治宜熟地、附子、牛膝、麦冬、五味子、白术、山药等，加淡秋石咸寒反佐。③其有因肾虚而阴阳失调者，多见于妇女更年期综合征。烘热汗出，怯寒肢冷，口干不欲饮，时生疳疮，心烦少寐，大便干结，小溲失禁，脉沉细而弦等症。治当培补肾本，燮理阴阳，田旭东喜用熟地、丹皮、山萸肉、白芍、白薇、地骨皮、附片、苁蓉、玄参、黛蛤散、白菝、胡桃肉等药。

田旭东认为复发性口腔溃疡的辨治应首辨寒热虚实，厘清病机，理法方药，丝丝入扣，方能取得良效。田旭东在辨治复发性口腔溃疡时善用经验药对"升麻、皂角刺、怀牛膝"。升麻具有祛风解表、清热解毒、升阳、透疹的功效，升麻可升提脾之清气，脾气健可使运化水谷精微正常，口唇得水谷精微濡润，可促进黏膜修复。皂角刺具有拔毒消疮、消肿排脓之功，其名效如"针刺"，药性峻猛，可破腐生新，取其象形之意，正如《本草经疏》所言："第其锐利，能直达疮所。"怀牛膝具有补肝肾、强筋健骨、利尿通淋、引血下行、引火下行之功效。时珍又谓其"治口疮齿痛者"，盖此等证皆因其气血随火上升所致，重用牛膝引其气血下行，并能引其浮越之火下行。在精准辨证的基础上，加用"升麻、皂角刺、怀牛膝"三药，可使脾胃气机条达，寒热调和。火邪归位，口唇得水谷精微濡润，则口疮可愈。

第三节　消化性溃疡

消化性溃疡属于消化科常见病，主要指发生于胃及十二指肠的慢性溃

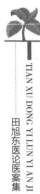

疡，其临床特点多为周期性发作，中上腹节律性疼痛。消化性溃疡多发生于胃和十二指肠，亦可发生于与胃酸、胃蛋白酶接触的其他部位，如食管下段、胃肠吻合术的吻合口、空肠 Meckel 憩室等。胃溃疡多发于老年人，表现为餐后痛，十二指肠溃疡多发于年轻人，以夜间痛、空腹痛为主，季节温差大时发病率明显增加。

本病归属于祖国医学"胃痛""嘈杂""胃疡"范畴。病位在胃，病因主要包括起居不适，外邪犯胃；饮食不节，食滞伤胃；情志内伤，肝气犯胃；素体脾虚，后天失养。田旭东对于消化性溃疡的治疗积累了丰富的临床经验，下面进行系统论述。

一、消化性溃疡的病机转化

田旭东认为，本病病位虽在胃，但据中医学整体理论来看，人体是一个统一的整体，五脏六腑，息息相关，本病尤与肝、脾关系密切，是以脾胃虚弱为本，气滞、寒凝、热郁、湿阻、血瘀为标的虚实夹杂之证。病初多偏于实，寒邪、饮食、情志等因素单独或相兼致病，多种内外因损伤胃腑，使胃气阻滞，失于和降，胃络受损，导致胃体充血、水肿，甚至胃壁局部形成溃疡，病至后期，常由实转虚，久病致气血不足，气血失于运化，胃壁失养溃烂。故其基本病机不外乎"胃络失养，不荣则痛""胃气阻滞、不通则痛"虚实两端。

二、紧抓主症，辨证论治

田旭东认为，不论何病，均应该抓其症，辨其证，治其证，不应过多受疾病表现的困扰，脾胃病亦如此。故在治疗上，田旭东根据主症及舌脉将本病分为肝胃不和、饮食停滞、脾胃虚寒、胃阴不足、肝胃郁热、胃络

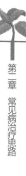

瘀阻六个证型，分别选用柴胡疏肝散、保和丸、黄芪建中汤、叶氏养胃汤、半夏泻心汤、丹参饮合失笑散为基本方，并随证加减。诸如腹胀者，可加入枳壳、佛手、莱菔子等行气消胀之品；表现为反酸者，加用浙贝母、海螵蛸抑酸止痛；表现为胁痛者，加用炒白芍柔肝止痛；表现为胃脘部疼痛为主的，加用川楝子、延胡索以缓解疼痛；患者睡眠不佳，则可稍加远志、煅龙骨、煅牡蛎以安神定志，同时龙骨、牡蛎有着良好的收敛作用，可促进溃疡创面的愈合；口苦为主者，则可考虑小柴胡汤加减。

第四节　上腹痛综合征诊疗思路

根据罗马Ⅳ诊断标准，上腹痛综合征（epigastric pain syndrome，EPS）属于功能性消化不良的亚型之一，指的是具有上腹痛、上腹烧灼感症状，而不能用器质性、系统性或代谢性疾病等来解释产生症状原因的疾病。EPS 患者常以其中某一症状为主，亦可与胃食管反流病、肠易激综合征的症状合并出现。现代医学对于本病的病因及发病机制研究尚不明确，研究表明 EPS 可能与胃酸分泌的改变、胃肠运动功能障碍、内脏感觉性异常、胃肠激素的改变、脑–肠轴功能障碍、心理障碍、幽门螺杆菌感染等因素有关。

上腹痛综合征属临床常见病，归属于祖国医学"胃脘痛"范畴。本病病位在胃脘部，与肝脾关系密切，病因主要包括感受外邪、饮食不节、情志失调、劳倦过度、先天禀赋不足。其基本病机为脾虚气滞，胃失和降，且贯穿于疾病始终。

田旭东在临证过程中不断总结，最终形成了一套完备的上腹痛综合征

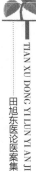

治疗思路，且临床疗效确切。现将田旭东论治上腹痛综合征经验介绍如下。

一、EPS 的病因病机及临床分期

田旭东认为功能性胃痛在临床上不外乎"虚""实"两端，田旭东根据自身的实践经历将本病病程大致分为三期，初期多以实为主，寒凉侵及胃脘，寒凝气滞，胃阳被困，胃失和降，发为胃痛，正如《素问·举痛论》云："寒气客于胃肠之间，膜原之下，血不得散，小络引急，故痛。"或饮食伤胃，胃气阻塞不畅，故胃脘疼痛，如《东垣试效方》言："夫心胃痛及腹中诸痛，皆因劳役过甚，饮食失节，中气不足，寒邪乘虚而入客之，故卒然而作大痛。"或情志不舒，忧思恼怒，伤及肝气，肝失疏泄，横逆犯胃，胃脘胀痛，如《素问·六元正纪大论》曰："木郁之发，民病胃脘当心而痛，上肢两胁痛，膈噎不通，食饮不下。"病至中期，邪气久羁，则郁而化热，亦可表现为寒热互见，若脾胃运化失调，痰湿渐生，阻滞中焦，胃气壅塞不通，胃脘亦会疼痛，如《素问·五常政大论》云："太阴司天，湿气下临……大寒且至……心下痛。"中医认为，"久病必虚""久病必瘀"。本期迁延不愈，易致瘀血内停，如《临证指南医案·胃脘痛》曰："初病在经，久痛入络，以经主气，络主血，则可知其治血之当然也，凡气既久阻，血也因病，循行之脉络自痹，而辛香理气，辛柔和血之法，实为对待必然之理。"后期正气已伤，脾气虚弱，运化失职，胃失濡养而为胃痛，本期通常以阳气虚耗或胃阴亏损为主，中阳不足，寒自内生，胃失温润，致虚寒胃痛。或久病伤阴，阴血亏耗，胃失濡润，致阴虚胃痛。

二、病证结合，分期论治

田旭东认为"胃失和降"既是 EPS 的基本病机，也是治疗的切入点。

在大量的临床实践中，他强调"胃腑以通为本，以降为要"，在治疗过程中始终抓住"通""降"原则，灵活运用"通"法，则胃痛可治，正如《医学正传》曰："调气以和血，调血以和气，通也；下逆者使之上行，中结者使之旁达，亦通也；虚者助之使通，寒者温之使通，无非通之之法也，若必以下泄为通，则妄也。"除此之外，在治疗过程中，还需要注意的是，现代人所生存的环境使他们处处面临压力，焦虑、抑郁等不良情绪的滋生始终困扰着每一个人，所以对于患有 EPS 这类功能性胃肠病患者的治疗应重视他们的情绪，嘱咐病人调控情绪，适当体力活动，使情志得舒，气血流畅。在调畅气机药物选择方面也应慎重，考虑到肝为刚脏，且患者情志不舒日久，郁久易伤阴，大剂刚燥理气之药会进一步加重阴液耗伤，故田旭东提倡选用香橼、绿萼梅、佛手、郁金、枳壳、乌药等微辛而不燥烈之品以宣达气机。若患者胁肋胀满、疼痛明显，可酌情加用酸寒之白芍，以达到养血以柔肝、缓急而止痛的目的。只有做到肝气调达，肝体得养，中焦气机升降有序，则疾病可愈。

根据田旭东经验所得，本病初期多见寒邪客胃型、饮食停滞型、肝胃不和型，选方多以香苏散合良附丸、保和丸、柴胡疏肝散为主；中期以寒热错杂型、脾胃湿热型、瘀血停滞型、痰饮内阻型多见，方选半夏泻心汤、连朴饮、失笑散合丹参饮、六君子汤；后期以胃阴亏虚型、脾胃虚寒型多见，方选叶氏养胃汤、黄芪建中汤。临证时患者病症表现复杂多样，分期亦无明显界限，不宜过分拘谨，应抓住主症，灵活应用"通""降"原则，必要时应联合用药。

总的来说，上腹痛综合征的中医治疗要有一定的技巧，病重药轻，病轻药重，病急药缓，病缓药急，即使方药无误，仍然疗效欠佳，只有恰如其分，方能药到病除。

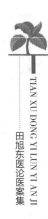
第五节　胆囊切除术后综合征

胆囊切除术后综合征（post-cholecystectomy syndrome，PCS），指胆囊切除的患者术后发生的腹痛、消化不良等临床综合征的统称。据报道，有19%～39%的PCS患者术后原有的消化道表现仍在，部分患者于2个月后出现病情的反复或诱发新的症状。导致这些症状的病因较多，其临床表现也不一样，包括特异性的胆道症状（右上腹绞痛、胆管炎等）和非特异性的消化道症状（恶心、腹胀、嗳气等）。胆囊切除术后综合征的发病率呈逐年上升趋势，其中女性患病率高于男性。于胆囊切除后数月或数周内，由于情绪刺激或饮酒或进食油腻等因素诱发患者出现类似症状。临床上，根据病史多数PCS患者易诊断，但部分病例诊断困难，且疗效较差。

研究表明，胆囊切除术后，类似术前症状仍持续存在或反复出现，其中绝大部分与胆系病变有关。PCS患者临床主要表现：①患者有胆囊切除术病史；②右上腹或中上腹部疼痛，并伴有一系列消化不良症状如腹胀、右胁痛、恶心呕吐、口苦等，且持续1个月以上者。然而，PCS成因复杂，其诊断名称本身就不明确。现代医学认为，PCS是由于胆道系本身的病变，如胆总管残余结石或再发结石、胆管损伤、胆囊管残留冗长、胆囊残余、十二指肠乳头憩室、十二指肠乳头狭窄、Oddi括约肌功能障碍等和非胆道病变，如功能性和器质性疾病，常见有消化道溃疡、慢性胃炎、胰腺炎、胃肠动力性疾病、肝脏、心血管系统疾病、胃肠道恶性肿瘤等。其中胆总管结石是PCS最常见的诱因，其发生率为30%左右。现阶段，西医对PCS

的治疗提倡通过利胆、消炎、解痉止痛等药物治疗以消除病因，通畅胆道和控制感染的基础上结合清淡饮食、心情舒畅、避免劳累等配合，其中生活干预已然成为 PCS 治疗的重要基石。

祖国医学没有对本病病名的相关记载，但依其临床表现，仍可归属于传统医学的"胁痛""黄疸""痞满""泄泻"等范畴。胆是奇恒之腑，也属六腑之一，具有贮藏胆汁，促进水谷精微等营养物质的运化吸收。《类经·脏象类》云："胆居六腑，藏而不泻，与他腑之传化者为异。"传统医学认为，肝在里为脏，胆在表为腑，二者共主疏泄，并促进脾胃的运化和胆汁的分泌排泄。此外，肝主疏泄，分泌胆汁；胆附于肝，藏泄胆汁；二者协调合作，使胆汁疏利到肠道，以帮助脾胃消化食物。虽然手术切除了病变胆囊，然致病因素并未消除，加之术后患者护理不当或正气亏虚，使肝气郁滞，胆络损伤，日久气滞血瘀，则肝胆疏泄功能失常，致使胆汁不能正常贮存与排泄，从而导致本病的发生。《灵枢·五邪》曰"邪气在肝，则两胁中痛"；《胀论》"胆胀者，则胁下胀痛，口中苦，善太息"，均描述了肝胆病变常见的症状。因肝的疏泄功能失常，胆汁排泄不畅，致脾胃受损，运化失职而见纳差、腹胀、大便不调，甚至消瘦；若肝郁气滞日久则易化热，邪热又易犯胃，引起胃脘烧灼疼痛、嘈杂或出现口干口苦、泛吐酸水等症；若湿热内停，中焦气机升降失常，胆汁不循常道而外溢，则易形成黄疸。总而言之，该病为术后正气亏虚加之情志不畅，以致肝气郁结，胆汁疏泄不畅，全身脉络阻瘀而疼痛；或湿热日久，易聚毒成脓，或胆汁受热煎熬而生砂石等。术后失养，脾胃素虚，或术后易耗血伤阴，终使肝肾阴血亏虚。

本病病位在肝胆，主要涉及脾胃，病理性质有虚有实，以实证多见。实证中又以气滞、血瘀、湿热为主，三者则以气滞为首；虚证多系脾胃虚

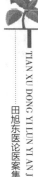

弱。病程较长者常多见虚实夹杂证。PCS 早期，因术后伤及正气，脾胃受损，运化失职，使气机阻滞于全身，湿阻于内，继而影响肝的疏泄功能，即形成"土壅侮木"之证。病程长久者，由肝郁气阻于胁络，横逆克脾犯胃，使中焦运化失常，则易造成"木旺乘土"之象；或日久郁而化热，邪热犯胃；或湿热内阻，脾胃气机升降失司，甚者形成湿热夹毒之证，最终导致胆汁不循常道而外溢所引起的综合征。

田旭东治疗常分为肝郁气滞型、肝胆湿热型、肝阴虚型、脾胃虚型。在术后的早期往往以气滞为基本病理因素，继则湿热内生，瘀阻于内，久则正气受损，阴津气血亏耗。故早期应以疏肝理气为主，同时兼顾和胃。若出现口干、口苦症状，说明气郁化热、化火，可加用丹皮、赤芍等以清其热。病情缠绵成湿热证，则龙胆泻肝汤以清泄肝胆湿热，若湿热日久耗伤肝阴，则予以一贯煎滋养肝阴，久病体虚，或病后失养表现为脾胃虚弱者，以归芍六君子健脾益胃。六腑形态中空，共同生理特点为"实而不满""泻而不藏"，以受纳腐熟水谷、传化饮食和水液、排泄糟粕为主。因此，六腑宜动不宜静，宜走不宜守，时刻保持畅通，才能使水谷精微及时运化全身，使糟粕及时排泄及水液正常地运行。腑病多实，故对于六腑，无论何腑病症，无论虚实寒热，无论气滞、血瘀或水饮，根据"以降为顺，以通为用"及"以通为补"的原则，田旭东在辨证的基础上会酌加枳实、莱菔子等以通下。

第六节　溃疡性结肠炎

田旭东认为此病病位在大肠，病机根本在于脾，脾虚为本。结合经典、疾病性质、中医辨证及自身体会，认为湿热毒邪贯穿疾病始终。病机总属本虚标实之证，脾虚为本，湿、热、毒、瘀为标。病理性质为寒热虚实，病机演变多端，发作期多为实证、热证，因湿热积滞所致，此期迁延日久，病性可由实证转化为虚证或虚实夹杂、寒热错杂。缓解期多为虚证、寒证，脾虚为主，此期由于病程日久，正气虚弱，尚有余邪伏留，故缓解期可因外感、饮食、情志诱发至发作期。若继续迁延日久，发作期和缓解期反复交替，则为休息痢。

一、分期论治

田旭东推崇结合病情辨虚实、查寒热、分期论治。发作期多为实证、热证，缓解期多为虚证、寒证。治以实则通之、虚则补之、热痢清之、寒痢温之。

（一）发作期：清热化湿，调气和血

田旭东认为溃疡性结肠炎（UC）发作期以大肠湿热证为主，此期 UC 患者多起病急，有腹痛较明显、腹泻、里急后重、痢下赤白脓血、肛门灼热、舌苔黄腻、脉弦数等症状。发作期患者起病急，多为实证、热证，治宜清热化湿，调气和血。注意此期患者祛邪要彻底，防止"伏邪"缠绵，同时湿热毒邪为致病关键，清热解毒要贯穿疾病始终，使湿祛毒解，亦佐以健脾、消导护胃之品以扶正脱毒。

临证多选用芍药汤加减治疗，此方出自《素问病机气宜保命集》。方中黄芩、黄连、大黄行清肠化湿解毒、凉血止血之功。白芍、当归养血活血；木香、槟榔行气导滞，取"调气则后重自除，行血则便脓自愈"之义。大黄苦寒，泻热燥湿兼以凉血，得"通因通用"之妙，少佐肉桂，以防寒太过，炙甘草为使，调和诸药，又成白芍甘草药对以缓急止痛。诸药合用，

共成清热化湿、调和气血之剂。

（二）缓解期：健脾益气，渗湿止泻

田旭东认为在 UC 缓解期以虚证、寒证为主，多为脾虚湿盛证。此期患者多见黏液脓血便，白多赤少，大便长期稀薄，饮食不化，腹部胀满隐痛、神疲乏力、食少纳差。舌质淡，边有齿痕，苔薄白腻，脉细弱。田旭东认为缓解期病程日久，多为虚证、寒证，以脾虚为主，治当益气健脾，渗湿止泻。但由于正气虚弱，尚有湿热余邪伏留，遇诱因可至发作期。故在益气健脾、渗湿止泻的基础上要兼顾清热解毒，以祛"伏邪"。又考虑到久病可入络，辅以化瘀之品。

临证多选用参苓白术散加减治疗，此方出自《太平惠民和剂局方》。方中党参补脾胃，茯苓、白术、薏苡仁健脾渗湿，山药、莲子肉健脾、涩肠止泻，白扁豆健脾化湿，砂仁醒脾除湿、行气和胃，桔梗开宣肺气、通利水道，并能载药上行，以益肺气而成培土生金之功，炙甘草健脾和中、调和诸药。诸药相合，共成益气健脾、渗湿止泻之剂。

临证之中，又当根据辨证及病情变化灵活选择方药及加减。倘因疾病迁延不愈反复发作致疾病性质发生改变成寒热错杂证，症见大便稀薄、夹有黏冻、腹痛绵绵、肛门灼热、畏寒怕冷、口渴不欲饮、苔薄黄、脉细弦者，予以半夏泻心汤加减以温中补虚、清热化湿。若因饮食积滞而见大便臭如败卵、嗳腐酸臭、舌苔厚腻、脉滑者，予以保和丸加减消食导滞；若因情志因素诱发而见痛即腹泻、泻后痛解、脉弦者，则加痛泻要方以疏肝理脾，但亦不可见一症而加一味药，田旭东自诉从自己早年的行医经历来看，效果往往不明显，给方施治及药物、剂量加减都应紧扣病机。

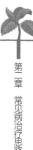

二、用药特点

（一）凉血解毒，兼以消导

田旭东认为湿、热、毒、瘀邪为 UC 患者的病理因素，热邪入里可致血热。热邪、毒邪、血热等病理因素因患者平素脾虚，病程日久，正气亏损而蕴伏、留滞，贯穿疾病始终，待遇诱因或正气亏损而发作，故无论发作期还是缓解期亦或迁延日久转变为寒热错杂之证，饮食积滞引起的食积证等，田旭东都会予以大剂量马齿苋（常为 30g）以清热化湿解毒，使湿去毒解，脾健肠安。同时配合地榆（常为 10g）在清热解毒的同时以凉血止血以祛血热。田旭东在治疗的过程中亦特别注重顾护胃气。《仁斋小儿方论·脾胃》亦提出"人以胃气为本，而治痢尤要"的辨治原则，同时大肠为六腑之一，其性以通为用，以降为顺，即通降下行是大肠的生理特性之一。田旭东常用焦麦芽、焦山楂、神曲等消导之品以开胃消食助运，顾护胃气，研究指出，炒焦后产生的焦香物质可能是促进消化的主要成分，具有增强"消食导滞"的功效。

（二）祛湿，化瘀，兼以益气

UC 以脾虚为本，脾虚则生湿，湿邪又易困脾，祛湿则为治疗中的关键环节。祛湿包括化湿与利湿，化湿包括，芳香化湿之藿香、佩兰、陈皮、白豆蔻，苦温燥湿包括苍术、厚朴。利湿包括，淡渗利湿之茯苓、薏苡仁、通草，清热利湿之泽泻、车前子、猪苓。UC 患者病理性质为寒热虚实，祛湿则根据证候性质予以淡渗利湿或清热利湿。若脾的清阳不升、运化不健，则芳香化湿以"醒脾"。瘀作为 UC 的病理因素，发作期都应祛瘀，祛瘀兼止血，唐容川"止血、消瘀、宁血、补虚"的"治血四法"明确指出消瘀可止血。而缓解期病情日久，田旭东考虑到"久病入络"，且 UC 易

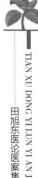

复发、频发出血，出血之后常有留瘀，瘀血不去，新血不生，常年出血的患者也应滋生新血以营养周身，所以缓解期田旭东一诊在凉血止血的基础上逐渐加入丹参（从 20g 增至 30g）以祛瘀通络。脾为后天之本，气血生化之源，缓解期患者脾虚日久，气血匮乏，田旭东常加入黄芪（常为 15g）以补气，但不可一遇舌质淡嫩便以黄芪补气，因气有余便是火，常于前期凉血止血的基础上，待血止之后再补其虚，补气的时机尤其注意。

三、宏微参辨，衷中参西

田旭东治疗 UC，强调辨病为要，明确诊断；辨证为本，宏微相参，衷中参西，根据现代医学诊断，病证结合，精准施治。结肠镜检查是 UC 诊断及疾病活动度监测的金标准，是传统医学四诊合参的延伸，可作为各期辨证分型及用药的客观指标，可提高中医辨证的准确性。UC 病变多从直肠开始，累及结肠及直肠，呈连续性、弥漫性分布，肠道黏膜表现为黏膜充血、肠壁水肿、糜烂、溃疡、血管纹理模糊、颗粒样增粗、肠道脓性分泌物异常增多。结肠镜下黏膜象显示，急性期肠壁黏膜充血、水肿，有分泌物及密集的小出血点及散在渗血。缓解期镜下显示肠壁僵硬、肠腔狭窄，有多数假息肉形成，黏膜正常结构消失，炎症轻，苍白、出血少，干燥粗糙。

总之，田旭东分期论治 UC 的治法及用药特点是紧扣病因病机、分期论治，活动期多实、多热，缓解期多虚、多寒。同时予以清热解毒凉血、消导护胃之品贯穿疾病全程，再根据患者病情变化及临床辨证辅以化瘀、淡渗、益气之品。田旭东分期辨治 UC 用药讲究平和，既防大辛大热之品伤胃，也防大苦大寒之品伤脾。

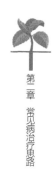

第七节　功能性便秘

便秘是常见的一种胃肠疾病，粪便在结肠存留时间过久，粪便干燥、坚硬且排出困难，甚至需要用辅助方法才能排便。胃肠道本身无病变而发生的便秘称功能性便秘，功能性便秘临床上又称为习惯性便秘或原发性便秘。

在便秘患者中，西医滥用泻剂比较普遍，滥用泻剂造成泻剂依赖、泻药性结肠等不良反应，从根本上治疗功能性便秘存在较大困难。功能性便秘的发病因素以及诱发因素较多，其病理机制复杂，目前还没有确定的发病机理。

中医对功能性便秘的名称有"大便难""秘结""便秘""后不利""脾约"等。中医在治疗功能性便秘方面的整体观念和辨证论治以及强调个体化治疗有其优势，不仅从症状本身出发，而且着眼于整体观念，着重调节机体阴阳气血的平衡，辨别主次，随证施治，临床证实疗效显著。

田旭东认为现代社会由于情感、家庭、生理、工作等问题，容易使人产生焦虑、抑郁等不良情绪现象，气滞则伤肝，致使肝失条达，若不及时疏泄，则至气机壅滞；此外若太过疏泄则横逆犯脾，可使三焦气机失调，肠腑不畅，致使排便障碍。又肝主藏血，木郁不达则脾虚失调，或因任何原因导致肝血亏虚，血虚则津伤，肠道失去血的滋养则失濡润，犹如无水行舟，反过来影响肝主疏泄的功能，则大肠传导受阻，出现便秘症状，所以肝郁血虚贯穿便秘病程始终。

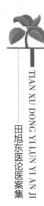
一、病因病机认识

肝主疏泄，肝气主动、主升，可致气机疏通、畅达，肝脏通过疏泄畅调气机，并调节五脏的生理功能。肝主藏血，以血为体，体阴而用阳，一方面可以抑制肝阳过亢，保持疏泄功能；另一方面还有调节分配血量，濡养脏腑组织、保证相应功能的作用。田旭东认为肝主疏泄与肝主藏血相互为用、相辅相成，抑郁不畅、情志刺激以及其他病患侵入可因病致郁，致使肝气郁结、疏泄失常、气机郁滞不畅或疏泄太过致肝阳上亢，肝气横逆犯脾，致使肝血亏虚、肝血不足，大肠失于濡润，大便的传导功能不良，造成便秘症状。

二、治则治法概要

田旭东认为疏肝养血润肠是治疗功能性便秘的基本方法。疏肝，即调肝理气，若肝气条达则人浑身气机舒畅，肝之疏泄脏腑之气，气行血润，即魄口开阖有常。养血，即柔肝养血，若肝血不足则肝体失养，同时影响肝之疏泄功能的正常发挥，治疗主要以养肝缓肝。润肠，即濡养肠腑。阴血不足，精血失荣，肠道失滑，不利通降，不行糟粕，致排便干燥质硬，排出障碍，故而临床多使用和缓润下、质润多脂的药物辨证施治。

三、疏秘汤方治疗思路

（一）选方依据

疏秘汤方剂是田旭东基于宋代《太平惠民和剂局方·卷九·治妇人诸疾》中名方"逍遥散"加减而来。现代各医家把逍遥散化裁出许多方剂，大量运用于临床，如解郁合欢汤、归芍丸，均以柴胡、当归、甘草、白芍为基本方药进行配伍。疏秘汤方中选用具有疏肝解郁、养血健脾作用的方药治疗肝郁血虚便秘。疏秘汤方中柴胡具有疏肝解郁之功效，可使肠腑之气得肝之疏泄，白芍养血柔肝、止痛缓急，当归养血和血、润肠通便，二者与柴胡配伍可达到补肝体而助肝功效；茯苓、白术、炙甘草可健脾，使肝血活化有源，干姜降逆和中，辛散达郁；蜜枇杷叶降逆下气，杏仁宣通肺气，轻泻以润肠，莱菔子、枳壳行气消积，下气除满；生姜、大枣调和胃气、补益健脾。统观疏秘汤方疏肝健脾，通便降气，以上方药联用，既能益气通便，又可利气通腑，促进胃肠蠕动，使肝郁血虚便秘病因得解，药到病除。

（二）组方

柴胡 15g，当归 30g，酒白芍 20g，茯苓 15g，麸炒白术 30g，干姜 5g，蜜枇杷叶 20g，枳壳 15g，炒莱菔子 30g，杏仁 10g，炙甘草 6g，生姜 10g，大枣 10g。

（三）方药分析

疏秘汤方是田旭东在《太平惠民和剂局方·卷九·治妇人诸疾》中名方"逍遥散"基础上，根据肝郁血虚便秘的特点，抓住肝郁为本，以疏肝解郁、养血健脾为治疗原则，是中医学整体观念、辨证施治思想的完美结合。方中柴胡入肝胆经，具有疏肝解郁、清阳上升疗效，用来治疗肝气不舒以及乏力、气短等症。精血同源，血虚者常津液不足，肠液匮乏。当归恰入肝经而养肝体，味甘而重，有"补血圣药"之称，不仅可以补血调肝，而且可以润燥濡肠。白术性甘而温，健脾益气，濡养胃肠。《本草经读》云："以白术之功用在燥，而所以妙处在于多脂。"《本草正义》云，白术"最富膏脂，故虽苦温能燥，而亦滋津液。"故柴胡、当归、白术三者共为君药。白芍敛阴、柔肝、养血，具有滋阴养血的疗效，配伍柴胡可以

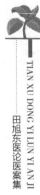

达到肝血充足、肝气条畅功效，同时可以避免柴胡升散太过而导致耗伤阴血，茯苓性味甘淡，健脾养神。白术、茯苓配伍互相为用，健脾助运，可促进肠道蠕动。莱菔子性甘而润，滋润肠道，炒熟后能消胀通便。枳壳其性辛，破气消积滞，治疗肝郁气滞、心下痞满。杏仁能宣通肺气、消胀除痞，有润肠通便功效。蜜枇杷叶味苦性凉善降，降逆下气，杏仁、蜜枇杷叶二者升降同用，气机调畅而二便通利。干姜降逆和中，辛散达郁。甘草具有甘缓之性，不但可以补脾益气，而且可以缓解药物偏性，佐助甘草可调和诸药。生姜、大枣调和胃气、补益健脾为使药。

第八节　肠易激综合征

便秘型肠易激综合征（irritable bowel syndrome with constipation，IBS-C）属于肠易激综合征（irritable bowel syndrome，IBS）的范畴，是一种肠 - 脑轴相互作用的消化系统疾病，罗马Ⅳ标准将其定义为 6 个月以上的以腹痛为主要特征，与排便相关或伴有大便频率或大便性状改变的慢性功能性肠病。全球流行病学调查显示，IBS-C 患病人数约占世界人口的 1.3%。现代医学认为本病的发生与内脏高敏感、胃肠动力不足、肠道感染、肠道菌群失调、脑 - 肠轴互动异常、免疫功能异常、饮食、精神心理等多种因素相关。治疗一般使用促动力剂、解痉剂、缓泻剂、益生菌、精神心理干预、生物反馈治疗等方法。本病病程长，病情易反复，西医对症治疗远期疗效欠佳，近年来中医药在本病治疗方面略显优势。

中医学虽无"便秘型肠易激综合征"的病名，但根据其临床表现，多将其归属于"便秘""腹痛"等范畴。本病病因主要包括感受外邪、饮食不节、情志失调、先天禀赋不足等，基本病机为大肠传导失司。辨证多从虚实而论，实者多因寒凝、气滞、血瘀导致脏腑气机阻滞，腑气不通；虚者多缘肺、脾、肾亏虚，气、血、阴液不足，肠失荣养。

田旭东对 IBS-C 诊治见解独到，他在临床中发现大部分 IBS-C 患者都伴有不同程度的抑郁、焦虑或躯体化症状等精神心理情绪，这是本病反复发作及加重的主要诱因，同时认为本病病位虽在大肠，但与肝、脾、肺密切相关，其关键病机为肝失疏泄，气机郁滞，横逆犯脾，脾失健运，大肠传导失司，而发便秘。

一、病因病机认识

（一）肝脾失调，大肠失司

脾胃属土，同居中焦，脾主运化升清；胃主受纳腐熟，以通为用、以降为顺。二者升降相因，共为枢纽，正如叶天士所云："脾宜升则健，胃宜降则和。"二者相互协调，共同完成水谷的消化、吸收和输布。肝经为厥阴，肝脏为少阳，故五脏之中肝为体用阴阳合一之脏，古人称其为阴尽阳生之脏。肝主疏泄，喜条达而恶抑郁，疏通、畅达全身气机，调畅情志。肝疏泄功能正常，则五脏之气通而不滞、散而不郁。故而脾胃升降运化，必赖于肝主疏泄、调畅气机之功。"大肠者，传导之官，变化出焉"，且"六腑以通为用，以降为顺"，故肠腑通降自如、传导正常，亦与肝主疏泄密切相关。正如《血证论》云："木之性主疏泄，食气入味，全赖肝木之气以疏泄之，而水谷乃化。"

脾胃为后天之本，气血生化之源，脾胃运化功能健全，精、血、津液化生充足，方能濡养肝脏，保证肝主疏泄功能的正常发挥，正如吴谦《医

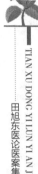
宗金鉴》所云："盖肝为木气，全赖土以滋培……若中土虚则木不升而郁。"若脾胃功能受损，运化失健，升降失常，枢机不利，清浊不分，相干于中，变生百病。肝为刚脏，体阴用阳，若内因七情暗耗，致使机体阴血津液亏虚，则肝血亦虚，肝体失养，肝气失制。肝气郁结，失于疏泄，木郁土壅，脾胃运化失调，大肠传导失职，糟粕内停而发病。亦如《症因脉治》云："诸气怫郁，则气壅大肠，而大便乃结。"

（二）肺失清肃，腑气不通

肺主宣发肃降，调节全身水液输布代谢，而肺与大肠相表里，肺清肃功能正常，气机得畅，津液得布，则有利于大肠传导。唐容川《医经精义》云："大肠之所以能传导者，以其为肺之腑，肺气下达故能传导。"《黄帝内经》载："诸气膹郁，皆属于肺。"若肺失清肃，气不下行，津不外达，则腑气不通，津亏肠燥而致便秘。正如《症因脉治》云："气壅大肠，大便乃结……肺气不能下达，则大肠不得传道之令，而大便亦结矣。"

二、治则治法概要

田旭东认为本病治疗当同调肝脾肺三脏，以疏肝健脾、理气导滞、润肠通便为治则，切忌一味峻猛攻下，同时注重预防调摄，方获长久之效。

（一）健运中焦，通调肠腑

脾气亏虚，运化功能减弱，无力行舟或气血津液生化乏源，肠道干涩，失于荣养，则见便秘之症。《灵枢》云："中气不足，溲便为之变。"脾胃为气机升降之枢，脾升胃降，气机得畅，肠腑乃和，若脾虚清气不升，浊气不降，大肠传导失司，可致腹胀、便秘。田旭东临证中，常以白术、茯苓、炙甘草健脾助运，滋阴润肠。同时田旭东认为，健运脾胃的关键不在于直接补脾，而在于通过调理气机以促进运化，故常用桔梗、枳壳升降相因、升清降浊，调理气机、以助运化。

（二）疏肝解郁，调畅气机

肝主疏泄，调畅气机，助六腑通降。若疏泄失职，肝气郁结，气滞不行，腑气不通则便秘。唐容川《医经精义》云："大肠传导，全赖肝疏泄之力……肝病宜疏泄大肠，以行其郁结也。"《医学入门》载："肝与大肠相通，肝病宜疏通大肠；大肠病宜平肝经为主。"因此，田旭东在治疗中常强调疏肝解郁、养肝柔肝、调畅气机之法。善用柴胡、当归、白芍养肝体、助肝用，疏肝柔肝并重，使肝血得养，肝体得柔，则肝气自疏。

（三）宣降肺气，润肠通便

肺主行水，通调水道，布散津液；大肠主津，为传导之官，以降为顺。肺气宣降功能正常，津液得布于肠，大肠传导和主津功能才能得以正常发挥。若肺津耗伤或肺气不足，不能布津于肠，津亏肠燥则便秘。故田旭东常用杏仁、蜜枇杷叶、桔梗，意为提壶揭盖，调理肺气。即所谓"上道开，下窍泄，开天气以通地道之功。"

（四）遣药平和，勿用峻猛

IBS-C 治疗当遣药平和，慎用峻猛攻下之品，本病病程长，易反复发作，且患者多滥用导泻之药致脾胃之气耗损，《医学纲目》云："如妄以峻利药逐之，则津液走，气血耗，虽暂通而即秘矣。"田旭东强调，治疗宜重视脾胃功能的调理，须时时顾护胃气，培补后天，主张用药轻灵，攻补兼施，动静结合，行止并用，万不可图一时之快而一味峻下，耗气伤正。

（五）调畅情志，摄食有度

情绪不畅常诱发本病，加之本病病程长，病情反复，患者易产生躯体化症状和抑郁、焦虑等负面情绪。反之，又使机体对内外环境刺激更敏感而加重病情，故在药物治疗基础上，应重视医患沟通。耐心向患者解释病

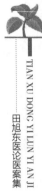

情，提高他们对疾病的认识，消除紧张情绪，放松心情；少食辛辣、油腻、寒凉等刺激食物，增加水果、蔬菜、粗纤维的摄入；加强身体锻炼，避免久坐少动；定时排便，养成良好的排便习惯，并采用有利于打开直肠角的体位（如蹲坐前倾位）排便。

三、遣方立药分析

田旭东从"肝脾相关"理论出发，基于"木郁达之"的原则，以逍遥散为基础方，结合多年临床经验，遵循组方配伍原则，自拟"疏秘汤"治疗 IBS-C，辄获良效，药物组成：柴胡、当归、白芍、茯苓、白术、莱菔子、枳壳、桔梗、蜜枇杷叶、杏仁、干姜、炙甘草、生姜、大枣。方中以柴胡为君药，疏肝解郁，条达肝气，《本经》谓："主心腹肠胃结气，饮食积聚，寒热泄气，推陈致新。"当归养血和血、润肠通便，白芍养血敛阴、柔肝缓急，二者与柴胡共用养肝体，助肝用；而肺与大肠相表里，且"诸气膹郁，皆属于肺"，故用蜜枇杷叶、杏仁、桔梗宣降肺气、润肠通便；莱菔子、枳壳理气宽中、行滞消胀、顺气开郁，六药共为臣药；木郁则土衰，故以白术、茯苓、甘草健脾益气，实土以御木乘；干姜降逆和中，辛散达郁共为佐药；炙甘草、生姜、大枣顾护胃气、调和诸药为使药。本方肝脾肺同调，健脾养肝并重，疏肝柔肝并用，行气养血并行，诸药合用，共奏疏肝健脾、理气导滞、润肠通便之效。对于老年人、体质虚弱的病人，可加郁李仁、火麻仁、生地等润肠通便；病久入络，瘀血症明显者，酌加桃仁活血化瘀；腹胀明显，大便黏滞不爽，排便不畅者，加木香、槟榔。

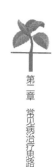
第九节　肝硬化失代偿期

肝硬化是一种常见的由不同病因引起的肝脏慢性、进行性、弥漫性损害。据世界卫生组织 1987 年提供的资料，每年死于肝硬化的人数超过 31 万人，而到 1990 年时，增至 91 万人。肝硬化腹水是肝硬化终末期严重并发症之一，目前其形成机制主要与门静脉压力升高、低蛋白血症、循环血容量不足、醛固酮及抗利尿激素灭活减弱、肝淋巴循环回流障碍等因素有关。肝硬化腹水患者 1 年的病死率约为 15%，5 年的死亡率可高达 44%。现代医学治疗该病主要为护肝、利尿、腹腔穿刺引流腹水等对症治疗，治疗手段单一，效果欠佳，腹水不易消退，复发率高。

"积"是包括肝硬化在内的中医病名，"臌胀""黄疸""虚劳"等则包含了肝硬化失代偿期的临床难治性病症。病因病机的深邃理论与临床治法方药的长期累积，为现今肝硬化的临床治疗提供了极其丰富的库藏。肝硬化病因多端、病理复杂，是当今临床重要的慢性肝病病种之一，具有肝脏慢性炎症、肝细胞坏死发展为弥漫性纤维组织沉积、再生结节、肝内外血管异常增殖等病理特征。病因治疗的突破性进展确定慢性丙型肝炎、乙型肝炎所致肝硬化可逆转是 21 世纪临床医学的重大进步，中医正虚血瘀病机理论及补虚化瘀治法方药在肝硬化组织学逆转方面作出了积极贡献。微创介入技术的快速发展，为大幅度提高肝硬化门静脉高压所致食管－胃底静脉曲张破裂出血患者的生存率发挥了重要作用，中西医病证结合、中西药并用是提高肝硬化疗效的重要途径，针对病因的抗病毒联合抗肝纤维化

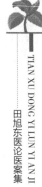

中药可显著提高乙型肝炎肝纤维化、肝硬化的逆转率，抗肝纤维化治疗可降低肝硬化患者食管－胃底静脉曲张破裂出血率及肝硬化患者肝细胞癌的发生率，提高肝硬化失代偿期患者的5年生存率，显示出中医药治疗对肝硬化预后结局的影响具有不可替代的作用。

肝硬化是慢性进展的难治性病变，需秉持中医经典所示核心理念与现代病理认识的结合之法，解析复杂矛盾纠缠的焦点。例如，肝硬化门静脉高压所致出血尤其是门静脉高压性胃病的再出血问题，要把握"凝血蕴里而不散"的病机，深入分析瘀血兼出血的中医理论与炎症血栓出血的关系，推进养阴清热祛瘀方药的应用发展；肝硬化失代偿期需重视肝肾阴虚病机的演变，虽然滋肾养肝法对促进失代偿肝功能的再代偿具有良好效应，但养阴难求速效，当久久为功。另外，需进一步拓展临床思路，在充分应用现代医疗技术的同时，关注中药制剂的合理应用已显得相当必要。如对于门静脉血栓，肝硬化患者的患病率较高，具有溶栓作用的活血祛瘀中药制剂静脉给药的潜在疗效是值得期待的。

以解决临床问题为导向，坚持中医原创理论与当今诊疗实践的紧密结合，充分应用先进的诊疗与制剂技术，可为提高中医药治疗肝硬化的水平获取高质量的临床证据。田旭东临床中运用中医药治疗本病收到了一定效果，积累了一些经验，现整理分析如下：

一、辨证分型论治，中西医优势互补

按照本组病例不同阶段病机转化及临床症状不同，进行分型论治，各型均配服消臌饮（甘肃省中医院院内制剂）。

（一）寒湿凝滞证

【症状】腹大胀满，按之如囊裹水，得热则舒，头身沉重，怯寒肢肿，

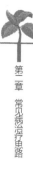

小便短少，大便溏稀，脉濡缓或弦迟。

【治法】温阳散寒，化湿利水。

【处方】实脾饮加减。

（二）湿热蕴结证

【症状】腹大坚满，脘腹绷急拒按，烦热口苦，小便短赤，大便秘结，或面目色黄，舌边尖红，舌苔黄腻或灰黑，脉弦数。

【治法】清热利湿，攻下逐水。

【处方】中满分消丸加减。

（三）瘀血阻络证

【症状】腹胀坚满，青筋暴露，胁腹攻痛，面色暗黑，头面颈胸部红点赤缕，唇色紫褐，舌紫暗瘀斑，脉细涩。

【治法】活血化瘀，利水消胀。

【处方】化瘀汤或血府逐瘀汤加减。

（四）脾肾阳虚证

【症状】腹部胀满，腹鸣便溏，面色萎黄，神疲乏力，畏寒肢冷，腰膝酸软，舌质淡红，有齿痕，脉沉弱无力。

【治法】温补脾肾，化湿利水。

【处方】附子理中汤合右归饮加减。

（五）肝肾阴虚证

【症状】腹大坚满，青筋外露，形体消瘦，面色黧黑，唇紫口燥，五心烦热，鼻齿衄血，小便短赤，舌质红绛少津，脉弦细数。

【治法】滋补肝肾，化瘀利水。

【处方】一贯煎加减。

若病变过程中，出现上消化道出血、肝性脑病、肝肾综合征时，在上

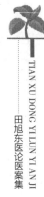

述辨证论治的基础上配合西医应急方案救治，中西医优势互补，达到"四两拨千斤"之效。

二、分析病因病机，确定标本治则

温病学认为"一人受之为温，一方受之为疫"。本病有一定的传染力，所以我们认为，其主要病因是将此病因定为"湿热疫毒"。当湿热疫毒之邪入侵肝脏，在人体抗病毒能力减弱时，才能发生病毒性肝炎，正如《皇帝内经》云："邪之所凑，其气必虚。"治疗当以驱邪－治标为主，扶正－治本必不可忽视。临床经验证实，单纯驱邪往往收不到预期效果，常引发腹胀、纳呆、呕吐、腹泻等症，所以应根据患者体质强弱，确定攻邪－治标与扶正－治本的用药比例。驱邪常用板蓝根、半边莲、虎杖、茵陈等，扶正之药多用黄芪、当归、白芍、太子参、五味子等，在上述各证型中随证加减。

本病病程较长，当病情发展至肝硬化阶段，疫毒之邪已深入血络，致肝脏瘀血阻滞，络脉受损，正如叶天士云："初病在经，久病入络。"此时，人体正气已虚，瘀血阻络为患，肝内络脉受阻，积聚内结，属正虚邪盛期，治宜扶正祛邪并重，活血化瘀，软坚消积兼施，以截断病邪深入传变。此时治疗切忌方药大变大动，不可急于求功，应守方调治。

三、养血活血保肝，健脾祛湿消胀

中医认为，"肝藏血，体阴而用阳"。当病变进入肝硬化期，则肝血已亏，肝阴已虚，肝失条达，则出现肝细胞功能障碍。治疗应祛邪扶正兼顾，扶正宜养血活血保肝为主，常用当归、赤芍、丹参、五味子、枸杞等药。

健脾也是重要环节，《金匮要略》云："见肝之病，知肝传脾，当先实

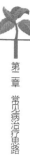

脾。"当肝木克土，脾运失常，水湿排运障碍，积聚而成腹水。此时不可急图求功，单用峻攻逐水之剂，应攻补兼施，从长计议方妥。

四、化瘀软坚消积，乙癸同治消肿

当肝硬化脾脏肿大，腹部癥瘕积聚明显，腹皮青筋暴露，使用单纯活血化瘀药收效不佳时，应配合软坚破积之药，如鳖甲、莪术、三棱、桃仁、山甲等。此期易出现肝肾阴虚证，如五心烦热、尿少、腹胀、浮肿加剧等症状，治疗应乙癸同治，在补血生精，滋补肝肾之阴方中加利水消胀退肿之药，如二丑、大腹皮、葶苈子、四苓汤等。

总之，对本病的辨治，应掌握起病的缓急，证候的虚实。邪实为主者，须辨寒热、气滞、血瘀、水积，治宜清热、温中、行气、化瘀、消积，必要时暂配攻下逐水峻剂，以解燃眉之急；正虚为主者，当分肝、脾、肾阴阳之虚，治宜健脾、养肝、滋阴、补肾。在病变过程中，出现虚实夹杂，寒热错综时，根据具体情况，灵活应变，随证治之。

第十节　慢性萎缩性胃炎

慢性萎缩性胃炎（CAG）是由慢性浅表性胃炎演变而来，指胃黏膜上皮遭受反复损害导致固有腺体的减少，伴或不伴肠腺化生和（或）假幽门腺化生的一种慢性胃部疾病，以中老年人较为常见。中国胃癌（GC）发生率位居全球第二，CAG作为最常见的一种胃癌前状态，其患病率在中国一直处于较高水平。根据经典Correa模式：正常胃黏膜→浅表性胃炎

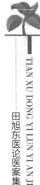
→CAG→肠化生→异型增生→GC，可见CAG是炎癌转化过程中的重要节点。因此，早期规范诊治CAG，减少炎症浸润，阻断炎癌转化进程对预防GC至关重要。但因其多因素致病且各因素之间相互作用的发病特点，西医治疗缺乏特异性，病情逆转治愈难度较大，存在疗效欠佳，依从性差，症状反复等问题，借助西医微观证据和中医宏观辨证相结合的方法，采用个体化诊疗方案治疗该病就显得尤为重要。

田旭东在中西医结合治疗消化道疾病方面经验十足，造诣颇深，尤对CAG的诊疗有独到见解，长于运用病证结合的诊断模式和宏观微观结合的辨证模式，精准把握疾病进程中的主要矛盾，分期施治，师古而不泥古，推陈出新，用药精简，疗效卓著。

一、脾虚肝郁络瘀理论与 CAG

祖国医学中并无CAG对应病名，根据其胃脘部胀满、痞塞、疼痛不适等主要症状，可将其归属于"胃痛""痞满""嘈杂"等范畴。历代医家对其病因病机看法各有特点，但其本虚标实的病机实质被大多数医家认同，其本虚是指以脾胃虚损为本，标实多为气郁、湿阻、痰凝、毒蕴、瘀血。对胃络的描述，《素问·平人气象论》道："胃之大络，名曰虚里，贯膈络肺，出于左乳下。"根据胃络细微且广布于胃的结构特点，其与现代医学的血管网及微循环极为相似，可沟通内外、渗灌流通胃腑气血津液，协助胃腑发挥其正常生理功能，胃络瘀阻不畅，气血不能濡养胃腑而致萎。古籍中曰"四季脾旺而不受邪"，《黄帝内经》中又载"正气存内，邪不可干""邪之所凑，其气必虚"。正因脾胃虚弱，外邪易侵，内伤易成，内外相合致使胃络瘀阻，而胃又为多气多血之腑，易从阳化火，燔灼津血凝炼成痰瘀，或易气机阻滞，不能运血，导致胃络瘀阻。郑嘉怡等人研究表明，

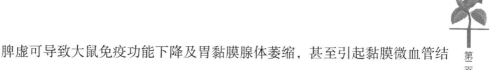

脾虚可导致大鼠免疫功能下降及胃黏膜腺体萎缩，甚至引起黏膜微血管结构改变。气机郁滞是脾胃系疾病发生发展的关键，《类经·运气泄》中所云"木气动，生气达，故土体疏泄而通也"，脾土得肝木疏泄方可健运水谷精微，化生气血，再者，肝木条达，气行推动血行，血脉和利，胃络得通。反之，肝郁络瘀导致此病的发生。"六腑以通为用，以降为顺"，肝气郁结，胃腑不得通降而成病。人体胃肠道寄生多类微生物，受工作、家庭、学习、生活、疫情诸多因素的影响，情志失宜，气机郁结，胃肠蠕动减慢，导致胃肠道微环境紊乱、胃肠道屏障破坏，滋生炎症。《临证指南医案》明确提出"初为气结在经，久则血伤入络"，脾虚络瘀相互影响，相互致病，脾虚运血无力，瘀阻胃络，反之，络瘀又可导致脾胃失养，即虚甚瘀亦甚，瘀甚虚更甚。胃络瘀滞日久，或因饮食不节，或因情志不遂、又或感染，最终痰瘀毒互结，易生变证，这也符合CAG"胃黏膜萎缩→肠上皮化生→上皮内瘤变→胃癌"的"炎癌转化"途径。张声生教授提出本病源于脾胃虚弱、其运化升降机能失职，遇忧思恼怒伤及肝之疏泄条达，遂成气郁；胃为多气多血之腑，肝气郁结致使血不得行，血液壅滞不行，瘀血遂成，病之久亦入胃络。

临床中，CAG以中老年人较为常见，田旭东认为该病是一种随着年龄的增长而出现的一种类似生理性的退行性改变，胃镜下表现为：黏膜色泽变淡，皱襞变细而平坦，黏液减少，黏膜变薄，有时可透见黏膜血管纹。祖国医学认为"有诸内必形诸外"，胃黏膜征象是胃腑气血充盛与否的直接体现，可以为CAG中医辨证分型提供客观依据。有学者通过一项系统研究，发现内镜下胃黏膜萎缩主要以脾胃虚弱证为主；胃黏膜萎缩伴肠上皮化生阶段（IM）以脾胃虚弱、肝郁脾虚为主要病机；而胃黏膜萎缩伴低级别异型增生（LGIN）阶段与胃络瘀血关系密切。

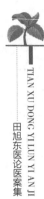
二、以微观分期，严辨病机转化

田旭东根据该病的病机变化和内镜下及病理组织的改变，将该病分为单纯慢性萎缩性胃炎期、慢性萎缩性胃炎伴胆汁反流、慢性萎缩性胃炎伴增生期或（和）肠化期。

单纯慢性萎缩性胃炎期，腺体萎缩，此阶段属于脾虚导致胃络失养；慢性萎缩性胃炎伴胆汁反流期，此系中州之气既虚，木趁虚上乘，肝脾失和，疏泄运化失职，影响脾胃运化功能，气郁痰滞，邪阻胃络，腺体失养，遂致萎缩，迁延日久，郁而化热，邪热携胆汁随胃气上逆；慢性萎缩性胃炎伴异型增生期或（和）肠化期，病至此期，病已至血分，气虚血瘀，致使胃络瘀阻，形成虚实夹杂征象，如叶天士在《临证指南医案》所描述："邪与气血两凝，结聚络脉。"《金匮要略心典》曰"……痞坚之处，必有伏阳"，伏阳易耗伤胃阴，故在此期脾虚络瘀、兼夹胃阴虚。田旭东在临证中，还兼顾 CAG 病因，如 Hp、胆汁反流，认为 Hp 相关性 CAG 在内镜下表现，红斑渗出、隆起糜烂与湿热之邪致病极为相似，为湿热之邪炎上燔灼胃络所致。

三、病证相合，分期施治，兼顾病因

田旭东在治疗 CAG 过程中，总体上以经络学说诊治该病，将中医宏观辨证和胃镜及病理组织微观辨证相结合，分期施治，以补脾为本，贯穿疾病全过程，秉承木达土则不壅原则，同调肝脾，以络瘀为标，治以养络、通络相结合，兼顾慢性萎缩性胃炎病因以清络。

（一）初期养络（运脾以化生气血，滋养胃络）

初期 CAG 在镜下以黏膜色泽变淡，皱襞变细而平坦，黏液减少，黏膜变薄为主要征象，有时可透见黏膜血管纹。此类征象皆属于胃络失养之象，此系脾虚气血生化乏源，胃络失养，黏膜供血缺乏。田旭东认为CAG属于一种类似生理性的退行性病变，消化功能会随之退化，将其归属于中医"虚证"范畴，即脾之运化功能减退，故此期病人多为脾虚证，主要表现为胃脘部胀满隐痛不适，而非剧烈疼痛，有些患者也仅表现为胃脘部不可名状之不适感，食欲减退，稍食即有饱胀感，口淡无味，舌淡苔厚腻，脉缓等。田旭东认为此时应该补脾助运，一方面是恢复脾胃正常功能以改善病人痞塞胀满症状。更重要的是要补脾以养胃络，诚如《医林改错·论抽风不是风》中所论述："元气既虚，必不能达于血管，血管无气，必停留而瘀。"脾胃虚弱，其气虚弱不能行血，血液瘀滞不通，胃络失养而致萎，补脾不只是单纯使用补益脾气的药物，要行其气，助其运，恢复其正常生理功能，在此过程中除脾胃本脏为论治根本之外，也不能忽视肝脾之间的协调关系，疏肝以助脾运，疏肝当先养肝，不能一味使用大剂行气之品，以防因其燥性耗损阴血。田旭东在临证中多用归芍六君子汤加减，并在此基础上加麸炒枳壳、炒莱菔子、炒麦芽以消食除滞，助运脾胃。

（二）中期通络（疏肝通络以祛标实）

《杂病源流犀烛》云："痞满，脾病也。本由脾气虚及气郁不能运行，心下痞塞（月真）满，故有中气不足、不能运化而成者……有痰结而成者……"认为脾虚气郁则生痞满，脾气虚衰，化生气血无力，中州气机升降失衡，胃络失濡养，加之本病病情反复，难见速效，患者在治疗过程中过分忧虑病情，或因社会、生活压力较大，遂生烦躁或抑郁，情志不畅，肝气郁结，疏泄失职，气滞难行，气不得输液，痰气二邪夹杂，胃络闭阻发为本病。病至中期，肝脾失职，一方面导致胃络失养，一方面因虚致实，产生气滞、痰凝病理因素，闭阻胃络。患者除胃脘部隐痛痞塞不适外，还伴有两胁胀满不适，甚连及后背，咽中如有物梗阻、嗳气、烧心、反酸，

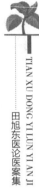

舌红苔白滑，脉弦滑。田旭东基于"实者通之"的原则，认为此阶段应行气化痰，调气为主，助祛标实，通胃络，临证常选用半夏厚朴汤加小柴胡汤，并结合患者个体症状，准确辨证，灵活加减，诸药合用，邪浊已散，胃络畅通，中气升降运化功能恢复，肝木畅达，症状缓解。

（三）后期养、通络结合（去瘀以生新血，益气通络）

正如《脾胃论·脾胃胜衰论》所云"脾胃不足皆为血病"，虽脾胃虚弱在 CAG 的发病过程中贯穿始终，然胃为多气多血之腑，初为气病，但因其病程冗长，邪气长居体内，损伤人体正气，气虚日久运血无力，气血失和，导致血液瘀滞不通，因虚致实，久病入络，瘀血久留不去，气滞自然难行，导致脾胃运化功能失常、瘀血更甚。在胃镜下辨证，若为胃络瘀血患者的病理，结果多以肠上皮化生、增生为主。患者多表现为胃脘部胀满刺痛，偶可连及两胁，平素疲乏无力，纳食少，晨起口苦，舌质暗淡或伴瘀斑瘀点、舌下脉络迂曲，脉弦涩。故此时应益气活血通络，以祛瘀生新，血液运行畅通，营养物质方可濡养胃络。方选益气活血自拟方，由党参、黄芪、麸炒白术、莪术、丹参、清半夏、黄连、干姜、白花蛇舌草、甘草组成。此外，此期脾虚络瘀，日久化热伤及胃阴，故此时应辅顾胃阴，加用叶氏养胃汤。

（四）注重病因以清络（注重病因，清利脾胃湿热）

胃黏膜慢性活动性炎症与幽门螺旋杆菌（Hp）感染密切相关，是 CAG 进一步发展为胃癌的始动因素之一。田旭东认为除调整患者症状，还应兼顾其病因，标本兼治。Hp 为外感邪气，属湿热毒邪，多经口而直趋入胃肠，潜匿为害。临证中，患者多表现为脘腹痞闷、纳呆呕恶、便溏不爽、口中黏腻、舌红苔黄腻、脉滑数。现代药理学研究表明，清热解毒类中药有一定的抗炎和杀灭 Hp 的作用，针对 Hp 相关性 CAG，应兼顾清络利湿解毒。方选藿朴夏苓汤加减。

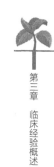

第三章　临床经验概述

第一节　专病专方

一、疏秘汤

【组成】柴胡 10g，生白术 30g，白芍 20g，当归 15g，蜜枇杷叶 20g，杏仁 10g，茯苓 10g，炒莱菔子 20g，干姜 5g，枳壳 15g，桔梗 10g，炙甘草 5g，生姜 3 片，大枣 3 枚。

【功能】本方肝脾肺同调，健脾养肝并重，疏肝柔肝并用，行气养血并行，以疏肝健脾、理气导滞、润肠通便为主。

【主治】肝郁脾虚，肠腑通利失司之便秘。

【用法】水煎服，一日一剂，分三次服。

【方解】疏秘汤中柴胡、白术、白芍三药共为君药。肝主升发，柴胡其性升散，能疏肝解郁，条达肝气；肝又藏血，疏肝必先养肝，养肝必先柔肝，而白芍酸甘化阴，取其敛阴柔肝、缓急止痛之功；白术禀坤土中和之性，专主脾胃，又最富脂膏，虽苦温能燥，而亦滋津液，故能健脾益气，厚其肠胃。

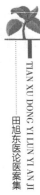

当归、蜜枇杷叶、杏仁、茯苓、干姜、莱菔子六药为臣药。当归补血养血和血、滋阴润肠，同柴胡养肝体、助肝用；肺与大肠相表里，且"诸气膹郁，皆属于肺"，用蜜枇杷叶、杏仁宣降肺气、润肠通便，意寓提壶揭盖；且木郁则土衰，故以茯苓、干姜、莱菔子温中健脾益气，实土以御木乘，而莱菔子又可理气宽中、行滞消胀、顺气开郁。

桔梗、枳壳为佐药。桔梗配伍枳壳，一升一降，调畅气机，斡旋中焦。

炙甘草、生姜、大枣顾护胃气、调和诸药为使药。

【加减】对于年老、体质虚弱的患者，可加郁李仁、火麻仁、生地等润肠通便；病久入络，瘀血症明显者，酌加桃仁活血化瘀；腹胀明显，大便黏滞不爽，排便不畅者，加木香、槟榔。

二、消臌饮

【组成】生白术、党参、山药、茯苓、泽泻、车前草、大腹皮、黄芪、丹参、益母草、莪术、枳壳、青皮、香附、当归、仙鹤草等。

【功能】益气健脾，利水消肿，活血化瘀。

【主治】肝硬化（腹水、低蛋白血症）。

【用法】水煎服，一日一剂，每日三次。

【方解】方中白术、党参、山药以益气健脾，朱丹溪《格致余论》治臌胀云："大投参术之类治之。"配以茯苓、泽泻、车前草、大腹皮以利水消肿。黄芪健脾实脾、利水消肿。丹参、益母草、莪术以活血化瘀。枳壳、青皮、香附以通行调畅气机。佐以当归补血以防利湿之品太过伤阴。仙鹤草防治血过度而散。诸药合用，扶正祛邪兼顾，共奏益气健脾、利水消肿、活血化瘀之功。本组方中白术为主药，其味苦、甘温，归脾胃经，具有补气健脾、燥湿利水之功，是补气健脾之要药，亦是治痰饮水肿之要药，《本

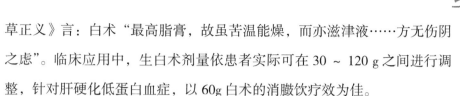

草正义》言：白术"最高脂膏，故虽苦温能燥，而亦滋津液……方无伤阴之虑"。临床应用中，生白术剂量依患者实际可在 30 ～ 120 g 之间进行调整，针对肝硬化低蛋白血症，以 60g 白术的消臌饮疗效为佳。

三、通腑降逆汤

【组成】酒大黄 5g，黄连 5g，旋覆花 15g，代赭石 10g，半夏 10g，生姜 10g，枳壳 15g，党参 10g，当归 30g，炙甘草 5g，桔梗 5g。

【功能】通腑降逆，调气和胃。

【主治】胃食管反流病。

【用法】水煎服，一日一剂，分两次服。

【方解】旋覆花味苦、辛、咸、微温，入肺、脾、胃、大肠经，可下气消痰、降逆除噫；代赭石味苦、甘、平，入肝、胃、心经，体重沉降、善镇冲逆，二者为君。半夏味辛、苦，归胃、肺经，祛痰降逆、化饮和胃；党参味甘、性平，归脾、肺经，健脾益气，二者配伍以降逆为主，但仍需养正补虚，故以党参甘缓来调和，补胃气，引气下行；生姜味辛、性微温，归肺、脾、胃经，温胃散寒、化痰止呕，配伍半夏以和胃降逆止呕、宣散水气以助祛痰，三者为臣。大黄、黄连苦寒，以泄热除痞；当归润肠通便、养血活血；枳壳味苦、辛、酸、微寒，归脾、胃经，下气宽中、行气消胀；桔梗性味苦、辛、平，归肺经，为药之舟楫，载药上行，共为佐药。炙甘草性甘、平，归心、肺脾、胃经，养胃和中为使药。

四、益气活血方

【组成】黄芪 20g，黄芩 10g，炒白术 10g，莪术 15g，丹参 15g，郁金 10g，清半夏 10g，黄连 10g，干姜 10g，白花蛇舌草 20g，甘草 5g。

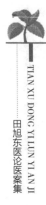

【功能】益气活血化瘀。

【主治】胃络瘀血型慢性萎缩性胃炎。

【用法】水煎服，一日一剂，分两次服。

【方解】黄芪、白术共为君药，黄芪补气健脾，为补中益气要药；白术为脾脏补气健脾第一要药；二者共补气以健脾。莪术、丹参、郁金活血祛瘀止痛，三者合用以增强活血祛瘀，共为臣药。君臣相助，攻补兼施，从而达到益气活血之效。半夏、黄芩、黄连辛开苦降，归脾、胃经，故在此以半夏、黄芩、黄连为佐药，同时在辨病的基础上进行辨证加入白花蛇舌草，以攻癥消积，清其伏热。为防止黄芩、黄连过于苦寒伤胃，佐以干姜，温中散寒，健运脾阳。以甘草为使药，调和诸药，以畅气机。田旭东强调，气为血之根本，气足则血可行，血行则瘀自散，故以"益气"为主，活血化瘀为辅。

五、疏肝泄热方

【组成】柴胡、黄连、醋香附、吴茱萸、川芎、麸炒枳壳、陈皮、炒白芍、海螵蛸、浙贝母、炙甘草。

【功能】疏泄肝气，化热降逆。

【主治】肝胃郁热型胃食管反流病。

【用法】水煎服，一日一剂，每日三次。

【方解】方中柴胡性微寒，味辛、苦，归肝、胆、肺经，具有疏散肝气、解郁和逆之效；黄连性寒味苦，归心、脾、胃、肝胆、大肠经，具有清泄肝胆胃火之功效，两者共为君药，旨在清泄肝胃之郁热、恢复气机升降。香附性平味辛、微苦、微甘，归肝、脾、三焦经，入肝而善疏肝，入三焦而善理气，长于疏肝行气止痛，川芎性微温味辛，归肝、胆经，善活血行气，开郁止痛，二者合用共助柴胡疏肝解郁，恢复气机升降；吴茱萸性热，味辛、苦，归肝、脾、胃经，具有温中降逆，升清泄肝之功效，可助柴胡疏肝解郁，助黄连和胃降逆，且其辛热之性又可制黄连之性寒，三者共为臣药。麸炒枳壳性苦、辛，味微寒，归脾、胃经，具有苦泄辛散、理气宽中、行滞消胀之功效，陈皮性温，味辛，归脾、肺经，有理气和胃行滞之功。炒白芍味酸，性苦寒，归肝、脾经，具有滋阴柔肝、益脾建中之功效，与柴胡相配伍，养肝之体，利肝之用，防止疏肝太过而耗伤真阴；浙贝母性寒味苦，归肺、心经，有清热之功，海螵蛸性温，味咸、涩，归脾、肾经，有制酸止血、降逆之功效，二者合用，有清热制酸之效，以上均为佐药。灸甘草性平，味甘，益气和中，调和药性，与白芍相配伍，缓肝急，柔肝阴，补其损而缓其中，功为佐使。

第二节　药对配合

一、升麻、皂角刺、怀牛膝

田旭东在辨治复发性口腔溃疡时善用经验药对"升麻、皂角刺、怀牛膝"。升麻具有祛风解表、清热解毒、升阳、透疹的功效，升麻可升提脾之清气，脾气健可使运化水谷精微正常，口唇得水谷精微濡润，可促进黏膜修复。皂角刺具有拔毒消疮、消肿排脓之功，其名效如"针刺"，药性峻猛，可破腐生新，取其象形之意。正如《本草经疏》所言："第其锐利，能直达疮所"。怀牛膝具有补肝肾、强筋健骨、利尿通淋、引血下行、引

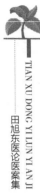

火下行之功效。时珍又谓其"治口疮齿痛者"，盖此等证皆因其气血随火上升所致，重用牛膝引其气血下行，并能引其浮越之火下行。在精准辨证的基础上，加用"升麻、皂角刺、怀牛膝"三药，可使脾胃气机条达，寒热调和。火邪归位，口唇得水谷精微濡润，则口疮可愈。

二、柴胡、白芍

柴胡和解少阳、疏肝解郁、升阳举陷，白芍养血柔肝、缓急止痛。二药合用可和解表里、疏肝利胆，升阳敛阴，主治肝气郁滞、表里不和、气血失调而致胸胁苦满、胁肋胀痛、月经不调等症。

三、乌梅、木瓜

乌梅益胃生津止渴，木瓜醒脾和胃化湿，二药合用疏肝和胃、理脾化湿、滋养胃阴，治疗慢性胃病，胃阴受损，见口干少津、食欲不振等症，也可用于小儿食欲不振以开胃口、增食欲。

四、火麻仁、郁李仁

润燥滑肠、缓泻通便，针对习惯性便秘、产后、年老体虚津枯肠燥之便秘。

五、蜜枇杷叶、杏仁

蜜枇杷叶化痰止咳、和胃降气，杏仁止咳定喘、润肠通便。二药合用，宣降肺气、祛痰止咳、润肠通便，治疗咳嗽、气喘及产后、年老体虚津枯肠燥。

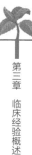

六、木香、槟榔

木香行气止痛、健胃消食，槟榔下气通便、利水消肿，二药合用，增强行气止痛、消积导滞之功，治疗胃肠积滞、脘腹胀满疼痛、大便黏滞不畅。

七、木香、黄连

即香连丸，木香调气行滞，体现"调气则后重自除"，黄连厚肠止泻，二药伍用，可行气消胀，厚肠止泻、止痢，治疗下痢腹痛、里急后重，下痢赤白，多用于溃疡性结肠炎见赤白脓血。

八、香附、乌药

香附疏肝理气，解郁止痛，为血中气药；乌药顺气降逆、散寒止痛，调下焦冷气。二药合用，可行气消胀、散寒之痛，治疗腹内积气、胀满不适、少腹及胁肋疼痛等症。

九、干姜、黄连

干姜辛开温通，黄连苦寒降泄，二药伍用，辛开苦降，治疗寒热错杂、气机不畅所致胃脘疼痛、嘈杂、呕吐、吞酸等症。

十、桔梗、枳壳

桔梗宣通肺气、清利咽喉、载药上行，枳壳下降行散，理气宽中消胀，二药合用升降相因、理气宽中、消胀除痞，主治气机不调、胸脘痞闷、食欲不振或大便不利。

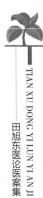

十一、石菖蒲、郁金

石菖蒲芳香化湿，醒脾和胃，郁金行气解郁、祛瘀止痛，主治气滞血瘀，络脉不和之胸痹、胁痛、胸脘痞闷、不思饮食诸症。

十二、大腹皮、槟榔

大腹皮性善下行，行气导滞，利水消肿，槟榔消积导滞、下气平喘、行气利水，二药合用，行气消胀、利水消肿，主治腹水、腹大如鼓、下肢水肿、小便不利；以及脘腹胀满、食欲不振之气滞食停症。

十三、金钱草、海金沙

清利湿热、利胆退黄、利尿通淋，主治尿路结石和胆道结石。

十四、白芍、甘草

酸甘化阴、敛阴养血、缓急止痛，主治气血不和、筋脉失养之下肢痉挛无力、疼痛以及腹中疼痛诸症。

十五、升麻、柴胡

升麻引阳明清气上行，柴胡引少阳清气上行，二药合用，升阳举陷。主治中气不足、气虚下陷之胃下垂、子宫下垂、脱肛以及清阳下陷之泄泻。

十六、桔梗、杏仁

宣肺利咽、化痰止咳、疏通胃肠，治疗风寒风热咳嗽、大便秘结、痢疾初起。

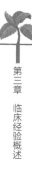

十七、乌贼骨、煅瓦楞

软坚散结、制酸止痛，治疗胃痛、反酸、烧心、嘈杂等症。

十八、乌贼骨、浙贝母

即乌贝散，制酸止痛，收敛止血，治疗肝胃不和之胃脘疼痛、泛吐酸水等症，可促进溃疡愈合而用于治疗胃、十二指肠溃疡。

十九、旋覆花、代赭石

旋覆花善于宣肺消痰平喘，又能下气散结，降逆止呕、止噫；代赭石苦寒质重，重镇降气、平肝泄热熄风。二药合用，可镇逆降压、降气止噫、下气平喘，治疗咳嗽痰喘、高血压病、心下痞硬、嗳气频频、呃逆不止等症。

二十、三棱、莪术

三棱为血中气药，破血通经，莪术为气中血药，破气消积。二药同用，气血双调，活血化瘀、行气止痛、破积消块，治疗血瘀经闭、腹中包块、肝脾肿大，及慢性萎缩性胃炎见气滞瘀阻者。

二十一、生白术、虎杖

生白术健脾助运、通便下行，虎杖利湿退黄、泻热通便，二药合用治疗脾虚推动无力之气虚便秘、湿邪困脾之湿阻便秘。

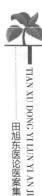

二十二、半夏、厚朴

半夏辛温，燥湿化痰、降逆和胃止呕、消痞散结，厚朴苦温，行气开郁，下气除满，二药合用，治疗慢性咽炎、反流性食管炎、慢性胃炎属痰气交阻者。

二十三、川楝子、延胡索

即金铃子散，川楝子疏肝泄热、解郁止痛，为治疗心腹痛之要药，延胡索活血行气止痛，二药合用治疗肝经郁热、胃气不和、气滞血瘀之胃脘胀痛。

二十四、煨诃子、石榴皮

诃子敛肺止咳、涩肠止泻，石榴皮涩肠止泻、收敛止血，二药合用治疗久泻久痢。

二十五、龙骨、牡蛎

龙骨镇心安神，平肝潜阳，收敛固涩。牡蛎平肝潜阳，收敛固涩，软坚散结，镇惊安神。二药均有镇惊安神、平肝潜阳、收敛固涩作用，同时现代研究表明，煅龙骨、煅牡蛎对胃脘痛、吞酸等脾胃病有中和胃酸、抗溃疡等药理作用，因此，临床上常配伍使用，既能缓解脾胃病的临床症状，中医认为"胃不和则卧不安"，二药重镇安神的功效，又能很好解决困扰多数脾胃病患者的失眠症状，可谓一举两得。

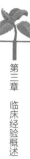

二十六、浙贝母、海螵蛸

浙贝母清热化痰，散结消痈。海螵蛸收敛止血，涩精止带，制酸止痛，收湿敛疮。二药合用是乌贝散的主要组成成分，海螵蛸制酸止痛且敛疮，贝母散结消肿。两者相配，具有制酸消肿止痛的作用，是脾胃病常用药对之一。

第三节　重视后天，调神养生

一、以治未病的思想防治脾胃病变

田旭东强调中医治未病的概念，未病先防，扶正祛邪；见微知著，及早诊治；既病防变，防邪深入；病后调理，以防复发。脾为后天之本，脾胃运化水液及水谷精微，脾运化水液的功能，对水液吸收、传输和布散等作用，要在肺、肾、膀胱、三焦、大小肠等脏腑协调下才能顺利完成，以维持人体内水液的平衡，脾胃化生气血，以滋脏腑肢体，人体的精神意识、思维活动均需要后天之充养，若中焦受阻，脾胃停滞而不运，百病乃生。饮食有节，减少服用对胃肠功能有影响的药物，保护脾胃的功能，脾胃健运，饮食吸收良好，气血生化之源充足，人体的正气得以保存。保持心情轻松，调畅情志，《素问·阴阳应象大论》第五："怒伤肝，喜伤心，思伤脾，忧伤肺，恐伤肾。"因压力太过或长时期精神紧张，使阴阳不调，经脉运行不畅，气血无以运输，引起脏腑功能失调，发生疾病，相反地，患

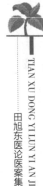
者保持情志调畅，能减少疾病发生。《素问·上古天真论》第一："食饮有节，起居有常，不妄作劳，故能形与神俱，而尽终其天年。"要注意起居作息有时，劳逸有度，适量运动锻炼身体，以保持体魄强健，减少外邪入侵机会，尽享天年。

二、心理疏导，形与神俱

田旭东认为五脏主情志，但情志过激又可损伤五脏功能，特别是脾胃病与情志有关。《素问·举痛论》第三十九："怒则气上，喜则气缓，悲则气消，恐则气下，惊则气乱，思则气结。"七情致病影响脏腑功能，影响机体的阴阳平衡及气机升降功能，致使脾失健运升清、胃失腐熟和降、肝气不舒、肺金不降、心肾不交，引起气机升降紊乱，气血不和而内伤脏腑经络。田旭东重视调畅患者情志，认为情绪好，心情好，更能药到病除，故临证时会为求诊人士做心理辅导，帮助求诊者克服心理障碍，改变不良倾向，建立良好的心理与情感水平，心理辅导有助于减轻病情，改善症状，提高疗效，因为经常精神紧张、过度焦虑的脾胃病患者，会影响其肠胃及肝病的病情，情绪稳定对病情有利，田旭东重视人与人之间的和谐，患者于工作、家庭、社会所受的压力，或生活模式会直接影响病情的发展。田旭东相当关注患者的睡眠质量，经常叮嘱患者早睡，对经常失眠的患者，田旭东必定会以药疗或食疗方法辅助，因他认为人卧血归于肝，良好的睡眠质量有利于肝病的康复，同时对患者身体的恢复有益。

三、饮食禁忌与调护

内伤脾胃，百病由生；养生调摄，脾胃为本。俗话说，脾胃病讲究"三分治，七分养"，《黄帝内经》中提到"饮食有节"并且"精神内守"，

"法于阴阳"同时"和于术数"。也就是说饮食应适量，过量或过饥，都会对身体造成危害，《素问·痹论》："饮食自倍，肠胃乃伤。"饮食有节后，人们还需调和情绪，保持心态的安闲清静，防止情绪剧烈波动，干扰体内气机的正常运行，即精神内守属"静"。维持正常的生命运动就要顺应自然，清代医学家高世栻曾说："圣人春夏养阳，使少阳之气生，太阳之气长；秋冬养阴，使太阴之气收，少阴之气藏。"所以人们平素需顺应四时阴阳同时还需要进行运动、锻炼身体，即"和于术数"，它属"动"。《吕氏春秋》有："流水不腐，户枢不蠹。"

饮食不节制与饮食不清洁是引起脾胃病的重要因素，食物及药物都会先经过口部与食道再到胃肠道，因此田旭东在临诊时，严格要求患者平素要注重饮食，每天必须定时定量进餐，宜少食多餐，尽量以清淡、易消化的食物为主，平时可选择时令食物进食。《灵枢·五味》第五十六："肝病禁辛，心病禁咸，脾病禁酸，肾病禁甘，肺病禁苦。"早在《黄帝内经》中已有饮食禁忌，五脏的病变各有相对的禁忌五味，《伤寒杂病论》（桂林古本卷）第十五"忌口如常法"，忌口表示饮食禁忌的意思。田旭东要求患者饮食要有禁忌，不建议进食寒凉生冷和难消化的食物，切忌过饥过饱及不定时饮食，根据患者的体质建议不同的饮食，将所有动物、植物类的食物以寒性质、热性质、温性质、凉性质、平性质分为五气，根据患者体质状态提供食物五气意见，如湿热或瘀热的体质人士则建议进食平性或略偏于凉性食物，宜多吃瓜类及蔬菜类；阳气不足或气血不足的人士则建议进食平性或温性的食物，多进食肉类及鱼类；白粥和小米粥也偏于寒凉，应加入肉类或陈皮烹调后才适合胃肠病者进食。食物的味道分为五味即辛、甘、酸、苦、咸。五味与人体相应脏腑有关，辛辣归肺、甘甜助脾、酸能入肝、苦归于心、咸味走肾。多选择甘味的米饭进食以顾护脾胃。胃肠患

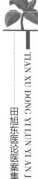

者饮食禁忌，忌产气过多食物和难消化食物，如南瓜、玉米、芋头、土豆、红薯、豆制品、糯米、肠粉、米粉、牛奶、坚果等。忌食一切辛辣刺激性食物，如辣椒、生大蒜、洋葱、肥腻的煎炸食物、咖啡、浓茶、酒类等。忌过酸过甜的食物，糖类如巧克力、蛋糕、雪糕等，蔬果类如柑橘、西红柿、菠萝、芒果等，良好的饮食习惯及遵守饮食禁忌对患者的病情有很大帮助。

四、锻炼身体

法国哲学家伏尔泰也说过"生命在于运动"。人们要讲究其中的一个"和"字，既不能运动过量，也不要运动不够。动静结合方能健体。我们要每天保持一定的劳动时间，这一时间不能太长，并且在劳动之中还要适当的休息。要做到动和静都要全心投入。劳动、工作、学习的时候要专心致志，休息期间要身心放松。只有动静结合才能做到"形与神俱，而尽终其天年"。

在诊症过程中，田旭东鼓励脾胃病患者运动锻炼身体，建议患脾胃病的患者练习八段锦，建议练习时意守丹田，双目平视，调畅呼吸，做动作时意念要配合呼吸进行。对肠炎、腹泻、便秘的患者会教导"两手托天理三焦"的运动，三焦是人体六腑之一，三焦主气，输布人体周身的元气，三焦畅行则人身气机调畅，"两手托天理三焦"对三焦有调节的作用，此式双手交叉向天上托，左右手掌拨云，双手捧抱，拔伸腰背，提拉胸腹，能疏通胆气，生发足少阳胆经及手厥阴心包经，使气与水液灌注周身，调和脾胃，促进胃肠消化吸收及胃肠动力。对胃炎、功能性消化不良、肠胃较弱的患者，田旭东会教导"调理脾胃须单举"的运动，右手自体侧上举至头，旋臂掌心向上，右外方用力举托，同时左手放在脾关位置，手心朝下，双掌沿胃经走。呼尽气再缓缓作吸气，双手同时回掌至丹田位置，透过刺激腹部的足阳明胃经及足太阴脾经，促进脾胃动力，同时也能引导背部足太阳膀胱经、肝胆心肾背腧穴的气机升降，使脾气升，胃气降，阳者在上必下降，阴者在下必上升，上下交感，令机体气机平衡，"调理脾胃须单举"调节气息，调动身体的元气、宗气、营气及谷气，畅通经络，疏导气血，使先后天之气相配合，为全身脏腑组织提供气血精微物质，调和脏腑。

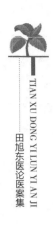
第四章　医论医话

第一节　"六腑以通为用"理论治疗消化病探讨

六腑，即胆、胃、小肠、大肠、膀胱、三焦的总称。六腑的形态中空，功能以受纳腐熟水谷、传化饮食和水液、排泄糟粕为主。因此，正常情况下，六腑须保持畅通，才有利于饮食的及时下传、糟粕的按时排泄及水液的正常运行。所以"六腑以降为顺，以通为用"。正如《素问·五脏别论》云："胃、大肠、小肠、三焦、膀胱，此五者天气之所生也，其气象天故泻而不藏，此受五脏浊气，名曰传化之府。此不能久留，输泻者也。"又如《临证指南医案·脾胃》所说："脏宜藏，腑宜通，脏腑之用各殊也。"《素问·五脏别论》中说："所谓五脏者，藏精气而不泄也，故满而不能实。六腑者，传化物而不藏，故实而不能满也。所以然者，水谷入口，则胃实而肠虚；食下，则肠实而胃虚。故曰：实而不满，满而不实也。"六腑共同生理特点为"实而不满""泻而不藏"，以受纳腐熟水谷、传化饮食和水液、排泄糟粕为主。因此，六腑宜动不宜静，宜走不宜守，时刻保持畅通，才能使水谷精微及时运化全身，使糟粕及时排泄及水液正常地运行。腑病多实，故对于六腑，无论何腑病症，无论虚实寒热，无论气滞、血瘀或水饮，根据"以降为顺，以通为用"及"以通为补"的原则，故众多医家强调"通""降"二法的灵活运用。此外，依据病邪性质的不同，也有寒、热之别；也有润下、温通的不同；亦有攻逐水饮或活血祛瘀等逐下之法。饮食物入口，通过食道入胃，经胃的腐熟，下传于小肠，经小肠的分清泌浊，其清者（精微、津液）由脾吸收，转输于肺，而布散全身，以供脏腑经络生命活动之需要；其浊者（糟粕）下达于大肠，经大肠的传导，形成大便排出体外；而废液则经肾之气化而形成尿液，渗入膀胱，排出体外。饮食物在消化吸收排泄过程中，须通过消化道的七个要冲，即"七冲门"，意为七个冲要门户，"唇为飞门，齿为户门，会厌为吸门，胃为贲门，太仓下口为幽门，大肠小肠会为阑门，下极为魄门，故曰七冲门也"（《难经·四十四难》）。

一、六腑以通为用的理论基础

（一）《皇帝内经》从六腑的生理角度已经论述了六腑生理特性，从六腑的生理功能及特点为"六腑以通为用"理论的提出奠定了坚实的基础

《皇帝内经》认为六腑以传化饮食物、排泄糟粕为其生理功能，具有"实而不满""泻而不藏"的功能。《皇帝内经》还对六腑各自的生理功能进行了详细地论述，例如《素问·灵兰秘典论》曰："……胆者，中正之官，决断出焉……大肠者，传导之官，变化出焉……小肠者，受盛之官，化物出焉……三焦者，决渎之官，水道出焉；膀胱者，州都之官，津液藏焉，气化则能出矣。"由此可以看出大肠、小肠、三焦、膀胱都是以传导、通降、气化为其功能。《灵枢·胀论》曰："胃者，太仓也。"《素问·刺禁论》亦曰："肝生于左，肺藏于右，心部于表，肾治于里，脾为之使，胃为之市。""使"和"市"即畅通无阻之意，可引申为枢纽之意。

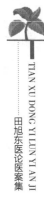
（二）《伤寒论》垂法千古，为六腑以通为用的治法及临床的具体运用作出了典范

仲景先圣创制的大、小承气汤，大柴胡汤，桃核承气汤，抵当汤，己椒苈黄丸，大黄附子汤等经典方剂为临床立法用药提供了宝贵的思路。张仲景在阳明篇明确指出，阳明胃腑，禀具土德，"万物所归，无所他传"。所以在治疗阳明病时也主要以通降为法，将病邪泻之于外，盖阳明通畅，邪无所居，截断其传变而疾病得以痊愈。如《伤寒论》208条："阳明病，脉迟虽汗出，不恶寒者，其身必重，短气，腹满而喘，有潮热者，此外欲解，可攻里也。手足濈然汗出者，此大便已硬也，大承气汤主之。"215条："阳明病，谵语，有潮热，反不能食者，胃中必有燥屎五六枚也。若能食者，但硬耳，宜大承气汤下之。"张仲景还发现，如果六腑不能通畅，失去其正常的生理功能，还会影响人的神智，《伤寒论》数次言及"大便难，不大便五六日""上至十余日"而出现"烦不解""心中懊而烦""烦躁发作有时者""谵语""喘冒不能卧者""独语如见鬼状""微喘直视"等。如若热实结于阳明大肠，大便秘结者，张仲景主张用大承气汤，泻于体外。除此之外，仲景对寒积肠腑，瘀热结于膀胱，血瘀俱以通下为法。开创了"六腑以通为用"治法的先河。

（三）后世医家发展充实了"六腑以通为用"的理论

善治脾胃病并以补气升阳见长的金元名家李东垣临证亦不忽视通腑的作用。他把腑病通法用于六腑实邪壅滞之证，如"大便结燥、泻痢、小便淋闭、中满、腹胀、膈咽不通、酒客病、吐证、心下痞、心腹痞之实痞"等。李杲此处之"通"乃广义的通，内涵包括通、泄、消、吐诸法。例如他在《内外伤辨惑论·重明木郁则达之之理》中指出："食盛填塞于胸中，为之窒塞也，令吐以去其所伤之物，物去则安。"在治疗过程中李东垣

"通"究其源，从本而治。如大便结燥，宗《皇帝内经》"肾主液、肾恶燥"之说，东垣认为其由饥饱失节、劳役过度及食辛热味厚，郁火伏于血中，耗散真阴而致，燥者润之，结者散之，总以辛润之剂治之。如以通幽汤治胃中郁火伏于血中，真阴耗伤，浊气不得下降，反而上逆的大便艰难伴噎塞之证，方用生地黄、熟地黄、当归身养血润燥，桃仁、红花活血润燥，炙甘草、升麻舒畅胃气而上升清气，合槟榔末行气降浊，使幽门得通，噎塞便秘得以消除。然结燥之病不一，有热燥、风燥、血燥、风涩，有阳结，有阴结，又有年老气虚津液不足而结燥者。血燥而不能大便者，以桃仁、酒制大黄通之；风结燥而大便不行者，以麻子仁加大黄利之；气涩而大便不通者，以郁李仁、枳实、皂角仁润之；寒结闭而大便不通者，当服阳药补之，并少加苦寒之药，以去热燥。由此可见，发展至李东垣这里，"通"已不单指通下法了，而是使六腑恢复其生理功能的广义之"通"了。

温病学派叶天士特别注重脏腑之间的关系，强调应根据脏腑之间的差异及生理特点，进行分别论治，他说："脏宜藏，腑宜通，脏腑之用各殊也。"叶天士在治疗腑病及其他各类疾病时都主张宣通气机，强调以通为补，例如他说："大凡经脉六腑之病，总以宣通为是。《皇帝内经》云：六腑以通为补，今医不分脏腑经络，必曰参术是补，岂为明理？"他还指出"胃阳受伤，腑病以通为补，与守中，必致壅逆""胃属腑阳，以通为补"等等切合临床的观点。叶天士尤其注重脾胃之间生理特点的差异，明确提出了脾胃要分别论治，不可模糊混淆。如他在《临证指南医案》中说："纳食主胃，运化主脾，脾宜升则健，胃宜降则和……仲景急下存津，其治在胃，东垣大升阳气，其治在脾。"胃属阳土，脾属阴土，这是它们属性有别；脾宜升则健，胃宜降则和，这是它们生理功能的不同。由此决定二者在用药及治法上存在差异，先圣仲景急下存津以护胃之津液，李东垣升运脾阳

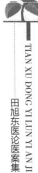
以健运脾气。进一步阐述了治疗胃病等六腑疾病应以通降为法。

吴鞠通更是在仲景和叶桂的基础上结合临床实践，将六腑以通为用的治法发挥得淋漓尽致。如对于邪正俱实之证，出现阳明里结并见邪陷心包，补充了牛黄承气汤；兼见肺热咳喘，补充了宣白承气汤；对于邪盛正虚、津液枯竭、肠燥便秘者，补充了增液汤；正虚邪实、病情危笃，补充了新加黄龙汤；对于湿热积滞肠道，补充了枳实导滞丸。

还有众多医家对"六腑以通为用"亦有发挥认识，不断充实着本理论。尽管六腑以通为主，六腑不通则为病，但若六腑通之太过，可引起各种病证。如大肠传导太过，则见大便稀溏、便意频频；若膀胱通之太过，则见尿频、遗尿，或小便失禁等症。因此，六腑当藏泻有度，太过或不及皆可引起相应病证。

根据这一理论，运用通腑泻下的治疗方法，对于肠梗阻、急性胆囊炎、阑尾炎、急性胰腺炎等急腹症的治疗，疗效明显；对于胰腺炎、黄疸性肝炎、肝硬化腹水、肠梗阻、胆石症、流行性出血热、重症肺炎，甚至于多脏器功能衰竭的治疗，也有一定的治疗作用。

二、六腑以通为用在临床的运用

（一）通达胆腑

胆为"中精之腑"，具有储存胆汁、排泄胆汁的作用。胆汁排泄正常，则脾胃运化功能健旺。反之，由于饮食失当、情志失调等，导致气机郁滞，胆汁郁结排泄不畅，出现胁下胀满疼痛、食欲减退、腹胀等症，若胆汁上逆，可以出现口苦，呕吐黄绿苦水，若胆汁外溢肌表，则出现黄疸，若胆汁凝聚日久，则会形成结石。治疗上以通胆腑为要，以达到疏通胆道、化瘀解毒的目的。适用于现代医学的胆囊炎、胆石症、阻塞性黄疸、急性肝细胞性黄疸等疾病。临床以胁下胀痛、脘腹胀满、口苦、咽干、大便秘结、身目黄染为辨证要点，以大柴胡汤加减酌情加入茵陈蒿、金钱草等药物。

（二）通降胃腑

胃为"太仓""水谷气血之海"主受纳，腐熟水谷，主通降，以降为和。胃寒、胃热、食积、痰浊、瘀血等均可导致胃失和降，甚至胃气上逆而出现各种症状，如胃气不和则出现胃脘胀满，痞塞，疼痛，食少纳差，如胃气不降则出现恶心呕吐、呃逆、嗳气等症状。根据胃的生理特点，治疗上无论病性属寒、热、虚、实，都要以通降胃气为要。适用于现代医学的胃、十二指肠溃疡，各种类型的胃炎，功能性消化不良，胃神经官能症等。临床以胸脘痞塞、胀满疼痛为辨证要点，以半夏泻心汤加减酌情加入旋覆花、代赭石等药物。

（三）通导火腑

火腑即小肠，因心与小肠相表里，心为君火之脏，故小肠为相火之腑。小肠有热，可以循经上炎于心，可出现心烦、舌赤、口舌生疮等症，心有火热，可以下移于小肠，热灼火腑，使小肠的"分清泌浊"功能失调，引起尿少、尿热赤、尿痛等症状。治疗上以通火腑、利小便为法，使得火热之邪从小便而出，适用于现代医学的口腔溃疡、尿道炎等疾病。临床以口舌生疮、小便黄赤或涩痛为辨证要点，以导赤散为基本方加减。用药如金银花、连翘、竹叶、通草、生地、赤小豆等。

（四）通泻肠腑

大肠的主要生理功能是传化糟粕。《素问·灵兰密典论》曰："大肠者，传导之官，变化出焉。"所以大肠以通降为顺。肺气肃降，胃气通降，津液充盈，则大肠传导功能正常，排便规律。如果气机郁滞，感受外邪，食积虫积等各种原因导致了肺气不降，胃失和降，津液耗伤，则大肠传导失

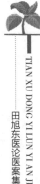
司，出现脘腹胀痛，大便秘结，舌苔黄腻，脉沉而实。此时应该通泄肠腑，釜底抽薪，才能转危为安。适用于现代医学的急性胰腺炎、急性阑尾炎、各种类型肠梗阻等疾病；还常常用于内科和五官科疾病的治疗，如急性痢疾、脑血管意外、大叶性肺炎、急性化脓性扁桃体炎、急性结膜炎、角膜炎、中耳炎等。临床以腹胀便秘、舌苔黄腻、脉沉实有力为辨证要点，通常以大承气汤、小承气汤、调胃承气汤为基本方加减。

（五）通利水腑

水腑膀胱气化失常，出现淋证、癃闭等小便不利、水肿的病证。究其不外虚实两端，虚为脏气失调，实为邪气阻滞。肺虚邪犯，脾虚不运，肾阳虚衰，肝失疏泄，以及痰热、寒湿邪气客于膀胱，或砂石、瘀血阻滞膀胱，均可使膀胱气化失常、排尿不畅。虽应辨证论治，肺虚益气，脾虚健脾，肾虚补肾，气滞行气，湿热祛之，瘀血化之，但关键是使水腑通利，复其贮尿排尿之功能。水腑为患，多虚中夹实，实中兼虚，纯虚纯实者较少出现；脏气失调，水道失通，尿液失畅，必致湿、热、瘀、结（石）丛生，邪气为病。又因脏虚所致。因此，治疗不宜妄施通利，宜补虚泻实，视证候不同，虚实兼顾为要，虚者补之，兼清化湿热，攻逐瘀结；实者祛除邪实，兼补其虚。用茯苓、车前子、乌药、琥珀通利水腑。

（六）通条孤腑

孤腑三焦，无所合之脏，为一腔大腑，属传化之腑，三焦是气升降出入、水液运行布散的通道，也是水谷出入转化的道路。可谓三焦者，气道、水道、谷道也。然气宜行不宜滞，水宜化不宜停，谷宜运不宜藏。道路宜通方可行。三焦必"通"方可用。故三焦为病，当以"通"为治，主要宣展气机、利水渗湿、通畅腑气以祛除三焦之邪气。临床多见湿热或寒湿邪气，郁阻三焦，滞塞气机，致升降失调，运化失常，出现头晕或头重昏蒙，胸闷脘痞，腹胀纳呆，恶心呕吐，小便短赤，大便溏，苔黄腻，脉濡数，或苔白腻，脉濡滑等病证。属气道不利，水道不通，谷道失常，当分消走泄，通利三焦，使气机畅达。临床可用吴鞠通之加减正气散为主方，以藿香、陈皮、茯苓、厚朴为主药。以头重胸闷、呕恶纳呆、脘痞腹胀、便溏为辨证要点。

六腑以通为用是中医学中较为重要的一个理论，在临床上灵活应用，能够提高疗效。

第二节 "诸不足为瘀，补虚治瘀"理论治疗虚证探讨

虚证是指人体阴阳、气血、津液等正气不足为表现的一类证候。虚证形成可因先天禀赋不足，或后天失于调养、因病损耗所致。《素问·通评虚实论》云："精气夺则虚。"所以虚证形成是精气化源不足，或者精气耗损的过多。人秉先天之精生，而秉后天之精成，先天之精秉受于父母，虽说虚证可以由此引起，但一般影响较小；后天之精来源于脾，是水谷之精微。诚如《素问·奇病论》云："夫五味入口，藏于胃，脾为之行其精气。"可见脾胃的功能正常发挥才可使精气充盛，而不至于出现虚衰。这也是医圣张仲景乃至各家名医推崇顾护脾胃的原因。

《景岳全书》亦云："虚实者，有余不足也。"虚即为不足，不足主要指正气不足，也指精气。正气不足，阴阳俱损，则气血凝滞不通，瘀血阻络。因此，根据这一病理生理特点，田旭东提出"诸不足为瘀，补虚治瘀"理论治疗脾胃病。

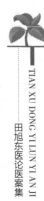

一、脾胃升降失常，气血化源不足而致瘀

《黄帝内经》云："出入废则神机化灭，升降息则气立孤危。故非出入，则无以生长壮老已，非升降，则无以生长化收藏。"所以气机升降在整个人体生命活动中发挥着至关重要的作用，甚至于起决定作用。脾胃居中焦，位居中央，是气机升降之枢纽。

胃者，受盛之官，名为水谷之海，受盛水谷而不藏，胃受纳腐熟食物后，传导于小肠，化为谷气，谷气为清气，依赖于脾气传输。《阴阳应象大论》云"谷气通于脾"，水谷入胃，通过胃气下降，而使水谷精气游溢，传之于脾，脾气散精，使得各个脏腑受到濡养滋润，完成正常的生命活动。脾五行属土，土居中央，中央以溉四旁，脾有为五脏六腑运输气血津液的功能。人以先天精气秉生，而受之于父母，又以后天脾胃之精气赖以充养，若脾胃受邪，脾胃升降失常，则中气受损，气血化源不足，《素问·通评虚实论》云"精气夺则虚"。《诸病源候论》云："虚劳之人，阴阳损伤，血气凝滞，不能宣通经络故积聚于内也。"故言不足者瘀也。

二、"补虚治瘀"随证治之

根据脾胃病虚损而致瘀的特点，田旭东根据"虚则补之"原则随证治之，同时主张脾胃病当"补虚治瘀"，会得到更好的治疗效果。若胃阴不足，常以叶氏养胃汤加减；胃阳虚，常以黄芪建中汤加减；肝郁脾虚，常以逍遥散加减；脾虚证，常以国医大师王自立运脾汤加减，遵循王自立脾以运为健思想，同时认为脾虚不运之人常常伴有消化功能减退、饮食积滞等结果，常加神曲、山楂、炒麦芽等消食化滞；在以上分证论治基础上，田旭东通常喜用丹参饮，丹参饮活血化瘀，行气止痛；叶天士在《临证指南医案》中多次提及"初病在经，久痛入络，以经主气，络主血……""初为气结在经，久则血伤入络""病久痛久则入血络"。脾胃虚损，多致脾胃升降失常，经气郁结；气行则血行，而气机郁滞，血液流动不畅，久则血络受损。丹参饮既能行气又能祛瘀，对证治疗的同时又能起到良好的止痛效果。而瘀血之下常有伏热，酌加牡丹皮、生地黄等凉血散瘀。

第三节 "和"法探析

"和"是中国古代哲学体系中的一种重要哲学思想，是中国传统文化的精髓，其本质是和而不同与和实生物。其思想源远流长，老子曰"道法自然"，就是要按照事物本来的样子，追求一种平衡及和谐，也就是儒家的中庸之道，这也是我们为人处世的一种原则。《辞源》云："和者，顺也……平也，不柔不刚也。"这种思想应用于古代各种实用性的技术领域。

中医学和法的思想来源于古代哲学思想，《黄帝内经》中关于和的思想包括了很多方面，人体阴阳的平和，人与自然、环境的和谐，所谓"阴平阳秘""阴阳调和"等的提出，指出了万事万物，包括天地合一、天人合一及人体自身内环境的和谐、动态平衡的状态，为后世"和"的理论奠定了基础。《伤寒论》的问世，是对于《皇帝内经》和思想的完善，并创立了诸多经典的和的方剂，如调和营卫之桂枝汤、和解少阳之小柴胡汤、平和寒热之泻心汤类方等，给后世医家提供了具体实践的指导。

清代医学家程钟龄在《医学心悟》中正式提出"汗""吐""下""和""温""清""消""补"八法，正式确立了"和"法在中医学的重要地位，

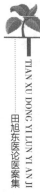

对后世研究"和"法产生了积极的影响。

田旭东对于和法的应用思想，可从以下几个方面论述：

一、脾胃的生理病理观

《脾胃论》曰"五行相生，木、火、土、金、水，循环无端，惟脾无正行，于四季之末各旺一十八日，以生四脏……"指出了脾的重要性。脾胃居于中焦，为人体气机升降之枢纽，是五脏阴阳交合的尝试，上承阳下接阴。脾主运化，主升，主转运营养物质达四周，濡养四肢百骸。胃主受纳，腐熟水谷，主降。两者在生理上相辅相成，升降相因。这一生理机制决定了治疗的特性，需要各种方法使之达到平衡、和谐的一种生理状态，若只以单一法治之，恐难取到较好疗效，田旭东认为，对脾胃病治疗的最终目的是恢复脾胃的正常功能以及平衡、和谐状态，即"和其不和者也"。

田旭东指出，所谓和是指纠正、矫枉偏颇，多法并用把过胜及不及的状态纠正，而这种治疗原则囊括了很多，如和解表里、调节升降、平衡寒热、调和气血、太少两解等。《景岳全书·新方八阵·新方八略》有"和略"并指出："和方之制，和其不和者也。凡病兼虚者，补而和之；兼滞者，行而和之；兼寒者，温而和之；兼热者，凉而和之，为义广矣。亦犹土兼四气，其于补泻温凉之用无所不及，务在调平元气，不失中和之为贵也。"指出了应用和法时的灵活性、全面性，具有多靶点治疗的优势。

二、和思想的治则探析

1. 和解少阳

为经典的和法。《素问·阴阳离合论篇》记载的"是故三阳之离合也，太阳为开，阳明为阖，少阳为枢。三经者，不得相失也"，田旭东也讲道，里外气机出入之异常，其根本在少阳，因其在半表半里之位，为调达内外气机的枢纽，而和解少阳为唯一治法。金代医家成无己明确提出"和解少阳"一法，在《伤寒明理论》中对此进行了阐释："伤寒邪气在表者，必渍形以为汗；邪气在里者，必荡涤以取利；其于不外不内，半表半里，既非发汗之所宜，又非吐下之所对，是当和解则可矣，小柴胡为和解表里之剂也。"将"和解"与汗、下并列作为伤寒治疗大法。小柴胡汤为和解法的代表方，出自《伤寒论》，原文中共有18条条文提到。田旭东认为，结合原文，此方不仅单纯治疗少阳经腹病证，还能治疗阳明病、厥阴病、少阴病等病证，在狭义的和解少阳的基础上进行了拓展。

足少阳胆经，内寄相火，而"足少阳胆，与手少阳三焦，合为一经。其气化一寄于胆中以化水谷，一发于三焦以行腠理，若受湿遏热郁则三焦气机不畅，胆中相火乃炽"。邪犯少阳，表里失和，手少阳三焦经经气不利，水湿内停，蕴而化热，故少阳多湿多热，临床上多出现口苦、咽干、心烦喜呕等症状，因此根据少阳病证的特点，治疗少阳病时加入黄芩、黄柏、茵陈、青蒿、茯苓、滑石等清热利湿药，如小柴胡汤、蒿芩清胆汤等；对于"心烦喜呕"，考虑为胆热犯胃，可加半夏、竹茹、生姜等和胃降逆，特别对于半夏，既可燥湿化痰，又能降逆止呕，为和解少阳者的首选。另外，和少阳而护胃气，小柴胡汤中人参、炙甘草、大枣益气和中、匡扶正气，以助达邪出表，又可防柴、芩之苦寒伤脾胃之气。田旭东在临证中非常重视"护胃气"之思想。正如《张氏医通》云："少阳主治""全赖胃气充满""其用人参、甘草补中者，以少阳气血皆薄，全赖土膏资养，则木气始得发荣，即是胃和则愈之意。用姜、枣和胃者，不过使表里之邪，仍从肌表而散也。"除少阳病症外，在大热、大实之病治疗中，也需加入固护胃气之药以和药性、防伤正，这亦是和法的体现。

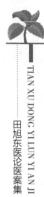
对于少阳病出现部分阳明病证，因其仍有向外透解之趋势，仍亦和解少阳，如《伤寒论》148条："伤寒五六日，头汗出，微恶寒，手足冷，心下满，口不欲食，大便鞕，脉细者，此为阳微结……可与小柴胡汤。设不了了者，得屎而解。"所谓恶寒、头汗出、为外寒束表、邪入太阳之证象，而心下满、口不欲食又为阳明之象，"此为阳微结"的目的是重点突出此病是太阳病证与阳明病证相兼，因此仍以小柴胡汤和解之。然如在少阳病基础上出现心下满痛、大便不通等阳明热结证，需少阳阳明双解，《伤寒论》曰："呕不止，心下急，郁郁微烦者为未解也，与大柴胡汤，下之则愈。"

因少阳证症状颇多，仲景在《伤寒论》101条有云："伤寒中风，有柴胡证，但见一证便是，不必悉具。"指出，具有小柴胡汤证主症一证便可诊断，但需根据舌脉，详加辨证。

2. 平调寒热

寒热错杂分为中焦寒热错杂证、外寒里热证、上热下寒证等，临床症状有寒象亦有热象，如患者畏寒、怕冷、疲乏、纳差，却同时有口干口苦、喜饮、心烦易怒、不寐等，其发病原因复杂。以中焦寒热错杂为例，田旭东认为随着现代社会人们的生活压力增大、饮食不节，尤其是部分人饮食偏于辛辣厚腻，伤及脾胃，或寒温不适或失治误治导致脾胃阴阳失和、虚实夹杂的病例逐渐增多。脾为阴脏，喜燥恶湿；胃为阳腑，喜润恶燥，《临证指南医案·卷二》有言："太阴湿土，得阳始运，阳明燥土，得阴自安。以脾喜刚燥，胃喜柔润故也。"半夏泻心汤为典型的治疗中焦寒热错杂和解剂，出自《伤寒论》第149条，乃小柴胡汤证误用攻下法，损伤中阳，致寒热互结，而致心下痞。为小柴胡汤去柴胡、生姜，加黄连、干姜而成。所谓泻心，即泻心下痞气，应抓住"心下痞满"之主症，尤在泾说："痞者，满则不实之谓。夫客邪内陷，即不可从汗泄，而满而不实，又不可从下夺，故惟半夏、干姜之辛，能善开其结。"

较之于生姜，干姜辛热之力更甚，偏守中焦，故小柴胡汤中用生姜偏于宣散，而半夏泻心汤乃太阳阳明并病，病位更深，选用干姜。而胃内郁火、予以黄芩、黄连清热泻火、引热下行。脾得阳运、胃得阴安，此为寒热并用。另外还有上热下寒型胃肠疾病亦多，常见心下痞满、恶心呕吐、脘腹胀痛、肠鸣下利等症，临证用泻心汤诸方为基础方治疗，可使外邪得散、寒热协调、气机有序而渐愈，对伴有恶心吞酸、口苦舌红者，田旭东常加左金丸、丹皮、栀子等清胃热、开肝郁；对饮食停滞者，可加焦三仙、枳壳、砂仁、炒莱菔子等以消食化滞；病久瘀滞者加丹参、五灵脂活血化瘀。

正如李东垣《脾胃论·饮食劳倦所伤始为热中论》中论述"火与元气不两立，一胜则一负……惟当以辛甘温之剂，补其中而升其阳，甘寒以泻其火则愈矣"。田旭东在临证中非常重视药物佐制的特点，以中焦虚寒为主者，加附子、干姜、肉桂、吴茱萸等，适当佐以黄芩、黄连、蒲公英等；以肝胃郁热或痰热中阻者，如在黄连、黄芩、竹茹苦寒之品中，佐以干姜、附子制约其寒凉之性；以胃阴亏虚为主者，在生地、天花粉、玉竹、知母、石斛等甘凉生津之品中，少佐干姜等以防寒凉败胃。

3. 升降并举

气机是指气的运动形式，而升降理论是脾胃病治疗理论中最为重要的指导理论之一。此法最早在《皇帝内经》中就有所提及，《医碥》云"脾脏居中，为上下升降之枢纽"，脾主升、胃主降，两者共同调畅气机。《素问·六微旨大论》曰："高下相召，升降相因。""出入废则神机化灭，升降息则气立孤危。故非出入，则无以生长壮老已；非升降则无以生长化收

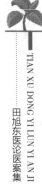

藏……故无不出入，无不升降。"指出了气机升降出入的重要性，而脾胃为气机升降之枢纽。田旭东认为升降并举之法是以药性之升降沉浮，配伍组方，而调节脏腑之气机从而达到治病的目的。

以李东垣升阳汤为代表，以阴火上冲、气机失调为病机，方中柴胡性辛微寒、性味俱薄，为阳中之阴药，有升肝胆之气、利疏泄之效，为君。黄芩、黄连、石膏苦以引火下行；黄芪、人参、炙甘草、苍术补脾健运、使补而不滞，升麻助柴胡以升清阳，方中体现了脾胃、肝胆升降疏泄的用药思路。田旭东善用此方治疗口腔溃疡，认为心脾郁热为其根本病机，而郁热又分为虚实之分，不可一味清热泻火，根据"火郁发之"的治则，以升阳散火解郁为思路，可收到较好疗效。一些经典药对亦体现了气机升降的理论，如桔梗和枇杷叶，桔梗有升提肺气之力、为舟楫之剂，枇杷叶在《本草纲目》认为，其治疗肺胃之病，大都取其下气之功，两药一升一降，对于治疗反流性食管炎或"梅核气"有良好效果。其次，要重视脾阳对于气机运化中的主导作用，田旭东常选"小建中汤、黄芪建中汤、补中益气汤"等治疗脾气脾阳亏虚不和之脾胃病，对于腹痛、疲乏、纳差之脾胃虚寒证有较好的效果，切忌不可过补，补脾的同时亦需运脾，使补而不滞。最后，田旭东在治疗心肾不交、升降失调之不寐上也有其独到见解，《四圣心源》中说"脾升肾肝亦升""胃降心肺亦降"。正常情况下，脾气升发助肾水上济滋养心火，胃气下降助推心阳下注肾阴、温煦肾脏，使机体心肾相交、神志乃安。所以在失眠的治疗中，老师亦强调不能只着眼于心肾，而是从中焦论治，通过调理中焦以使心肾相交、水火相济，拓宽了治疗思路。

4. 和而缓治

所谓缓治，就是缓和取效之意。清代名医费伯雄提出"夫疾病虽多，不越内伤外感，不足者补之，以复其正；有余者去之，以归于平，是即和法也，缓治也。"田旭东也强调在治疗多种慢性病或复杂疾病时，因邪气渐深、正气渐虚，病机复杂呈胶着状态，并非短期能够治愈，只能缓缓图之，而不能急于求成，用药易少、精而平。如治疗鼓胀病，方中重视白术用量，意为固护脾胃生发之气，以"斡旋中土，以畅诸经"，且强调利水不可过用峻猛攻下之药。在治疗慢性病时应注意"守方"的重要性，缓峻以护正。另外为缓急，如缓肝之急的芍药甘草汤，补脾缓急的小建中汤，对于神经痛、内脏痉挛性疼痛、胃痛、腹痛等效果尤佳。现代药理研究具有抗炎、抗痉挛等效果，故在临床上加减用之；田旭东在临证中反复强调谨守病机，守法守方，且需灵活掌握。

三、和思想在具体病证中的体现举例

1. 和法在胃食管反流病中的应用

胃食管反流病是指胃内容物反流入食管、口腔（包括喉部）或肺导致不适症状和（或）并发症，分为非糜烂性反流病、反流性食管炎和 Barrett 食管三种类型。随着人们生活水平提升，导致不良饮食习惯、工作压力增大等一系列问题，胃食管反流病发病率逐年上升，中国的一项 Meta 分析显示，GERD 的患病率为 12.5%（95%CI 12.2% ~ 12.7%），并且随着患者年龄的增长而患病率增高。

对于胃食管反流病的治疗，目前临床上以抑酸、促进胃肠蠕动为法，但存在治疗疗程长、容易复发等特点，使得越来越多的患者选用中医药治疗。中医药治疗此病有着独特的治疗优势及理论依据。此病常见的临床症状有反酸、烧心、胸骨后灼热、口苦、咽部不适、咳嗽，甚至耳鸣耳痛等，属于祖国医学"吐酸""食管瘅""梅核气"等的范畴。

田旭东认为其病位在食管和胃，但该病位与肝、胆、脾、肺、肠关系

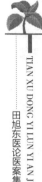

密切，病机为气机升降失常，胃气不降反升。如若胆腑受邪，扰乱胃气，胃中浊气不降反而上逆，发为此病。《素问·至真要大论》云："诸逆冲上，皆属于火"，"诸呕吐酸……皆属于热。"田旭东指出此病最主要的病理因素为"热"。脾为阴脏，易寒易虚，胃为阳腑，易郁易热，寒主凝滞趋下，热邪炎上，故多表现为上热下寒之证，如烧心、吐酸、口渴不欲饮、怕冷、大便稀溏等，此以辛开苦降，温散脾寒，选用药物易轻灵，不可用大热之品；清降胃火时，多选用微苦甘寒之品，切忌选用苦寒之品。田旭东指出治疗中应顺应脏腑之功能，脾以健运为主，胃腑以通为用，升清降浊，恢复器官的功能。

另外，肝主疏泄，肝气郁结，横逆犯胃，胃气上逆，发为此病。临证中应疏解肝胆之气，使得气机升降恢复正常，达到和中目的。用药易轻灵平和，不可过用辛燥之品，如柴胡、香附、佛手等。在疏肝同时，应佐以柔肝之品，肝性刚强，需柔和待之。

2. 和法在慢性萎缩性胃炎中的应用

慢性萎缩性胃炎是临床常见消化系统疾病，多见于中老年人，通常与幽门螺旋杆菌感染、饮食不节、情绪不畅等因素相关。西医主要以改善胃动力、抑制胃酸分泌、保护胃黏膜等对症治疗为主，治疗较为局限，中医药的治疗有其优势之功。

李东垣在《脾胃论》中所言"大抵脾胃虚弱，阳气不能生长，是春夏之令不行，五脏之气不生"，脾胃为后天之本，脾胃功能日渐衰弱，阳气无以升发，气机不得升降，五脏不得温煦，遂生五脏之病，故五脏之病多从脾胃而生，其治疗根本在于助其自复功用。脾胃共居中焦，为后天之本，脾升胃降，气机运化如常而机体康健，有道是"非升降，则无以生长化收藏"。肝主疏泄，木得土而达，若情志抑郁，肝气郁结，肝木乘土，致脾胃运化失常，脾胃之病相应而生。如《医碥》所言"木能疏土而脾滞以行"，故在临证用药时应重视脾胃、肝的功能。

治疗上根据张仲景"辛甘发散为阳，酸苦涌泄为阴"的药物性味，田旭东善用半夏、生姜、吴茱萸等辛温之品，配伍黄芩、黄连、栀子等苦寒之品，以辛开苦降，如半夏泻心汤、枳实消痞丸等加减。

田旭东对"和"法的认识深刻，弟子学识有限，恐意境有所偏颇，有待同门弟子更深层次的挖掘与整理，以飨读者。

第四节　重用白术

白术，味苦、甘，性温，入脾胃经，具有健脾益气、燥湿利水、止汗、安胎等作用，主治脾气虚证、痰饮、水肿、湿痹、气虚自汗、胎气不安、小便不利等症。始载于《神农本草经》，为上品，言"主风寒湿痹，死肌，痉，疸、止汗，除热，消食"。《本草汇言》言："白术，乃扶植脾胃，散湿除痹，消食除痞之要药。脾虚不健，术能补之；胃虚不纳，术能助之。"《医学启源》："除湿益燥，和中益气。其用有九：温中一也；去脾胃中湿二也；除胃热三也；强脾胃，进饮食四也；和胃，生津液五也；主肌热六也；治四肢困倦，目不欲开，怠惰嗜卧，不思饮食七也；止渴八也；安胎九也。"为了解临床上重用白术的应用现状，现将田旭东临床上重用白术以作梳理。

一、治疗便秘

便秘是临床上常见病、多发病之一。虽其病位在大肠，但与脾胃关系

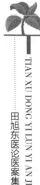

密切，脾胃运化失职，则大肠传导无力，糟粕内停，形成便秘。白术为健脾要药，多用于健脾止泻，但临床重用白术治疗便秘可润肠通便，便通而阴不伤，通而不燥，润而不腻，又可顾护脾胃，可用于各型便秘，尤适于虚秘。现代药理研究证实，白术有促进肠胃分泌的作用，可使胃肠分泌旺盛，蠕动增速，大剂量应用，作用尤为显著。《伤寒论》第 174 条"伤寒八九日，风湿相搏，身体疼烦，不能自转侧，不呕、不渴、脉浮虚而涩者，桂枝附子汤主之。若其人大便硬，小便自利者，去桂加白术汤主之"。条文中"大便硬"是由于脾虚不运，不能正常转输津液至大肠，方中重用白术四两以益气健脾、通便燥湿。田旭东针对患者不同疾病在辨证施治的前提下重用白术 30 ～ 50g 配伍理气药治疗脾虚便秘，临床疗效满意。

二、治疗肝病

当今，脂肪肝、慢性肝炎、肝硬化腹水、原发性肝癌等肝病的发病率较高。此类病证属于中医学"积证""臌胀""黄疸"等范畴。《金匮要略》言"见肝之病，知肝传脾，当先实脾"。若脾土不旺，则肝木易乘之，极易传变，导致肝脾同病。故治疗肝病时注意补中运脾，名中医魏龙骧认为："脾胃之药，首推白术，尤需重用，始克有济……重用白术，运化脾阳，实为治本之图。"顾丕荣认为"白术重用为主药治肝病，使补而不滞，滋而不腻，化湿不伤阴，生津不碍湿，补中有滋，滋中有消，配伍得当，有益无弊端"，因此在辨证基础上善重用白术治疗肝病，取得良效。消臌饮是甘肃省中医院科室协定方，方中重用白术健脾益气，燥湿利水；佐以党参、茯苓、山药、仙鹤草助白术健脾实脾；丹参、莪术化瘀消积，泽泻、大腹皮、车前草利水消肿；枳壳行气运脾。结果表明，重用白术的消臌饮可以显著地提高血清白蛋白，改善 A/G 比例倒置，消除水肿。

现代药理学研究证实，白术有恢复毒物所致肝损害的作用，同时又具有持久明显的利尿作用。临床观察表明，白术用量大于 60g 的病例，血清白蛋白恢复正常的时间短于用量小于 60g 的病例。

三、腰痛

腰痛是因腰部气血运行不畅，经脉痹阻，或失于濡养，引起腰脊以及腰脊两侧疼痛为主要症状的一种病证。有外感内伤及虚实之分，但临床上常以内伤肾虚多见。腰为肾之府，肾为先天之本，常需后天脾精滋养。补脾气、助脾运，首推白术。同时，肾虚腰痛日久，常伴气滞血瘀。《汤液本草》言："白术入少阴经""利腰脐间血，通水道，上而皮毛，中而心胃，下而腰脐，在气主气，在血主血。"《医学从众录》云："白术能利腰肌之死血，腰痛它药无效，白术用之，效果如神。"清代医家陈修园曰："治腰痛，每以白术为君者，取之太阴。孰知白术运行土气于肌肉，外通皮肤，内通经脉。风寒湿三气为痹，一药可以并治。"说明白术能利腰脐间气血，使气血运行通畅，肾气有可通之路，通则不痛。通过长期临证，田旭东认为白术治腰痛应用时须注意以下几点：①必须生用。②用量宜重，每剂用量50 ～ 60g。③中病止服，以免耗气伤阴。④阴虚内热者忌用。

第五节　从中焦论治心衰

心衰是多种原因导致的心脏泵血功能不全的临床疾病。心衰在西医治疗时多从强心、利尿、扩血管、抗感染、纠正电解质紊乱、酸碱平衡失调

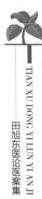

等方面入手，但对反复发作的慢性心功能不全缺乏有效的治疗方法。心衰依其临床症候归属于中医学"心悸、怔忡、喘证、痰饮、胸痹、水肿"等范畴。究其病机系多种病因导致五脏亏虚，本虚标实。以心之病症为主，与肺脾肾相关。心衰患者如表现出不同程度的脾虚湿盛症状，经调治中焦脾胃，均能使心衰得到控制。

脾为后天之本，脾虚则生化失源。《灵枢·决气》："中焦受气取汁，变化而赤，是为血。"脾胃健旺，气血充沛则心得养，才能鼓动血液循环周身，营养机体脏腑。《证治汇补·惊悸怔忡》："人之所主者心，心之所养者血"一言而明其义。

脾之功能的强弱对水湿的运化十分关键。脾虚则水湿内生痰饮自成。痰居心位，惊悸所以生；饮上迫心，则心阳郁闭，悸动不已。

脾主肌肉。心为肌性器官，如缺乏水谷精微的供养，就不能发挥其正常功能。

水谷不能化，药石岂能生效。从中焦脾胃调治，是治本之法，源清本正则邪祛心安。

第六节　肝主疏泄临床意义探讨

肝位于胁部，主要生理功能是主疏泄和藏血。现对田旭东肝主疏泄的学术内容做一探析。

一、肝主疏泄的生理功能

疏泄，即疏通畅达之意。肝主疏泄，是指肝具有疏散宣泄的功能，使之保持柔和舒适的生理状况，中医称为"肝气调达"。肝的这一功能，主要关系着人体气机的调畅。具体作用如下：

1. 调节某些情志活动（即情绪变化），主要是郁怒。

人的情志活动除了由心所主外，与肝的关系亦很密切，只有肝的疏泄功能正常，才能气血调和，心情舒畅。否则就可引起情志异常变化，或抑郁，或亢奋。然而外来的精神刺激，特别是郁怒，又常可引起肝的疏泄失常，而出现肝气郁结，气机不调之病变。所以中医有"肝喜条达而恶抑郁"和"暴怒伤肝"的理论。

2. 协助脾胃消化吸收

正常的疏泄功能，既能协助脾胃气机的升降，又可分泌胆汁（肝之余气所成），储藏于胆，下行十二指肠。因此，肝的疏泄，实为保持脾胃正常消化功能的重要条件，反之，则会出现消化不良的病变。如《血证论》所说："木之性主于疏泄，食气入胃，全赖肝木之气以疏泄之，而水谷乃化，设肝不能疏泄水谷，渗泄中满之证，在所不免。"

3. 有助于利三焦而疏通水道

肝的疏泄功能，助脾以运化水湿，助肺以补散水津，助肾以蒸化水液，使三焦通畅，水液运行正常。若疏泄失职，则气机不利，瘀血阻滞，经脉不利，水液不行，常可形成痰饮、水肿、腹水等病症。

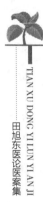
二、疏泄失常的病理变化及其证治

1. 本经自病

多由精神因素，或由湿热、寒湿等外邪侵袭，影响肝的疏泄功能，导致肝气郁结。表现为精神抑郁或情绪急躁，两胁胀痛或窜痛，胸痛，胸闷，善太息等。治宜疏肝理气，方选柴胡疏肝散或逍遥散之类。

2. 影响他脏

（1）肝气（火）上逆犯肺（木火行金），多由肝郁不达，气郁化火上逆犯肺。其证为胸胁刺痛，咳引痛甚，咳嗽阵作，痰黏难咯，或咳吐鲜血，兼有烦热，舌红苔黄，脉象弦数。治宜清肝泻肺，方选黛蛤散、泻白散或丹青饮化裁。

（2）肝气横逆犯胃（肝木犯胃），多由情绪急躁、肝气旺盛所致。可见胁肋胀痛，胸闷不适，胃脘疼痛，嗳气为快，恶心呕吐，泛吐酸水或清水，舌淡苔白或腻者，一般偏寒，方选柴平汤；泛吐酸水，口苦苔黄或腻者，一般偏热，治宜疏肝和胃，方选四逆散合左金丸，痛甚加金铃子散。

（3）肝气横逆犯脾（肝木盛脾），多由情志抑郁所致。主症为痛泻，腹胀，矢气或嗳气，胸胁胀痛，痞闷不舒，纳谷不香等。治宜抑肝扶脾，方选痛泻要方合戊己丸。

（4）肝气下迫，多由寒湿或湿热引起。证见小腹拘挛作痛，甚则牵引睾丸亦痛（疝气）。寒湿型有形寒肢冷、小腹冷痛、阴囊阴冷肿硬；湿热型一般见有阴囊红肿。寒性的行气散寒，温肝止痛。方选导气汤、天台乌药散、暖肝煎；热性的行气泄热，方选大分清饮合金铃子散。

（5）冲任失调。冲任二脉同起于胞宫，肝脉环绕阴器，肝气郁结，则会影响冲任二脉主胞宫行经，养胎等生理活动。气滞则血滞，可引起月经后期，痛经、闭经、经前乳胀，或因郁久化热化火，出现月经先期、月经过多、崩漏、经行吐衄等。可按月经不调分别论治。

3. 发展变化

（1）气滞血瘀。肝气郁久，血随气滞，瘀阻经络、脏器而结成癥块。其证可见胁肋刺痛，胀满不适，甚则坚硬有形可见，面色萎黄或晦暗，甚则可见面色黧黑，舌有紫斑。对其治疗，轻者理血活血，通络消瘀，方选大七气汤、桃红四物汤；重者行气破血、消积软坚，方选膈下逐瘀汤、鳖甲煎丸。

（2）气郁化火。肝气郁久则化火，朱丹溪说："气有余便是火。"临床所见，气郁化火有其一定的特点：一为火性上炎；二为病情急躁；三为"肝火燔灼，游行三焦，一身上下皆能为病"。其证在上则头痛剧烈，面红目赤，口苦耳鸣；在中则烦渴善饥，呕吐苦水或酸水；在下则小便淋痛，大便秘结或干燥。火邪扰神，可见烦躁不安，痉厥；火邪迫血，可见咯血、咳血、尿血、便血等。治宜清肝泻火，方选泻清丸、龙胆泻肝汤、当归龙荟丸。

（3）肝阴不足。气郁化火，消灼肝阴。其证头晕目眩，耳鸣，面部烘热，手足心热，肋部胀痛，舌红少津等。治宜滋补肝阴，少佐疏肝理气，方选一贯煎合二至丸。

（4）肝血不足。肝郁日久，阴血暗耗，或肝气太旺，迫血妄行所致。其证可见面色萎黄，唇白舌淡，脉象细弱。兼有头晕失眠，为血不养肝，兼有眼花目涩，为血不养目；兼有筋脉拘挛，肢体麻木为血不养筋；妇女兼有经少、经闭或崩漏，为冲任失调。治宜补血养肝，方选四物汤、补肝汤，兼头晕目花的合杞菊地黄丸；兼冲任不调者合逍遥、左归之类。

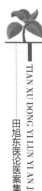
4. 兼挟他邪

（1）湿热蕴结肝胆，由湿热蕴结，而致肝胆疏泄失常。证见右上腹和胁肋胀痛，或痛引肩背，脘腹胀满，呕恶食少，大便秘结或溏而不爽，或有发热，甚则出现黄疸。多见于黄疸肝炎、胆囊炎、胆石症。治宜疏肝利胆，清泻湿热，方选茵陈蒿汤、大柴胡汤等。

（2）痰气郁结于咽喉，多由情志不舒，肝气郁结，痰气交阻于咽喉而成，中医称为梅核气。其证为咽中如有物阻，吐之不出，吞之不入，胸中窒闷等。治宜理气化痰，方选半夏厚补汤或黛芩化痰丸。

（3）痰气交结于颈部，乃由忧恚气结所生，属中医气瘿证。其证颈部肿大，质软不痛，或按之稍硬，随吞咽动作上下移动，有时胸闷，苔白腻或薄白，脉弦滑。治宜理气舒郁，化痰软坚，方选四海郁舒丸、海藻玉壶汤。

三、肝主疏泄对临床的指导意义

当肝喜条达的特性受到破坏后，便会产生下列情况：

1. 对形体、脏腑的影响

肝的疏泄功能失常，则气机阻滞，或滞在形体，或滞在脏腑。主要表现为情志抑郁不乐，肝的经脉所过之处出现胀痛，如胸胁、两乳、小腹胀痛。妇女还会出现痛经、月经失调，肝气横逆则会犯胃克脾，谓木克土也。

2. 对贮藏血（阴）的影响

叶天士把肝的生理特点，概括为"体阴而用阳"。用阳就是表现在肝气方面，主要指肝的疏泄作用；体阴就是表现在贮藏阴血方面。倘若疏泄与藏血（阴）的关系正常，则气血调和。反之，会出现以下病变。一为肝气偏亢，则血随气逆。二为气郁化火，火盛动血，这两种情况皆能导致出血，如吐血、衄血、月经过多。三为肝气郁结，则气滞血瘀。故先辈有"肝病初虽在气，就必入络"的说法。四为阴伤，多由血虚、血热、血瘀发展而成。因此，归纳肝病的发展规律，是由气及血，由血及阴也。临床所见，肝癌病人基本上是由肝郁气滞，发展为阴血大伤。重症肝炎初期，可见肝气郁滞和肝经湿热之证，当病情加重时，可见到舌绛，血热妄行出血，最后阴伤，直到出现虚风内动，就是慢性肝炎。一般亦由急肝伤阴转化而成。又如肝气犯胃的胃脘痛，由于气滞导致血瘀，气郁日久化热伤阴。由此可见，了解肝病的这一发展规律，对于预防肝病的产生，控制其发展变化是非常重要的。然而，必须不失时机地抓住肝病气分阶段（疏泄失常）的治疗，以避免肝气上逆、横行、下迫的病变，阻断肝病由气分波及血分与阴分的传变。从治疗角度上说，疏肝要重视护阴，疏之太过则会劫伤阴血。清代医学家王旭高亦提出"疏之更甚者，当养阴柔肝"。此乃告诫后人在疏肝问题上，务必注意护阴的经验之谈。

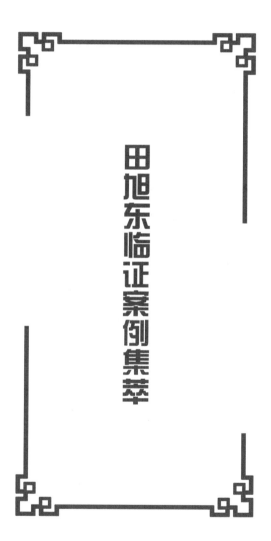

田旭东临证案例集萃

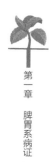
第一章　脾胃系病证

第一节　胃　　痛

胃痛（胃溃疡）

患者刘某，女，49 岁。2011 年 2 月 9 日初诊。

【主诉】上腹部间断性疼痛 3 年余，加重 1 周。

【现病史】有胃病史多年，多因情志变化而发上腹部疼痛，间断服用中西药物多种，但症状反复。近 1 周来上腹部疼痛再次发作，不能缓解，于 2011 年 2 月 9 日在兰大一院做胃镜检查（胃镜号：WJ25823）。诊断：胃窦溃疡（胃窦小弯侧可见一约 1.5cm×1.6cm 的隆起病变，中心溃疡形成，表面覆白苔，周边黏膜充血、肿胀）。病检诊断（病检号：173024）：胃窦黏膜；慢性炎（活动期）。Hp 检查结果：（－）。现症见上腹部胀痛，胃中有烧灼感，反酸明显，食欲差，时有烦躁易怒，呃逆嗳气，睡眠尚可，大便不畅，小便正常。

【查体】发育及营养均较好，舌质红，苔白腻，左脉弦细、右脉弱，上腹部柔软，压痛明显。

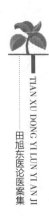

【中医诊断】胃脘痛（肝郁脾虚，胃气阻滞证）。

【西医诊断】胃窦溃疡（A1～A2 期）。

【治法】疏肝健脾，和胃止痛。

【处方】四逆散合四君子汤加味。

柴　胡 10g　炒白芍 15g　枳　壳 15g　陈　皮 10g

制半夏 10g　党　参 15g　炒白术 15g　茯　苓 18g

丹　参 15g　白　芨 15g　炙甘草 9g

7 剂，水煎服，每日一剂，分两次服用。

二诊：（2 月 16 日）

服上药 7 剂，上腹部胀痛减轻，胃中烧灼感未见缓解，反酸亦未见明显缓解，舌质淡，苔薄白，左脉弦细、右脉弱。加煅瓦楞子 30g 以抗酸止痛。7 剂，煎服法同上。

三诊：（2 月 23 日）

又服上药 7 剂，偶有上腹部疼痛发作，胃中烧灼感基本消失，反酸亦得到缓解，食欲渐增，自觉近来精神佳，舌质淡，苔薄白，左脉弦细、右脉弱。效不更方。

以后患者每两周复诊 1 次，根据病情变化，加减给药，共服上药 45 剂，胃中无任何不适，食欲、精神、大小便均处于正常状态，舌质淡，苔薄白，脉缓有力。由于患者不愿做胃镜复查，故未知溃疡愈合程度。嘱其调情志，勿劳累，避免辛辣油腻、酸甜食品。1 年后，因患者月经不调来诊，询问胃痛，报一直未发作。

【用药思路】

中医学没有胃溃疡病的病名，但本病常见上腹部疼痛症状，故可概括于胃脘痛证。其病因病机多系内外合邪所致，外因主要为寒邪客胃，情

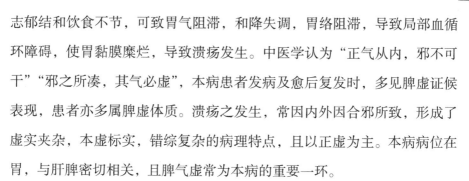

志郁结和饮食不节，可致胃气阻滞，和降失调，胃络阻滞，导致局部血循环障碍，使胃黏膜糜烂，导致溃疡发生。中医学认为"正气从内，邪不可干""邪之所凑，其气必虚"，本病患者发病及愈后复发时，多见脾虚证候表现，患者亦多属脾虚体质。溃疡之发生，常因内外因合邪所致，形成了虚实夹杂，本虚标实，错综复杂的病理特点，且以正虚为主。本病病位在胃，与肝脾密切相关，且脾气虚常为本病的重要一环。

本例患者因工作紧张劳累，加之情志不舒致肝气郁结，疏泄失职，横逆犯胃。胃气阻滞，失其和降，则上腹部胀痛，正如《素问·至真要大论》说"木郁发之，民病胃脘当心而痛"，叶天士说："肝为其病之源，胃为传病之所。"肝郁乘脾，脾气不运，胃气不降，痰湿食滞气上逆，可见呃逆嗳气；食湿滞化热，随上逆之胃气上升，可见吐酸嘈杂；左脉弦细、右脉弱为肝郁脾虚之象。

本病用药时须注意肝脏及脾胃的生理功能和特点，肝胃同治，同步平衡。方中柴胡入肝胆经，升发阳气，疏肝解郁；白芍养血柔肝止痛，体现了"肝宜养不宜伐"之旨，与柴胡相伍，有补养肝血、条达肝气之妙用，又可防柴胡升散耗阴血之弊，顺从了肝"体阴用阳"的特性；枳壳理气解郁，与柴胡相伍，一升一降，加强疏畅气机之功；四君子汤益气健脾，扶正以治其本；半夏、陈皮理气和胃；煅瓦楞子制酸止痛，收敛止血；丹参活血化瘀，增强胃黏膜的血液循环，改善病变区的微循环障碍，从而促进溃疡愈合；白及止血生肌，可促进溃疡愈合。综观全方，疏肝健脾，和肝制酸止痛之药合用，共同达到标本兼治的目的。

胃痛（上腹痛综合征）

杨某，女，52 岁，2018 年 12 月 10 日初诊。

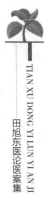

【主诉】胃脘部间断性胀痛6月余，加重伴呃逆、反酸10天。

【现病史】患者自诉6月前胃脘部间断性胀满疼痛，生气后加重，自服"抑酸护胃、促胃肠动力"药物，服药时症状缓解，停药后复发。10天前，患者情绪低落，自觉上腹部胀痛加重，伴呃逆、反酸，稍有气短、乏力，两胁肋胀痛，不思饮食，夜寐欠佳，二便正常，查胃镜及全腹彩超均未见明显异常。

【查体】舌淡红，苔白润，脉弦，腹软，剑突下压痛（＋），无反跳痛及肌紧张。

【中医诊断】胃脘痛（肝气犯胃，胃失和降证）。

【西医诊断】上腹痛综合征。

【治法】疏肝理气，和胃止痛。

【处方】柴胡疏肝散合半夏厚朴汤加减。

半　夏 15g　　厚　朴 10g　　紫苏叶 10g　　茯　苓 15g

柴　胡 15g　　芍　药 15g　　枳　壳 10g　　陈　皮 10g

郁　金 10g　　川　芎 10g　　焦麦芽 15g　　焦神曲 10g

炙甘草 5g　　生　姜 3片

共7剂，水煎服，每日一剂，分两次服用。

二诊：（12月17日）

诉胃脘部疼痛明显减轻，食纳可，两胁肋进食后偶有胀满不适感，呃逆、反酸无明显缓解。在原方基础上将厚朴加至15g，加浙贝母15g，海螵蛸15g，共7剂，水煎服，每日1剂。

三诊：（12月24日）

疗效可，诸症基本消失，唯情绪不佳时仍感胃脘及两胁稍有不适，舌淡苔薄，脉弦细，茯苓减至10g，香附、郁金均加至15g，7剂，水煎服，隔日 1 剂以巩固疗效。嘱患者积极调节情绪，避免焦虑。

【用药思路】

叶天士曰："厥阴顺乘阳明，胃土久伤，肝木愈横。"说明肝胃之间有着密切的联系。本例患者肝气不舒，横逆犯胃，胃失和降，故胃脘疼痛，两胁不适，且生气后加重。属初期肝胃不和型，治疗谨遵"木郁达之"，以疏肝和胃为治疗大法，故选经典方柴胡疏肝散以疏肝理气止痛。患者兼有呃逆，且苔白润，脉弦滑，是脾胃失运，胃气上逆，痰湿内生之证象，故合半夏厚朴汤以降逆化痰。《本草备要》云："郁金，凉心热，散肝郁，下气破血，行滞气，亦不损正气。"故药用郁金以增疏肝解郁，消胀止痛之功；再入麦芽、神曲以消食和中。二诊患者呃逆、反酸症状未消减，故加重厚朴剂量以下气燥湿；再加浙贝母、海螵蛸抑酸止痛。末诊患者恢复可，湿象消失，故茯苓减量，增加香附、郁金用量疏肝理气。

胃痛（胃溃疡）

患者王某，男，38 岁，2015 年 3 月 9 日初诊。

【主诉】上腹部隐痛，进食后缓解 2 月余。

【现病史】患者因上腹部隐痛，反酸明显，于 2015 年 1 月 5 日在甘肃省中医院做胃镜检查，诊断：胃溃疡（A1 ～ A2 期），胃角见一枚大小约 0.8cm×0.5cm 溃疡，底覆黄白苔，周边黏膜水肿。服抗 Hp 三联药 3 周，上腹部隐痛消失，停服西药 1 天，胃痛发作，反酸未见缓解，遂来求治于中医。询知饥饿时疼痛，进食后缓解，反酸明显，食欲一般，睡眠尚可，平日疲乏，大便偏稀，小便正常。

【查体】上腹部按压痛，脉沉缓，舌质淡、苔白，舌边切迹明显。

【中医诊断】胃脘痛（脾胃虚寒证）。

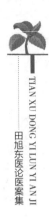
【西医诊断】胃溃疡（A1 ～ A2 期）。

【治法】健脾益气，温中散寒。

【处方】黄芪建中汤加味。

黄　芪30g　桂　枝15g　白　芍15g　党　参20g

白　术15g　茯　苓15g　半　夏12g　陈　皮10g

浙贝母15g　乌贼骨20g　甘　草6g

7 剂，水煎服，每日一剂，分两次服用。

二诊:（3 月 17 日）

服上药 7 剂，反酸好转，上腹部疼痛明显缓解，脉沉缓，舌质淡、苔白略腻。加薏苡仁 20g 以健脾利湿，丹参 20g、赤芍 15g 以活血化瘀。煎服法同上。

以后患者每周复诊 1 次，开始服 7 剂后，白苔略腻退净，服至 21 剂后，上腹部疼痛消失，反酸时有发生，脉沉缓，舌质淡红如常人。继续用原方再服 14 剂，煎服法照旧。

鉴于患者已服中药 40 余剂，自觉症状及检查舌脉等体征完全消失，建议胃镜复查。

三诊（4 月 20 日）

患者仍在医院胃镜中心复查，胃窦黏膜红白相间，可见一溃疡瘢痕。胃镜复查结果说明，胃溃疡已治愈。

【用药思路】

胃溃疡发病机理很复杂，每位患者病因都有所不同，治疗也不尽相同，但其目的都在于消除病因、解除症状、愈合溃疡、防止复发和避免并发症。祖国医学无胃溃疡的概念，但根据其临床表现，一般属于"胃脘痛"的范畴。胃脘痛病因病机多系内外合邪所致，外因主要为寒邪客胃，情志郁结和饮食不节，可致胃气阻滞，和降失调，胃络阻滞，导致局部血液循环障碍，使胃黏膜糜烂，导致溃疡发生。

本组方中黄芪建中汤温中补虚，缓急止痛，《金匮要略》云："虚劳里急，诸不足，黄芪建中汤主之。"现代药理研究表明，黄芪建中汤具有解痉止痛，抑制胃酸，调节胃黏膜组织代谢及促进溃疡愈合等功用；四君子汤益气健脾渗湿；良姜合香附为良附丸，加强温胃之功；乌贝散制酸止痛，收敛止血；枳壳理气宽中，能很好的促进胃肠蠕动；白芍"益脾，能于土中泻木"，配合甘草缓急止痛，有效治疗腹部挛急疼痛，兼取《伤寒论》芍药甘草汤缓急和中义，《医学心悟》曾称芍药甘草汤"止腹痛如神"。综观全方，用药精当，配伍合理，共奏温中健脾、缓急止痛之功，药证合拍，故能有效地改善胃溃疡的临床症状。

胃痛（慢性非萎缩性胃炎）

患者王某某，女，55 岁。2022 年 6 月 13 日初诊。

【主诉】胃脘部间断疼痛不适 2 月余，加重 7 日。

【现病史】患者自诉平日饮食不规律，2 月前逐渐出现胃脘部疼痛不适，伴疲乏、纳差、自汗、头疼等症状，未予以重视，多地寻医问药效果不佳，7 日前上述症状加重，经人介绍求诊于田旭东门诊，胃镜提示：慢性非萎缩性胃炎。现胃脘部间断疼痛不适，疲乏、纳差、自汗、盗汗、头疼，尿急，大便质黏，2 次 / 天，手足心发热，皮肤干燥，体重减轻 1.5kg，烦躁易怒，夜寐不佳。

【查体】神志清，精神可，面色萎黄，腹平软，腹部压痛（−），无反跳痛，肝区叩击痛（−），胆囊无触痛，墨菲氏征（−），肠鸣音 3 ~ 4 次 /min，舌质暗红，苔白腻，脉弦。

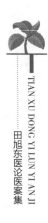
【中医诊断】胃痞病（太阳表证、少阳郁热、阳明里热兼痰饮证）。

【西医诊断】慢性非萎缩性胃炎。

【治法】和解少阳，清泄里热，镇静安神。

【处方】柴胡加龙骨牡蛎汤加减。

柴　胡 10g　清半夏 10g　党　参 30g　甘　草 5g

黄　芩 10g　牡　蛎 30g　仙鹤草 30g　龙　骨 30g

川牛膝 20g　浮小麦 45g　桂　枝 10g　当　归 15g

共 7 剂，水煎服，每日一剂，分两次服用。

二诊：（6 月 21 日）

服上药 7 剂后疼痛有所缓解，现偶发疼痛，自汗、盗汗、大便不成形。舌质暗红，苔白腻，脉弦。治以和解少阳、清泄里热、镇静安神；原方加酒白芍 10g，黄芩增加至 15g，桂枝增加至 15g，当归增加至 20g，7 剂，煎服法同上。

三诊：（6 月 29 日）

服用 7 剂，诸症缓解 8 成，于二诊方药续服 7 日。电话随访患者欣喜万分，情志舒畅。

【用药思路】

《伤寒论》第 107 条：伤寒八九日，下之，胸满烦惊，小便不利，谵语，一身尽重，不可转侧者，柴胡加龙骨牡蛎汤主之。柴胡加龙骨牡蛎汤可视为小柴胡汤、苓桂术甘汤、桂枝甘草龙骨牡蛎汤合方，去甘草、苍术，加铅丹、大黄而来。尾台榕堂在《类聚方广义》中认为，原方应该加甘草，这样既保证了小柴胡汤原方的组方架构，同时又暗含了桂枝甘草龙骨牡蛎汤和桂枝去芍药汤。方中以小柴胡汤去甘草扶正达邪、和解清热为主，针对胸满。气上冲，是下后表未罢的应证，结合心烦、谵语，系阳证，故属

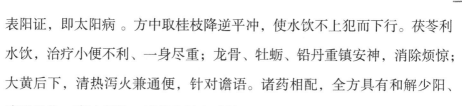

表阳证，即太阳病。方中取桂枝降逆平冲，使水饮不上犯而下行。茯苓利水饮，治疗小便不利、一身尽重；龙骨、牡蛎、铅丹重镇安神，消除烦惊；大黄后下，清热泻火兼通便，针对谵语。诸药相配，全方具有和解少阳、清泄里热、降冲利饮、镇静安神之功效。

原文中的"胸满"强调的不仅仅是病位，更是一种病机，可能是少阳枢机不利导致的"胸胁苦满"，也有可能是心部于表之大阳虚损导致的"脉促胸满"。"小便不利"很关键，把它和桂枝、茯苓联系起来，在这里强调的可能是水饮为患。情志病与瘀血、水毒的关系最为密切。桂枝温阳化气，促进心血循环，茯苓利水渗湿，二者一动一静，相辅相成。"谵语"可能是阳明腑实导致的，所以方中加了大黄以通腑泄热。"一身尽重"说明病人的三焦焦膜可能是有湿浊的，"不可转侧"强调的是少阳经循行出现了气机阻滞。

田旭东认为，患者首诊时胃痛、苔腻、疲乏是太阴虚寒兼水饮证。盗汗、自汗实属邪正交争、驱邪外出的一种表现，尤其多见于太阳阳明同病。孔窍病变多属于半表半里证，实证多为少阳病。头痛，苔腻，考虑表邪里饮，饮邪上冲。外有表证，联系皮肤干燥，系阳证，故属太阳。手足心发热，烦躁易怒，纳差，考虑少阳郁热证。大便质黏，为痰饮证。少阳不和，气火交郁，心神被扰，故夜寐不佳。综上，辨六经为太阳表证、少阳郁热、阳明里热兼痰饮证，辨方证属柴胡加龙骨牡蛎汤去铅丹、大黄、茯苓加仙鹤草、牛膝、浮小麦、当归证。给予小柴胡汤和解少阳；桂枝解表祛邪兼降冲，使饮邪不上犯清窍；半夏化痰利饮；生龙牡、浮小麦镇静除躁，收敛止汗；铅丹有毒，去之；无阳明里实，大黄去之；加牛膝利尿通淋，引火下行；加仙鹤草、当归，既苦涩收敛，又补血补虚。首诊药尽胃痛解，可见辨证施药准确，则取效迅捷。二诊病情未转，前方简单加减续进。因

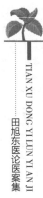
方证药证合拍，故收效斐然，短期内即消除顽固性胃痛，大便虽黏，但无燥结，仍去大黄，原方加养血敛阴、柔肝止痛之酒白芍续进。

第二节 胃 痞

胃痞（慢性萎缩性胃炎伴糜烂）

王某，女，48 岁，2018 年 10 月 15 日初诊。

【主诉】间断性胃脘部胀闷、反酸 2 年余。

【现病史】患者自诉 2 年前无明显诱因出现胃脘部胀满不适，进食后腹胀明显加重，且频繁反酸，偶有呃逆，无恶心、呕吐，无烧心感，无头晕、头痛，无明显腹痛，患者长期间断口服奥美拉唑、多潘立酮，症状时轻时重，现患者为求进一步治疗，遂来医院就诊，门诊查胃镜提示：慢性萎缩性胃炎伴糜烂。现症见胃胀，纳差，伴反酸、乏力，大小便正常。

【查体】舌质淡，苔白腻，脉滑。腹软，全腹无明显压痛。

【中医诊断】胃痞（痰湿中阻证）。

【西医诊断】慢性萎缩性胃炎伴糜烂。

【治法】燥湿化痰，理气散结。

【处方】半夏厚朴汤加减。

半 夏 10g　厚 朴 15g　紫苏叶 10g　茯 苓 15g

佛 手 10g　枳 壳 15g　焦神曲 10g　焦麦芽 10g

炙甘草 5g　生 姜 3 片

144

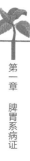

共 7 剂，水煎服，每日 1 剂。

二诊：（10 月 22 日）

诉食欲较前好转，腹部仍感胀满，喉中有痰，痰黏难咳，舌质淡，苔腻，脉弦滑。将茯苓加至 20g，加莱菔子 12g，共 7 剂，水煎服，每日 1 剂。

三诊：（11 月 1 日）

患者腹部胀满程度较前明显缓解，食纳可，反酸基本消失，继续予原方 7 剂以巩固疗效。嘱患者规律饮食，避免过饥过饱，随访诸症缓解。

【用药思路】

林佩琴在《类证治裁·痞满》指出"噎隔痞塞，乃痰与气博，不得宣通"。本例患者属气滞痰阻型，气机失调则周身津液运行障碍，以致津液内停，从而内生痰湿。痰湿阻滞，进一步影响气机运行，而致气机上逆，从而出现反酸、腹胀、呃逆等症状，故调节脾胃气机升降，恢复其生理特性是治疗的关键，气机畅则脾胃和。本例选用半夏厚朴汤可行气散结，降逆化痰，加用佛手、枳壳理气和中，再加麦芽、神曲和胃消食。二诊患者仍感腹胀，喉中有痰，故在原方基础上加用莱菔子降气化痰除胀，并加大茯苓剂量以增利水渗湿之功。纵观本例用药，将运脾、燥湿、淡渗、消积融为一体，以达治病求本之目的。

胃痞（慢性萎缩性胃炎）

何某某，女，63 岁，2023 年 8 月 28 日初诊。

【主诉】间断性胃脘部胀满 2 年余。

【现病史】患者自诉 2 年前无明显诱因出现胃脘部胀满，进食后胀满明显加重，情绪不佳，易怒，夜寐差，入睡困难，现患者为求进一步治疗，

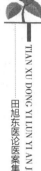
遂来医院就诊，胃镜检查报告提示：慢性萎缩性胃炎。病理报告示:（胃角）萎缩性胃炎中度，被覆上皮及腺体轻度肠化，急性炎症活动期（中性粒细胞：＋），HP（＋）。现症见胃胀，纳差，伴反酸、乏力，大小便正常。

【查体】舌红苔黄，有齿痕，脉弦紧。腹软，全腹无明显压痛。

【中医诊断】胃痞（肝郁脾虚证）。

【西医诊断】慢性萎缩性胃炎。

【治法】疏肝解郁，健脾和胃。

【处方】归芍六君子汤加减。

当　归10g　　酒白芍10g　　清半夏9g　　陈　皮10g

党　参20g　　麸炒白术10g　　茯　苓15g　甘　草5g

麸炒枳壳15g　焦六神曲15g　炒麦芽15g　醋香附10g

焦栀子10g

共14剂，水煎服，每日1剂。

二诊：（9月11日）

患者诉服药后胃脘部胀满症状完全消失，现盗汗，下腹部疼痛。舌质淡，苔腻，脉弦滑。将当归加至15g，麸炒白术加至15g，醋香附加至15g，去焦栀子，加姜黄10g，浙贝母15g，海螵蛸20g，共14剂，水煎服，每日1剂。

三诊：（9月25日）

患者服药后症状较前明显缓解，现症见：后背胀，口臭，打嗝，在原方基础上将麸炒白术减至10g，茯苓减至10g，醋香附减至10g，海螵蛸减至15g，加石菖蒲10g，共14剂，水煎服，每日1剂。嘱患者规律饮食，避免过饥过饱，随访诸症缓解。

【用药思路】

本案以"胃脘部胀满、情绪不佳"为主症，脏腑辨证多责之于肝、脾两脏，且伴舌红苔黄，有齿痕，脉弦紧等，故可辨证为肝郁脾虚证。且慢性胃炎患者，多有虚实兼见，气血俱伤的病机，本患者病情反复发作，由实而渐渐至虚，虚实夹杂，病久耗伤气血，气血不足。《血证论·脏腑病机论》云："木之性主疏泄，食气入胃，全赖肝木之气以疏泄之，而水谷乃化。"故治疗时方选归芍六君子汤加减以疏肝解郁，健脾和胃，益气养血，化痰祛浊。《素问·宝命全形论》曰："土得木而达之。"提出木能疏土而脾滞以行。方中以党参、白术、甘草健脾益气；以茯苓、半夏、陈皮燥湿化痰，开胃进食；以当归、白术养血和血，护营敛液；用白芍以柔肝；在此基础上伍以健脾助运之枳壳、六神曲、麦芽之类，炒焦以增强其解郁的功效；又以醋香附理气解郁，以焦栀子来泻火除烦。诸药合用，共奏疏肝解郁、健脾和胃之功。14 剂之后疗效显著，但二诊时诉有盗汗及下腹部疼痛，故将当归、白术、香附加量以养血和血，护营敛液，去焦栀子，加浙贝母、海螵蛸以制酸止痛；加姜黄以破血行气，通经止痛。三诊时诉服药后症状较前明显缓解，故将麸炒白术、茯苓、醋香附、海螵蛸减量，又加石菖蒲以醒脾开窍。归芍六君子汤揉合了四君益气、二陈化痰、归芍养血的三重功效，且有兼顾气血、调和肝脾、攻补俱备的特性，具有广泛的临床应用空间。

胃痞（消化不良）

张某某，男，31 岁，2022 年 8 月 15 日初诊。

【主诉】间断性胃脘部嘈杂、隐痛不适 10 年。

【现病史】患者自诉无明显诱因出现间断性胃脘部嘈杂、隐痛不适 10

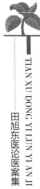

年，伴反酸，咽部燥痒，有异物感，偶有干咳，无恶心、呕吐，无烧心感，无头晕、头痛，无明显腹痛，现患者为求进一步治疗，遂来医院就诊。现症见胃脘部嘈杂、隐痛不适，伴反酸咽部异物感，纳差，伴反酸、乏力，大便干结，小便正常。

【查体】神清，精神欠佳，全身皮肤黏膜及巩膜无黄染，无肝掌、蜘蛛痣；腹部平坦，无胃肠型及蠕动波，腹软，全腹无压痛、反跳痛及肌紧张，肝脾肋下未及，墨菲征（－），麦氏点压痛（－），振水音（－），肠鸣音3次/min，移动性浊音（－），无肝脾肾叩击痛，双下肢无水肿。舌红苔少，有裂纹，脉细弱略弦。

【中医诊断】胃痞（肺胃阴虚证）。

【西医诊断】消化不良。

【治法】养阴生津，降逆和胃。

【处方】叶氏养胃汤加减。

北沙参15g　玉　竹15g　　麦　冬15g　陈　皮10g

桑　叶30g　炮　姜5g　　浙贝母15g　芥　子10g

海螵蛸20g　醋延胡索15g　炒川楝子5g　炒鸡内金10g

共14剂，水煎服，每日1剂。

二诊：（2022年10月17日）

诉服药后疼痛症状较前缓解，仍有反酸、咽部异物感，大便先干后稀，1周一行，排便不畅。舌红苔少，脉弦。加白术30g、麸炒枳壳15g，共14剂，水煎服，每日1剂。

三诊：（2023年9月25日）

诉服药后症状明显缓解，停药后复发，现症见：夜间胃胀，心悸心慌，口干。在原方基础上将玉竹减至10g、麦冬减至10g、桑叶减至15g、海螵蛸减至 15g、鸡内金加至 15g。共 14 剂，水煎服，每日 1 剂。

【用药思路】

患者病程较长，以胃脘部嘈杂、隐痛感为主，偶有反酸，干咳，且大便干结，舌红苔少，有裂纹，脉细弱略弦，此系肺胃阴虚。叶天士在治疗肺胃阴证时提出"甘凉养胃，上以供肺"，即所谓"滋救胃液以供肺，惟甘寒为宜""先令其甘凉，令其胃喜，仿经义虚则补其母"。肺胃阴虚则要培土生金，甘药胃喜，即可以培土，甘凉（寒）既可以养胃生津也可以退燥热，是土旺生金也。倡导用甘平或甘凉濡润之品滋养胃阴，方中北沙参、玉竹、麦冬三者味甘微寒，归肺胃经，皆养阴生津；陈皮理气健脾，燥湿化痰；芥子豁痰利气；患者风温犯肺化燥、喉间痒、咳不爽，故重用桑叶以"辛甘凉润"；小剂量炮姜温经而防止滋腻太过；浙贝母清热化痰、散结消痈。海螵蛸收敛止血、涩精止带、制酸止痛、收湿敛疮。二药合用是乌贝散的主要组成，海螵蛸制酸止痛且敛疮，贝母散结消肿。两者相配，达到制酸止痛的目的；川楝子与延胡索合用即金铃子散，川楝子疏肝泄热、解郁止痛，为治疗心腹痛之要药，延胡索活血行气止痛，二药合用缓解胃脘之隐痛；鸡内金滋补脾经和胃经，增进食欲，促进食物消化。二诊时加白术以健脾燥湿利水；又加枳壳以理气宽中；三诊时患者诉停药后病情复发，但阴虚及反酸的症状较一年前明显有所缓解，根据症状改善，田旭东将玉竹减至 10g，麦冬减至 10g，桑叶减至 15g，海螵蛸减至 15g，鸡内金加至 15g。诸药合用，养阴生津，降逆和胃，消食导滞。气机调畅则胃胀、口干自解。

胃痞（慢性萎缩性胃炎）

患者王某，女，66 岁，离休。2019 年 4 月 13 日初诊。

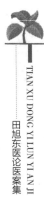

【主诉】食后胃部顶胀时发，已 10 余年，加重半月。

【现病史】患者 10 年来，食后胃部顶胀、隐痛不时发作。2007 年兰州大学第一医院查 B 超提示为慢性胆囊炎，2009 年又在该院查胃镜提示为慢性萎缩性胃炎。服中西药多种，症状时好时坏，近半月症状加重，故来求治。询知其纳食如常，但食后胃部胀，似有物上顶，隐痛，且双胁下持续疼痛，口不苦，焦虑不安，神倦乏力，睡眠一般，大便正常。

【查体】脉弦有力，舌质淡，两边苔黄厚，上腹部无压痛。

【西医诊断】①慢性萎缩性胃炎（胃窦部）。

②慢性胆囊炎。

【中医诊断】胃痞（脾虚气滞，肝郁胆滞证）。

【治法】健脾理气，疏肝利胆，清胃。

【处方】黄芪建中汤加减。

炙黄芪 30g　炒白术 9g　半　夏 10g　桂　枝 15g

厚　朴 10g　陈　皮 12g　元　胡 15g　川楝子 9g

柴　胡 12g　白　芍 15g　炙甘草 9g

共 14 剂，水煎服，每日 1 剂。

二诊：（4 月 20 日）

服上药 14 剂，食后胃部痞胀，似有物上顶稍减，疲乏好转，睡眠佳，胃隐痛，胁下疼痛未除，舌质淡，舌两边黄厚苔转为薄黄，脉弦缓。在原方基础上加强利胆止痛作用的药，白芍改为 10g，柴胡改为 15g，元胡改为 18g，再加郁金 15g。12 剂，煎服法同上。

三诊：（5 月 4 日）

又服上药 12 剂，食后胃部顶胀、隐痛明显减轻，双胁下疼痛亦明显减轻，舌质淡，苔转为薄白，脉弦缓。上方加减连服 2 月，症状基本消失，体重增加 3kg。停药观察 2 月，症状未见反复。

【用药思路】

10 年来发现，慢性萎缩性胃炎患者，一般胃体胃炎的消化道症状较少，而胃窦胃炎的胃肠道症状较明显，主要有胃胀，尤以食后为最明显，胃中有沉重感，隐隐作痛或胀痛等。

本例临床表现的特点，一是胃部顶胀，胃隐痛遍及上腹部，范围较广；二是食欲好，纳食正常；三是经久不愈，焦虑不安，神倦无力。中医学认为"胃主受纳，脾主运化"，该患者纳食正常，提示胃主受纳食物的功能未侵犯，胃镜证实萎缩病变在胃窦部，而不在胃体部。窦部主要功能偏于胃的蠕动，D 细胞分泌胃泌素，刺激胃酸分泌，故纳食不受影响，进食后因窦部炎症，导致蠕动缓慢，食物不易排出，故产生胃顶胀。中医可谓脾的运化失常，形成脾虚气滞证。处方中炙黄芪、炒白术健脾益气，枳壳、厚朴、香附、制半夏、陈皮理气消胀，元胡、川楝子止痛，其止痛机制，主要在中枢神经系统，柴胡、白芍疏肝解郁，配合欢皮安神镇静，解除焦虑不安，白芍配甘草有缓解平滑肌作用，加强止痛的功效。白花蛇舌草有苦寒解毒作用，可免病久化热的可能。各药配伍恰当，治脾又治肝、心，脏腑兼治，同步平衡，故取得较好的临床疗效。全方补疏兼投，补气而不滞气，理气而不散气，有升有降。

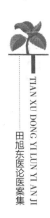
第三节　吐　酸

吐酸（胃食管反流）

患者刘某某，女，68岁。2023年6月19日初诊。

【主诉】反酸伴胸骨后不适3个月，加重2周，伴口苦、纳差。

【现病史】3月前反酸、烧心，伴胸骨后哽噎感，口服艾司奥美拉唑镁肠溶胶囊、莫沙比利片，症状缓解，停药后上述症状反复发作。近2周出现口干，大便干，2～3日一行，纳差，不寐。遂就诊于门诊，门诊查胃镜示：慢性萎缩性胃炎伴糜烂。

【查体】神清，精神欠佳，全身皮肤黏膜及巩膜无黄染，无肝掌、蜘蛛痣；腹部平坦，无胃肠型及蠕动波，腹软，全腹无压痛、反跳痛及肌紧张，肝脾肋下未及，墨菲征（−），麦氏点压痛（−），振水音（−），肠鸣音3次/min，移动性浊音（−），无肝脾肾叩击痛，双下肢无水肿。舌质红，少苔，脉细。

【中医诊断】吐酸（胃阴亏虚证）。

【西医诊断】胃食管反流。

【治法】养阴生津，降逆和胃。

【处方】叶氏养胃汤加减。

北沙参20g　麦　冬20g　玉　竹15g　白扁豆10g

桑　叶20g　佛　手10g　生甘草9g　柏子仁15g

石　斛 10g　火麻仁 15g　炮　姜 5g

水煎服，日一剂，共 5 剂。服药期间停用其他一切胃药，忌食生冷辛辣油腻等食物，嘱患者饮食要有节制。

二诊：（6 月 24 日）

患者诉反酸减轻、口干减轻，睡眠差，自感腹胀。大便不干，1 ~ 2 日一行，舌红苔略薄，脉细。加厚朴 15g，夜交藤 10g。

三诊：（7 月 1 日）

患者诉睡眠好转，反酸、口干明显缓解，腹胀减轻，大便正常。舌淡红，苔薄。脉沉。去炮姜、石斛，北沙参减至 15g，玉竹减至 10g，加党参 12g、茯苓 12g、白术 10g，生甘草改为炙甘草。水煎服，日一剂，共 14 剂。后随访患者上述症状基本消失。

【用药思路】

患者年老，津液不足，胃津匮乏。应治以养阴生津、降逆和胃。叶氏养胃汤为叶天士治疗胃阴虚证的验方，叶氏在长期临证中，提出"阳明阳土，得阴自安""胃喜柔润，偏恶刚燥"。倡导用甘平或甘凉濡润之品滋养胃阴，方中麦冬、玉竹、沙参三者味甘微寒，归肺胃经，皆养阴生津；石斛增强益胃生津之效；配合甘草、扁豆补脾而不腻、除湿而不燥，共同养阴生津益胃之功；柏子仁、火麻仁润肠通便、安神；小剂量炮姜温经而防止滋腻太过。二诊时加厚朴下气除满；夜交藤增强安神之功；三诊时根据症状改善，四诊合参，加党参、白术、茯苓配合炙甘草以健脾和胃。根据患者的临床症状，辨证施治，选方用药。治疗脾胃疾病，应升降有度，滋养胃阴时而不碍脾阳；为避免伤阳、伤阴液，用药时要以平为期。

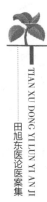
吐酸（胃食管反流病）

患者罗某，男，54 岁，2021 年 1 月 11 日初诊。

【主诉】间断性烧心、嗳气 2 年余，伴咽部异物感 2 个月。

【现病史】患者于 2 年前无明显诱因出现烧心、嗳气，伴中上腹部胀满隐痛不适，喜温喜按，予"雷贝拉唑钠肠溶片"抑酸治疗，症状改善不明显，平素畏寒，2 月前出现咽中如有物梗阻，吐之不出，咽之不下，餐后嗳气频作，食纳可，夜寐差，二便调，舌胖大，苔白腻，脉弦滑。高分辨率食管测压（HRM）示：食管下括约肌压力（LESP）偏低；24 小时 PH 阻抗检测示：反流性事件总计 45 次，非酸反流 25 次，弱酸反流 20 次，酸反流 0 次。

【查体】舌胖大，苔白腻，脉弦滑。

【西医诊断】胃食管反流病。

【中医诊断】吐酸病（痰气互结证）。

【治法】温中燥湿，降逆开郁化痰。

【处方】厚朴温中汤加半夏厚朴汤。

厚　朴 15g　　茯　苓 15g　陈　皮 10g　干　姜 10g

清半夏 10g　　紫苏叶 10g　党　参 20g　麸炒白术 15g

麸炒枳壳 15g　甘　草 5g

7 剂，水煎服，每日一剂，分两次服用。

二诊：（1 月 19 日）

烧心、咽部异物感、嗳气症状较前缓解八成，偶有上腹部隐痛不适，怕冷，睡眠较前改善，舌淡苔薄白，脉沉弦。守上方，调整厚朴至 10g，紫苏叶至 5g，干姜至 20g，加桂枝 10g。继服 14 剂。

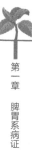

三诊:(2 月 4 日)

患者诸症基本消失,守上方,隔日一剂,继服 7 剂以巩固疗效,后随访半年病情再无复发。

【用药思路】

患者病程较长,以烧心、嗳气、咽部异物感为主,且 24 小时 pH 阻抗检测以弱酸、非酸反流为主,此系脾失健运,痰饮形成,痰气互结于胸膈、咽喉,遵循"病痰饮者,当以温药和之,治痰先治气,气顺痰自消",痰气并治,理气化痰,方选半夏厚朴汤以行气散结,降逆化痰,又患者平素畏寒,中上腹部胀满隐痛不适,喜温喜按,为久病伤及脾阳,不得以温煦,故以厚朴温中汤以温中燥湿,方中半夏、厚朴苦辛性温,二药相合,化痰降逆,痰气并治,紫苏叶、枳壳、陈皮行气宽中,助厚朴除满降逆之功,党参、白术补益脾气,甘草益气和中,调和诸药。二诊时患者仍怕冷,胃脘隐痛不适,则增加干姜剂量,加桂枝,以健脾温中止痛,三诊时以温补之法巩固疗效。全方标本兼治,补益中虚,痰气并治,寓补于通,上逆得降,诸症自除。

吐酸(胃食管反流病)

患者陈某,女,2022 年 6 月 9 日初诊。

【主诉】胃脘部疼痛,伴胸骨后烧灼疼痛 8 月。

【现病史】患者自诉 3 月前与家人争吵后出现胃脘部疼痛,胸骨后烧灼痛,饮食不佳。于是就诊于当地诊所,诊所医生给予"奥美拉唑""莫沙必利"(具体剂量不详),服药期间症状有所缓解,但停药后容易复发。两周前,因情绪不佳,患者上述症状进一步加重,伴睡眠欠佳,入睡困难,口苦,口中有异味。遂就诊于门诊。门诊胃镜提示:慢性萎缩性胃炎伴糜

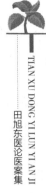

烂，反流性食管炎。

【查体】舌质红，苔黄，脉弦数。

【中医诊断】吐酸病（肝郁气滞证）。

【西医诊断】反流性食管炎。

【处方】柴胡疏肝散加减。

柴　胡 15g	酒白芍 10g	陈　皮 10g	麸炒枳壳 15g
醋香附 10g	川　芎 10g	延胡索 15g	炒川楝子 5g
浙贝母 15g	海螵蛸 20g	甘　草 5g	

14 剂，水煎服，每日一剂，分 2 次服，嘱患者畅情志，饮食清淡，忌食辛辣刺激，睡前半小时不易进食。

二诊：（6 月 27 日）

患者自诉偶有胃脘部不适伴胸骨后烧灼感，餐后半小时症状明显，口苦，口中异味较前减轻。舌质淡，舌苔厚腻，脉弦，遂在原方基础上加紫苏梗 10g，茯苓 15g，炒鸡内金 15g，桂枝 10g。继服 14 剂。

三诊：（7 月 12 日）

自诉胃脘部不适，胸骨后烧灼感基本改善，口苦，口中异味基本消失，睡眠可，偶见饭后烧心，晨起胃脘部胀满不适。舌质淡，苔薄，脉弦。去炒鸡内金、桂枝。继服 14 剂，日一剂，分 2 次服。后随访患者，上述症状基本消失，精神状态佳。

【用药思路】

患者因情志刺激，导致肝气郁结，不通则痛，遂出现胃脘部疼痛；木郁乘土，肝胃不合，胃气上逆，出现胸骨后烧灼感，口苦，口中异味；胃不和则卧不安，加之情绪不宁，故睡眠不佳。究疾病之本质为肝郁气滞，遂给予柴胡疏肝散加减，以疏肝解郁，行气止痛。方中柴胡、醋香附、川芍疏肝解郁，行气止痛；酒白芍行气疏肝；患者诉胃脘部疼痛，胸骨后烧灼痛明显，故用醋延胡索、炒川楝子以增强止痛之功，浙贝母、海螵蛸以缓解反流引起的烧灼痛；陈皮、麸炒枳壳以理气宽中，降逆下气，甘草调和诸药。二诊时患者食后烧灼感明显，舌苔厚腻，说明肝气乘脾，导致脾胃虚弱，则加炒鸡内金、紫苏梗以健脾消食，茯苓以健脾助运，桂枝以温脾助运。三诊时，患者脾虚症状有所改善，遂去炒鸡内金、桂枝。纵观治疗全过程，紧扣病机，标本兼治，肝脾同调，将"见肝之病，知肝传脾，当先实脾"理论体现到了实处。

吐酸（胃食管反流病）

患者李某，男，36 岁，2014 年 12 月 26 日初诊。

【主诉】反酸、烧心半年余。

【现病史】患者半年前出现反酸，伴胸骨柄后烧灼感，曾间断服用中西药物多种，未见明显缓解。于 2014 年 10 月 12 日在兰州市医院就诊，胃镜检查示：反流性食管炎（C 级，食管下端见 3 条直径约 6mm 条状糜烂，且有大片融合）。给予抑酸、促胃肠动力药物治疗，经治好转，但停药后又复发，遂求治于中医。询知发酸明显，伴胸骨柄后有烧灼疼痛感，有时半夜呛醒，口苦咽干，时有打嗝，饮食尚可，睡眠差，大便偏干。

【查体】舌质红，苔腻，脉弦。

【中医诊断】吐酸病（肝胃郁热证）。

【西医诊断】反流性食管炎。

【治法】清肝，和胃，降逆，抑酸。

【处方】温胆汤加减。

半　夏 10g　枳　实 5g　竹　茹 15g　代赭石 15g

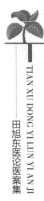

陈　皮 10g　茯　苓 15g　浙贝母 15g　乌贼骨 20g

甘　草 5g

7剂，水煎服，每日一剂，分两次服用。

二诊：（1月4日）

服上药7剂，患者自觉反酸减轻，胸骨柄后烧灼感缓解，口干、苦明显缓解，但仍有夜间呛醒之状，大便正常，舌红，苔薄白，脉弦。拟加瓦楞子20g，增强制酸止痛之功。7剂，煎服法同上。

此后患者每周复诊一次，根据病情变化，加减给药。

三诊：（1月28日）

患者一般状况很好，胸骨柄后烧灼感、反酸、打嗝均消失。再服14剂，巩固疗效。建议复查胃镜。

【用药思路】

田旭东根据数十年临床经验认为，反流性食管炎的核心病机是痰热为患，胃气不得和降。由于现代人们工作节奏快，思想压力大，再加上饮食不节，嗜食肥甘辛辣之物，致使肝胃不和，痰湿内阻，进而痰气郁于胃脘，胃气不得通降，病程稍久即可化热而临床诸证丛现。正如《素问·至真要大论》说"诸逆冲上，皆属于火""诸呕吐酸，暴注下迫，皆属于热"，《临证备要·吞酸》说："胃中泛酸，嘈杂有烧灼感，多因于肝气犯胃。"田旭东根据反流性食管炎的发病特点，在《千金方》温胆汤的基础上加清肝泻火、抑酸之品，治疗反流性食管炎，经临床观察，疗效显著。

方中半夏、陈皮理气和胃，燥湿化痰，且半夏为治不得眠的主要药物，如《灵枢·邪客》篇的半夏秫米汤，从而体现了"胃不合，则卧不安"之旨；竹茹清热化痰，与半夏相伍，一温一凉，化痰和胃；枳实辛苦微寒，理气解郁，消痰除痞；茯苓健脾渗湿，以杜生痰之源；代赭石质重性降，

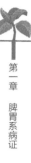

善降上逆之胃气,《医学衷中参西录》说"降胃之药,实以赭石力最效。然胃之所以不降,有因热者,宜降之以赭石,而以蒌仁、白芍诸药佐之";浙贝母配乌贼骨抑酸护胃,有较好地抑制胃酸的作用。全方寒凉并用,辛开苦降,肝胆胃同治,如是气顺,火清,痰祛,酸止,诸症自愈。

第四节 呕 吐

呕吐(功能性消化不良)

患者刘某某,男,35 岁。2019 年 6 月 17 日初诊。

【主诉】恶心呕吐 2 日。

【现病史】患者平素饮食不规律,3 月前无明显诱因出现呃逆,腹部胀满,饮食后加重,大便 2 ~ 3 日一行,患者自行口服健胃消食片(具体剂量不详),症状略改善。近 2 日上述症状加重,伴食后不久出现恶心呕吐,呕吐物为胃内容物,气味难闻,不寐,遂就诊于门诊,查胃镜提示慢性浅表性胃炎伴糜烂。

【查体】神志清,精神欠佳,面色微黄,腹软,上腹部压痛(+),无反跳痛及肌紧张,肝区叩击痛(-),墨菲氏征(-),肠鸣音 3 ~ 4 次 / min,舌质淡,苔白腻,脉滑。

【中医诊断】呕吐(饮食停滞证)。

【西医诊断】功能消化不良。

【治法】健脾和胃,消食化滞。

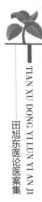

【处方】保和丸加减。

焦山楂 12g	炒神曲 15g	炒麦芽 15g	厚 朴 20g
陈 皮 10g	连 翘 6g	茯 苓 15g	麸炒枳壳 15g
石菖蒲 10g	炒莱菔子 15g	法半夏 10g	麸炒白术 15g

共 4 剂，水煎服，每日一剂，分两次服用，嘱患者放入两片生姜与上药一同煎煮。

二诊：（6 月 22 日）

患者服药后症状改善，腹胀减轻，间断呃逆，未出现呕吐，睡眠渐安，舌淡，苔微腻，脉滑，调整处方，原方加党参 15g，炙甘草 9g，去连翘。焦山楂、茯苓分别减至 10g，厚朴减至 15g，共 3 剂，煎服法同上。

三诊：（6 月 24 日）

患者诉上述症状明显改善，望口服中成药以方便巩固病情，嘱患者口服甘肃省中医院院内制剂——运脾颗粒。

【用药思路】

《素问·痹论》曰"饮食自倍，肠胃乃伤"，若平素饮食不节，脾胃日伤，运化无权，宿食壅塞中气而上涌，发为食积呕吐。呕吐多因胃失和降，胃气上逆所致，病位在胃，与肝脾相关。胃居中焦，为仓廪之官，主受纳和腐熟水谷，以和降为顺。外邪犯胃、饮食不节、情志失调、素体脾胃虚弱等病因，扰动胃腑或胃虚失和，气逆于上则出现呕吐。治疗则以和胃降逆止呕。本例患者饮食过量，损伤脾胃，食滞胃肠，出现恶心呕吐、腹胀，朱震亨说："凡积病不可用下药，徒损真气，病亦不去。当用消积药，使之融化，则根除矣。"故本病例选用保和丸加减以消食导滞和胃。方中山楂为君，消肉食积滞；神曲为臣，消除酒食陈腐；莱菔子为佐药，善消谷面痰浊；辅以半夏、陈皮行气化滞；茯苓理气健脾渗湿；连翘清热散结；白术健脾祛湿；枳壳行滞消胀；白术能够令脾宜升则健，枳壳能够令胃宜降则和。石菖蒲有芳香化湿开胃之功；厚朴可除湿去浊，推陈导滞。配合生姜煎煮可加强其化痰止呕之功。

本病患者不寐，清代陈国彭说"有胃不和则卧不安者，胃中胀满疼痛，此积食也，保和丸主之"，上方加减，诸药合用可共奏消积和胃、安神之功。患者三诊后症状明显缓解，则宜运脾调气。

呕吐（肠梗阻）

患者张某某，男，3岁7个月。2023年4月27日初诊。

【主诉】饱食后呕吐半年余，加重1日。

【现病史】家长代诉，患儿半年前无明显诱因出现餐后呕吐不消化食物，口气臭秽，脘腹胀满，吐后觉舒，大便秘结，泻下酸臭，未予以重视，1日前呕吐量较以往增多，遂求治于医院，行腹部DR提示不完全性肠梗阻。舌质红，苔厚腻，脉滑数有力，指纹紫滞。

【查体】神志清，精神可，面色红润，腹平软，左下腹压痛（+），无反跳痛及肌紧张，肝区叩击痛（-），胆囊无触痛，墨菲氏征（-），肠鸣音1～2次/min，舌质红，苔厚腻，脉滑数有力，指纹紫滞。

【中医诊断】小儿呕吐（饮食积滞证）。

【西医诊断】肠梗阻。

【治法】消乳化食，和胃降逆。

【处方】保和丸加减。

炒建曲9g 焦山楂6g 姜半夏6g 炒莱菔子12g

陈　皮6g 连　翘12g 生　姜3g 炒鸡内金6g

麸炒枳壳9g

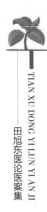
共 15 剂，免煎剂，每日一剂，嘱少量多次频服。

二诊：（5 月 22 日）

服上药 15 剂症状明显改善，呕吐不消化食物有所改善，口中发臭减轻，舌质红，苔腻，脉滑数。治以消食和胃降逆；处方：原方加茯苓 9g，炒麦芽 12g，炒莱菔子减轻至 9g，炒鸡内金增加至 9g，15 剂，煎服法同上。症状消失后患儿行腹部 DR，提示未见明显异常，患儿家属微信表达感谢之情、效果之快。

【用药思路】

一个人的进食能力指的是他们摄入食物的能力，并不代表他们自身的代谢能力。换句话说，食量并不是问题，关键在于身体能够代谢多少。人体通过进食和排泄来维持正常的生理功能。进食主要通过口腔进行，因此有句俗语说"病从口入"。从排泄的角度来看，人体有多个通道用于排泄，包括消化道、尿道、胆管、皮肤和气管。即使没有药物的作用，我们摄入的食物也会通过这些排泄通道排出体外，假设一个人的胃肠道中积聚了大量的物质，已经超过了我们的消化代谢能力，消化道已经超负荷工作。为了自我保护，人体首先会通过几个途径将消化道的物质排出：首先是呕吐。当胃肠道中的物质过多，超过了人体的消化能力、代谢能力和分解能力时，大脑会向身体发出指令，要求清除这些物质，让身体得到休息和缓解。这时会产生恶心和呕吐的感觉，胃中的酸臭物质会被呕吐出来，因此呕吐是一种排泄通道。由于小儿具有不同于成人的生理特点，"发病容易，传变迅速；脏器清灵，易趋康复"，小儿神识未开，饮食不知自节，家长常有喂养不当，均可引起脾气受损、肠胃不和，使腐熟、运化、泌别、传导功能失健，发为呕吐、积滞、厌食、疳证等病症，此时临床中我们就可以用到保和丸来增强体内代谢和加强分解多余废物的能力。

神曲可以帮助消化酒和肉类食物，当在胃中积存了陈腐物质或整个肠道排空速度较慢时，神曲发挥着良好的作用。莱菔子实际上是指萝卜籽，它可以帮助消化面食和类似的食物，具有良好的消化效果，莱菔子还具有排气作用，当肚子饱胀时，食用萝卜可能会引起放屁，而莱菔子也具有类似的排气作用，可以增加肠道蠕动。山楂有助于消化肉食，即加速分解肉类的速度。这三种药物在消化方面起着重要的作用。如果胃肠道中有过多的食物积聚，会导致食积转化为痰湿，即我们身体无法代谢的垃圾。消化道中的垃圾称为食积，而消化道以外的垃圾，即吸收了一部分但无法代谢排出的，我们称之为痰湿。这里的痰湿不是指喉咙中咳出的那种狭义的痰，而是指我们看不见的广义的痰湿。也就是说，由于食积的存在，肯定会夹杂着痰湿，但仅仅使用前面三种消食化积的药物是不够的，还需要使用化痰的药物，陈皮、半夏和茯苓是二陈汤的主要成分，陈皮可以行气化痰，半夏可以化痰，茯苓可以渗湿；通过这三种药物可以去除痰湿。最后一味连翘，食积在消化道中会化热，而痰湿也会沤热，我们称之为痰热、湿热，这些热量沤在体内无法散发出来，封闭、包裹在胃肠道中，此时通过连翘就可以透热转气，将封闭在胃肠道中的热透发出来。

最后需要注意的一点是，临床上可采用下列比例掌握小儿汤剂用药总量：新生儿用成人量的 1/6，乳婴儿为成人量的 1/3 ~ 1/2，幼儿及幼童为成人量的 2/3 或用成人量，学龄期儿童用成人量。以上成人量指一般用量，并非指最大用量。疾病的轻重不同，用量应有所变化；处方中药味多少不同，用量也要有一定的变化。

呕吐（急性胃肠炎）

患者辛某某，女，53 岁。2022 年 8 月 11 日初诊。

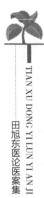

【主诉】进食生冷后呕吐、恶心，加重 3 日。

【现病史】患者自述因暴饮冰镇啤酒后呕吐，频频犯恶，脘腹胀痛，肠鸣腹泻如水，有时稀薄溏便，胸闷，食少，舌苔白腻，脉濡缓。已服西药盐酸黄连素片 3 日，无效，遂求治于医院，2022 年 8 月 11 日电子胃镜：①十二指肠息肉。②慢性非萎缩性胃炎。电子结肠镜：结肠多发息肉。

【查体】神志清，精神可，面色发白，腹平软，脐周压痛（+），无反跳痛及肌紧张，肝区叩击痛（–），胆囊无触痛，墨菲氏征（–），肠鸣音 5 ~ 6 次 /min，舌苔白腻，脉濡缓。

【中医诊断】呕吐（外邪犯胃证）。

【西医诊断】急性胃肠炎。

【治法】祛邪解表，化浊和中，降逆止呕。

【处方】藿香正气散加减。

广藿香 15g　紫苏叶 5g　　甘　草 5g　　桔　梗 5g

茯　苓 15g　麸炒白术 10g　厚　朴 10g　姜半夏 10g

炒建曲 15g　陈　皮 10g　　白　芷 15g　生　姜 10g

大　枣 20g

共 7 剂，水煎服，每日一剂，分两次服用。

二诊：（8 月 20 日）

服上药 7 剂后呕吐已止，频频犯恶症状明显缓解，唯腹泻如水，口淡食少，时有腹胀，苔薄白稍腻，脉缓。治以芳香化浊，醒脾和中降逆；一诊方药中藿香减至 10g，白芷加至 20g，生姜减至 5g，加黄芩 10g、麸炒山药 30g，续服 7 日。

三诊：（8 月 28 日）

服用 7 剂诸症缓解，呕吐消失，偶有腹痛便溏。于二诊方药去紫苏叶，加炮姜 5g，续服 7 日。追踪 1 年，符合临床疗效、临床缓解标准。

【用药思路】

长夏暑湿当令，暴食生冷，寒湿困脾，清浊不分，故发为急性呕吐、急性暴泻。《万病回春·中暑》："暑伤于气，所以脉虚，弦细芤迟，体状无余。下月有四证，伤寒、伤风，脉证互见；中暑、热病，疑似难明。脉紧、恶寒谓之伤寒；脉缓，恶风谓之伤风；脉盛、壮热谓之热病，脉虚、身热谓之伤暑。"陈修园曰："四时不正之气，由口鼻而入，与邪伤经络不同，故不用大汗以解表，只用芳香利气之品。"《万病回春·霍乱》："藿香正气散治四时不正之气、寒疫时气、山岚瘴气、雨湿蒸气，或中寒腹痛吐利，中暑冒风吐泻，中湿身重泄泻，或不服水土，脾胃不和，饮食积滞，复感外寒，头痛憎寒，或呕逆恶心、胸膈痞闷，或发热无汗者，并皆治之。"藿香二钱，紫苏、陈皮、厚朴、半夏、白术、茯苓、桔梗、大腹皮、白芷、炙甘草各一钱（一钱 =3g）。

藿香正气散出自宋代政府制定的第一部成药典《太平惠民和剂局方》，实际上是一张由平胃散、二陈汤等基础方构成的复方，广泛应用于现代，也有新剂型的成药，包括藿香正气水和传统的藿香正气丸。藿香正气散主要用于治疗表里同病，外感风寒是它外治方面的主要应用，内伤湿滞是它内治方面的主要应用，与平胃散中湿滞脾胃、脾失运化的特点相似。症可见恶寒发热、头身疼痛和无汗，与外感风寒表实证症状有所不同的是，头痛表现为酸痛或沉重感，这是由于它具有内伤湿滞的特点，内湿可以引发外湿，内外相互影响，在感冒时，若体内湿重，外来的风寒邪气可以引发内湿，产生表湿症状，这是很常见的情况。在湿阻脾的升清、胃的降浊后，还可出现从胸膈到胃脘的胀满感，严重气机阻塞后还会引起脘腹疼痛，气机升降失调也可导致恶心呕吐或肠鸣泄泻；脉搏方面，如果表证明显，也

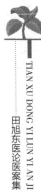

可能出现浮脉；舌苔白腻反映存在内湿。因此，藿香正气散是一种治疗表里同病的方剂，但更侧重于治内，在治疗内伤湿滞方面所使用的药物比例较大，因此在临床应用中，不论表证是否明显，都可以使用，关键是要在具体药味的配伍上进行一定的调整。

第四节　噎　膈

噎膈（胃癌）

患者王某，男，68岁。2022年2月17日初诊。

【主诉】咽部噎膈感3年余。

【现病史】患者自诉3年前无明显诱因出现咽部噎膈感，伴呃逆，嗳气，反酸，气短。查胃镜+活检明确诊断：胃恶性肿瘤并行手术治疗。平素食欲欠佳，呃逆嗳气，痰多，气短，睡眠一般，大便不成形，排便困难，1日1行。

【查体】舌质淡，苔白腻，脉滑，腹部柔软，无明显压痛及反跳痛。

【中医诊断】噎膈（寒湿气滞证）。

【西医诊断】胃癌手术后。

【治法】健脾温中，燥湿除满。

【处方】厚朴温中汤合乌贝散加味。

厚　朴15g　陈　皮10g　茯　苓15g　干　姜10g

豆　蔻10g　木　香5g　浙贝母15g　海螵蛸20g

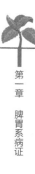

香　附 15g　石菖蒲 10g　甘　草 5g　炒麦芽 15g

炒山药 30g

7 剂，水煎服，每日一剂，分两次服用。

二诊：（2 月 26 日）

服上药 7 剂，自觉呃逆嗳气稍缓解，咽部噎膈仍存在，舌质淡，苔白腻，脉滑。原方茯苓增加至 20g，14 剂，煎服法同上。

三诊：（3 月 14 日）

又服上药 14 剂，服药后症状明显缓解，现偶有反酸，餐后腹痛，大便不成形，2～3 次 / 日，食纳差。二诊方基础上调整：干姜调整为炮姜 15g，加炒车前子 20g，枳壳 10g，焦六神曲 20g。再 14 剂，水煎服，日一剂。

四诊：（5 月 28 日）

复诊自诉咽部噎膈好转，自觉腹部不适，伴呃逆、嗳气。三诊方基础上调整：诃子 10g。再 14 剂，水煎服，日一剂。

五诊：（5 月 28 日）

复诊自诉呃逆、嗳气，大便不成形，后重感，食欲差。四诊方基础上调整：诃子 15g，焦山楂 10g。再 14 剂，水煎服，日一剂。

【用药思路】

噎膈多发于老年男性患者，胸骨后哽噎不顺、吞咽困难为主要临床表现，正如《症因脉治·噎膈论》说："内伤噎膈之症，饮食之间渐觉难下，或下咽稍急，即噎胸前，如此旬月，日甚一日，渐至每食必噎，只食稀粥、不食干粮。"凌晓五所著《凌临灵方》中提到：噎膈，吴左（八月）痰气交阻，病成噎膈，脉右弦滑。吴门医派以气、痰、瘀交阻，津气耗伤，胃失通降为噎膈的基本病机。本例患者既往有胃恶性肿瘤手术病史，长期情

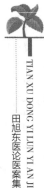

志不舒、多思多虑，气机不畅、痰瘀互结，久病体虚、多思伤脾，症见噎膈、呃逆、嗳气、反酸、食欲差。

中医学认为本病治疗以通畅食道、胃脘和调整胃阴胃阳为要，善用降肺化痰、逐瘀通络、滋补胃阴、通补胃阳等治法，同时注重饮食和情志在噎膈调养中的作用。用药多以理气化痰、活血化瘀、补虚为主，兼以燥湿化痰、清热解毒、软坚散结。另外值得注意的是张硕甫噎膈反胃证治经验述要一文提到：张氏认为，噎膈反胃病位在胃，病机总属中虚气逆，临床喜用旋覆代赭汤，并强调若不建中而纯用降气，则虚者益虚，于病无益，强调补益中焦的重要性。具体治疗上，根据疾病的不同证候，处以相应治法。或滋阴养血，和胃通幽；或通阳散结，开上润下；或温中化饮，启膈开关。用药以理气药居首，如陈皮、甘草、木香、丁香、人参等；常用药对人参-木香、白术-人参-陈皮等。

田旭东治疗本病以厚朴温中汤合乌贝散为主方。厚朴温中汤出自李东垣《内外伤辨惑论》，治脾胃虚寒，心腹胀满，寒邪犯胃，时作疼痛。本例患者平素食欲欠佳，呃逆嗳气，痰多，气短，睡眠一般，大便不成形，排便困难，1日1行。证属脾胃虚弱、寒湿阻滞。舌质淡，苔白腻，脉滑。方含厚朴、橘皮、草豆蔻、茯苓、木香、干姜。方中厚朴辛苦温燥，行气消胀，燥湿除满为君药。草豆蔻辛温芳香，温中散寒，燥湿运脾为臣药。陈皮、木香行气宽中，助厚朴消胀除满；干姜、生姜温脾暖胃，助草豆蔻散寒止痛；茯苓渗湿健脾，均为佐药。甘草益气和中，调和诸药，功兼佐使。诸药合用，共成行气除满、温中燥湿之功，使寒湿得除，气机调畅，脾胃复健，则痛胀自解。

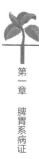

噎膈（咽痛）

患者赵某，男，47岁。2023年3月16日初诊。

【主诉】咽部阻塞感、咽痛1年余，伴情绪不佳，易烦躁。

【现病史】患者自诉1月前无明显诱因出现咽部阻塞感，咽痛，伴情绪不佳，易烦躁，胃脘部胀满不适，食欲差，汗多，大便可。

【查体】舌质红，苔黄腻，脉滑，腹部柔软，无明显压痛。

【中医诊断】噎膈（痰气互结证）。

【西医诊断】咽痛。

【处方】栀子豉汤加减。

焦栀子10g	淡豆豉15g	厚　朴10g	柴　胡15g
黄　芩10g	山　药10g	川牛膝20g	川　芎10
白　芷20g	浮小麦30g	炒苦杏仁10g	瓜　蒌20g
炒鸡内金15g	炒王不留行10g	甘　草5g	

7剂，水煎服，每日一剂，分2次服用。

二诊：（3月24日）

患者诉咽部阻塞感、咽痛有所缓解，仍有烦躁，汗多，胃脘部胀满不适，食欲不佳较前未见缓解。遂在原方基础上调整淡豆豉为10g、山药至20g，去炒王不留行，加麸炒苍术20g。

7剂，水煎服，每日一剂，分2次服用。

三诊：（4月3日）

服药后患者上述症状明显缓解，现偶胃脘部不适，食纳差。遂在二诊方基础上加豆蔻15 g。后随访患者，症状明显缓解，食欲佳。

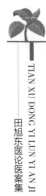

【用药思路】

历代医家对"噎膈"之病的病因、病机、辨证、施治进行了论述。此病名首见于《黄帝内经》"三阳结，谓之膈"，认为此病属"暴忧之病"，首先提出情志可致"膈"的理论。后世多数医家认为"噎膈"多由忧郁忿怒、过劳伤形、酒食不节所致。情志因素的重要作用得到历代医家的一致认同。田旭东在诊治该病过程中发现，情志在该病发生发展中起着至关重要的作用。恼怒伤肝气，肝气郁结，致使血液运行受阻，瘀血停滞；气滞则津液运行失常，凝聚为痰，终致气、痰、瘀相互搏结，化生实邪，凝聚于食道、胃脘，致"食不得下"。田旭东认为该患者情绪不佳，致使肝气升降失序，致郁结于体内，日久瘀滞内停，阻于食道，久则导致噎膈；饮食不下，损及脾胃，聚湿生痰，痰瘀交结，则加重噎膈表现。故田旭东主张以疏肝理气、健脾和胃扶正，化痰、活血、解毒祛邪为治疗本病的主要方法。患者情绪不佳遂用柴胡疏肝解郁；气有余便是火，火性上炎，故咽痛，易烦躁，遂用焦栀子、淡豆豉清热除烦，川牛膝引火归元，白芷消肿止痛；肝郁日久乘脾，导致脾胃虚弱，运化失司，饮食不化，内生痰湿，日久郁而化火；故用山药健脾养胃，豆蔻温中健脾，麸炒苍术燥湿健脾；厚朴、炒鸡内金消食化滞，消痰；黄芩清热燥湿，解毒；炒苦杏仁、瓜蒌清热化痰，下气宽胸；病久加之气机不畅易致血瘀，故用川芎、炒王不留行行气活血；患者诉汗多，故用浮小麦以敛汗；甘草调和诸药。除药物治疗外，田旭东嘱咐患者平素易畅情志，防止情绪郁结，适当进行体育锻炼。

噎膈（胃恶性肿瘤个人史）

患者李某，男，65岁。2023年3月11日初诊。

【主诉】咽部噎膈感伴反酸，呃逆2年余。

【现病史】患者自诉 2 年前无明显诱因出现咽部噎膈感、伴食欲不佳，反酸，呃逆。平素气短，乏力，痰多黏腻，大便不成形，1 日 2 行，睡眠不佳，易醒。曾于 2019 年 10 月行胃恶性肿瘤切除术。

【查体】神清，精神不佳，舌质淡白，苔白腻，脉滑。

【中医诊断】噎膈（寒湿瘀滞证）。

【西医诊断】胃恶性肿瘤个人史。

【治法】补气健脾，化湿除满。

【处方】厚朴温中汤。

厚　朴 10g	陈　皮 10g	山　药 30g	党　参 30g
茯　苓 15g	炮　姜 15g	醋香附 10g	煨诃子 15g
炒建曲 15g	焦山楂 10g	炒麦芽 15g	麸炒枳壳 15g
盐车前子 20g	钩　藤 5g	生　姜 5g	

15 剂，水煎服，每日一剂，分 2 次服用。

二诊：（3 月 27 日）

患者咽部噎膈感仍存在，偶有反酸，呃逆，痰多，胃脘部嘈杂不适，不适时伴气短，大便不成形与前相仿。治疗：在原方基础上加石榴皮 15g。15 剂，水煎服，每日一剂，分 2 次服用。

三诊：（4 月 13 日）

患者服药后咽部噎膈感较前缓解、反酸、呃逆较前改善，大便不成形有所好转，仍有痰多（黄灰色）。治疗：在二诊方基础上加川芎 10g。

四诊：（4 月 29 日）

患者服药后症状明显改善，偶见噎膈感，反酸，嗳气。治疗：三诊方基础上去石榴皮、川芎、焦山楂，减炮姜至 5g。

15 剂，水煎服，隔日一剂，分 2 次服用。

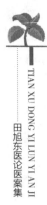
五诊:(5 月 31 日)

患者服药后病情平稳,精神状态好转,体重同前。治疗:五诊方基础上加升麻 5g。后随访患者,病情平稳,无进食噎膈感。

【用药思路】

噎膈是以吞咽障碍为主要表现的一种疾病。噎即噎塞,指吞咽之时梗噎不顺;膈为格拒,指膈阻不通,饮食不下,或食入即吐。噎可单独出现,又可为膈证的前期。噎轻而膈重,所谓噎是膈之始,膈为噎之渐。《千金衍义》云:"噎之与膈,本同一气,膈证之始,靡不由噎而成。"故往往以噎膈并称。历代医家噎膈病因病机认识不一,但主要归结于情志失调、饮食不节、年老体虚等因素,认为病位主要在食管,属胃所主,与肝脾等脏密切相关,基本病机为气、痰、瘀交结,阻滞食管、胃脘,导致胃失通降所致。本病属本虚标实,初期属实,症见痰气交阻,瘀血内停,火瘀热结,久则以本虚为主,见阴亏,气虚,阳微。治疗方面提倡初期治标,如理气、化痰等,后期治本,宜补气温阳或滋阴润燥。

《医宗金鉴》曰:"形虚病盛先扶正,形证俱实祛病急,大积大聚衰其半,须知养正积自除。"田旭东认为患者年老体虚,正气已虚,阳气不足,抗邪无力,治疗上应以扶正为主,辅以驱邪。脾胃为后天之本,气血生化之源,故用山药、党参健脾益气,化生气血;炮姜、生姜温阳健脾;脾虚运化无力,饮食内停,胃气上逆致反酸,呃逆,痰多,故用炒建曲、焦山楂、炒麦芽、麸炒枳壳消食下气除满;噎膈以胃气升降失常为主,所以用厚朴、陈皮,化痰下气,降逆和胃;患者长期患病,导致脾阳虚衰、水湿内生,故大便不成形,痰多,遂用茯苓、盐车前子健脾燥湿;升麻、石榴皮升举阳气,涩肠止泻。由于肿瘤病人长期病情反复,易致情绪不佳,郁而化火,遂加醋香附疏肝解郁,钩藤清肝平肝;川芎行气活血,防止久病致瘀。全方共奏补气健脾、燥湿除满、降气化痰之功，具有扶正而不助邪、祛邪而不伤正的作用。同时田旭东嘱咐患者饮食宜少量多餐，避免睡前躺着进食，保持精神乐观，生活起居有规律，避免劳累。

第六节　呃　逆

呃逆（消化不良）

患者邹某，女，30岁。2022年8月15日初诊。

【主诉】呃逆、嗳气间断发作3月余。

【现病史】患者自诉3月前出现间断性呃逆、嗳气、腹胀，进食后加重，无腹痛，无反酸烧心。饮食一般，睡眠可，大便正常，1日1行。

【查体】舌质淡，苔白，边有齿痕，脉沉细，腹部柔软，无明显压痛及反跳痛。

【中医诊断】呃逆（脾虚证）。

【西医诊断】消化不良。

【治法】健脾消食，和胃降逆。

【处方】四君子汤合保和丸加味。

党　参15g　白　术5g　　茯　苓15g　甘　草5g

佛　手10g　枳　壳15g　仙鹤草30g　炒莱菔子20g

焦神曲15g　连　翘15g　生　姜5g

7剂，水煎服，每日一剂，分两次服用。

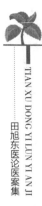

二诊：（8 月 22 日）

服上药 7 剂，自觉腹胀缓解，食欲较前稍好转，呃逆存在。原方调整用药：白术 7g，佛手 15g。7 剂，煎服法同上。

三诊：（8 月 29 日）

又服上药 7 剂，服药后自诉腹胀，食欲明显好转，呃逆存在。二诊方基础上调整：炒鸡内金 15g，白芥子 10g，钩藤 5g。再 14 剂，水煎服，日一剂。

【用药思路】

中医学认为呃逆病机属饮食不节，胃中食滞，或肠胃虚寒，导致气机升降失调所引起，西医称膈肌痉挛，即神经过度兴奋所造成的。临床表现为呃逆连声，短促而频。打嗝持续不已，有的数小时不停，严重者经久不愈。本例患者临床表现为：呃逆、嗳气间断发作，进食后加重，伴腹胀，纳差。舌质淡，苔白，边有齿痕，脉沉细。证属：脾虚食滞，胃气上逆。

本病发病进食后加重，与饮食有关，《丹溪心法》中保和丸主治：食积停滞，胸脘痞满，腹胀时痛，嗳腐吞酸，厌食等。《和剂局方》四君子汤：主治脾虚气弱，食少，疲乏，以治疗脾运不健，导致生化不足，生化不足导致肺脾气虚。

田旭东认为：本例患者青年女性，长期饮食不节损伤脾胃，脾胃气机、运化功能失调，故见呃逆，嗳气，纳差、腹胀满，进食后加重等表现，本虚标实治疗时以四君子汤合保和丸加减，以期健脾消食、和胃降逆之功。方中以党参、白术健脾和胃；茯苓健脾渗湿；枳壳、佛手舒畅脾胃气滞；枳壳理气宽中、行气消胀，与佛手合用则突出运脾调气之力；莱菔子、神曲消食和胃、降气除胀。诸药合用，消食导滞、气机调畅，呃逆、嗳气、腹胀自解。

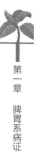

呃逆（消化不良）

患者马某，女，36 岁，2022 年 9 月 5 日初诊。

【主诉】打嗝，胃脘部积气感 2 年，偶有胃痛。

【现病史】患者自诉于两年前出现胃脘部的积气感，打嗝，偶尔会出现胃痛，后来逐日严重，多因生气后打嗝。近日加重，伴有失眠，多梦，心烦易怒，自觉有气从胃脘上冲至咽，二便正常。为求进一步诊治，遂来医院门诊就诊。

【查体】形体消瘦，精神差，舌质淡，苔白润，脉沉。

【中医诊断】呃逆病（胃气上逆证）。

【西医诊断】消化不良。

【治法】理气和胃，降逆止呃。

【处方】半夏厚朴汤。

姜半夏 10g　厚　朴 15g　紫苏叶 5g　茯　苓 15g

海螵蛸 15g　浙贝母 15g　炒建曲 15g　炒鸡内金 10g

枳　实 10g　生　姜 5g　黄　连 5g

14 剂，水煎服，每日一剂，分两次服用。

二诊：（9 月 24 日）

服药两周后，患者自诉胃脘部的积气感明显减轻，胃痛缓解，近来睡眠佳，食欲渐进，精神佳，情绪也略有好转，治疗效果明显，本次在原方的基础上加麸炒白术 15g，黄芪 15g，14 剂，水煎服，每日一剂，分两次服用。

【用药思路】

在西医中，呃逆又名膈肌痉挛，是由于膈神经、迷走神经、膈肌或中

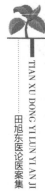

枢神经等受刺激后引起的膈肌阵发性痉挛，喉间呃呃连声，声短而频，难以自制。在中医理论上，《黄帝内经》云"胃为气逆，为哕"，指出该病的病位在胃，与胃气、肝相关，呃逆主要由于寒凝、气滞、痰浊内阻，导致气机上逆，故发为哕。李用粹在《证治汇补·呃逆》中提出了呃逆的治疗法则"治当降气化痰和胃为主，随其所感而用药。气逆者，疏导之；食停者，消化之；痰滞者，涌吐之；热郁者，清下之；血瘀者，破导之；若汗吐下后，服凉药过多者，当温补；阴火上冲者，当平补；虚而夹热者，当凉补"。此患者经常自觉有气从胃脘上冲至咽，《素问·阴阳应象大论》云"浊气在上，则生䐜胀"，方中厚朴苦辛性温，下气除满，枳实苦辛微寒，行气消痞，再用建曲、鸡内金、白术等药健脾消胀，恢复中焦脾胃之气机，"脾宜升则健，胃宜降则和"，脾气上升则将水谷精微物质向上输送心、肺及头目，并由之化气生血，周养全身，胃气下降，则将水谷及糟粕下送，二者一纳一运，相辅相成，不偏不倚。

呃逆（消化不良）

患者董某，女，54 岁，2022 年 1 月 3 日初诊。

【主诉】间断打嗝 2 月余。

【现病史】患者自诉于 2 月前出现打嗝，食后胃胀，伴后背胀痛，纳食少，如多食则觉胃及腹部胀气明显，进食凉食及水果后腹胀加重。以上症状持续不缓解，为求进一步诊治，遂来医院门诊就诊。

【查体】患者神疲，情绪低落，精神差，舌红，苔白，脉弦。

【中医诊断】呃逆病（肝郁气滞证）。

【西医诊断】消化不良。

【治法】疏肝解郁，降逆止呃。

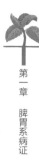

【处方】六君子汤加减。

陈　皮 10g　　法半夏 10g　　党　参 30g　　茯　苓 15g

白　术 15g　　甘　草 5g　　　厚　朴 10g　　干　姜 10g

豆　蔻 10g　　木　香 5g　　　炒鸡内金 10g　炒莱菔子 20g

炒麦芽 15g　　焦六神曲 15g

14 剂，水煎服，每日一剂，分两次服用。

二诊：（2 月 17 日）

患者服药 2 周后，患者自诉病情好转，打嗝的症状有所减轻。偶有恶心，效不更方，在原方的基础上加炒麦芽 15g，焦六神曲 15g，丹参 20g。14 剂，水煎服，每日一剂，分两次服用。

嘱患者调整情绪，勿暴饮暴食，平时少食多餐，定时排便，定时来门诊调方治疗。

【用药思路】

呃逆的发生多由外邪犯胃、饮食不当、情志不遂、正气亏虚等导致胃失和降、胃气上逆、动膈冲喉而发病。外感寒凉之邪，内客脾胃，寒遏中阻，胃气失和，寒气上逆动膈可导致呃逆之证。过食生冷，或过用寒凉药物，寒气客于胃，循手太阴肺经犯膈，膈间不利，胃气不降，肺失宣速，气逆上冲咽喉而呃；过食辛热厚味，滥用温补之剂，燥热内盛，或进食太快太饱，致气不顺行，气逆动膈，发生呃逆。《类证治裁》云"肺为气之主，肾为气之根"，可见气的生成及肺胃之气升降，有赖于肾气纳摄。若久病及肾，或体虚，肺胃之气失于肾之摄纳，则冲气上逆，气逆动膈而成呃。脾胃气机升降还有赖于肝气条达，《古今医统大全》认为"凡有忍气郁结积怒之人，并不得行其志者，多有咳逆之证"，若肝气失于疏泄，郁滞中焦，必横逆犯胃，使胃气不能降浊，胃失通降，从而导致胃气上逆动膈，

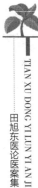

发为呃逆。此患者肝郁克脾，脾失健运致胃失和降，动膈而呃逆。方中陈皮苦辛温，归脾肺经，辛香走窜，有行气、除胀、燥湿的功能，与木香、厚朴同用行气，《名医别录》中提到陈皮"下气，止呕"为治疗呃逆之佳品。再配白术、麦芽益气健脾，调节中焦气机的正常升降，《素问·阴阳应象大论》云"浊气在上，则生膜胀"，中焦气机畅通，患者症状才得以减轻。全方疏肝与理脾同时进行，使人体气机得以畅达。

第七节 口 疮

口疮（复发性口腔溃疡）

范某，男，47 岁，2014 年 8 月 7 日初诊。

【主诉】口疮伴泄泻 2 年余。

【现病史】患者于 2 年前无明显诱因出现口腔、上颚及舌体散在口腔溃疡，伴大便稀溏，腹泻与口腔溃疡有时交替发生。刻下：神疲，面色萎黄，口腔上颚、左侧腮部、舌尖部有多个米粒大小的溃疡点，上覆白苔，周围色淡，疼痛不剧，受刺激时疼痛明显。腹泻 3 ~ 4 次 / 日，大便偶有黏液，时有腹痛。舌淡苔薄白，微腻，舌体胖大，脉沉缓而细。

【中医诊断】口疮（脾胃气虚，阴火上乘）。

【西医诊断】复发性口腔溃疡。

【治法】健脾益气，升阳散火。

【处方】升阳散火汤加减。

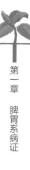

党　参 30g　生黄芪 30g　白　术 10g　甘　草 5g　葛　根 15g

当　归 20g　升　麻 15g　柴　胡 5g　茯　苓 20g　陈　皮 10g

菖　蒲 10g　吴茱萸 10g　苦　参 10g　皂角刺 10g　肉豆蔻 10g

7 剂，水煎服，每日一剂，分两次服用。

二诊：（8 月 16 日）

服药后口腔溃疡好转，大便成形，1 ~ 2 次 / 日，饮食增加，时有腹痛。上方减：肉豆蔻 10g，加焦玉片 10g 理气通腑，加丹参 20g 活血化瘀，促进溃疡局部血液循环，加速溃疡愈合。7 剂，煎服方法同上。

三诊：（8 月 24 日）

服药后，口腔溃疡完全愈合，精神佳，大便成形，每日一次，食欲可，舌苔薄白，脉沉细。原方再进 7 剂，以巩固疗效。

【用药思路】

复发性口腔溃疡又称阿弗他溃疡，是以周期性复发为特点的口腔黏膜局限性溃疡性损害。本病应属中医"狐惑病、口疮、口疳"范畴，其诱因多与饮食失调、劳累、精神紧张等因素有关，传统上多从"火热"论治，喜投清热解毒、苦寒清下之剂，往往收效甚微且疗效不能巩固，反耗伤气阴，致正虚邪恋，正不胜邪，故反复发作，迁延难愈。因此，对复发性口腔溃疡的治疗不能仅考虑湿热毒邪而治其标，更应重视内调脏腑，扶正以祛邪。

口疮传统上多从"火热"论治，喜投清热解毒、苦寒清下之剂，往往收效甚微且疗效不能巩固，反耗伤气阴，致正虚邪恋，正不胜邪，故反复发作，迁延难愈。因此，对复发性口腔溃疡的治疗不能仅考虑湿热毒邪而治其标，更应重视内调脏腑，扶正以祛邪。口疮与泄泻交替发生，相互影响。其病机应为脾胃亏虚，阴火上乘，上灼于口而发。张景岳谓"泄泻之

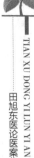

本，无不由于脾胃"，脾虚致水液聚而不化，水谷之精微不得上输于肺而下流，成为湿浊。《脾胃论·内外伤辨惑论》云："肾间脾胃下流之湿气闷塞其下，致阴火上冲，作蒸蒸燥热。"因此发生泄泻每日 2～3 次，最多时日 5 次，糊状便，且伴有纳差、腹胀，进食油腻食物或外出异地则腹泻加剧等症状。对口疮的病因病机认识，立足于脏腑功能的失调，内因的治疗为其关键。《黄帝内经·病机十九条》有"诸痛痒疮，皆属于心（火）"的记载，疼痛皆与火有关，但此火有实火与虚火之不同。李东垣认为："脾胃气虚，则下流于肾，阴火得以乘其土位。"本案患者长期纳差、腹胀、腹泻，乃脾虚清阳不升之象。由此可见其"火"以"脾胃虚衰"为病理基础，气虚不运导致气郁化火。故口疮面覆有白苔，周围色淡。治疗的关键在于培土熄火（崇土制火），但补脾以泻火孰轻孰重，难以取舍。本案从脾虚入手，用辛甘温之剂，补其中而升其阳，慎用苦寒之药损其脾胃。田旭东深谙东垣《脾胃论》精髓，以升阳散火汤加减治疗。方中"苦参"一味《本草备要》谓其"泻火、燥湿、补阴"。与党参、生黄芪、白术配伍以燥湿泻火。皂角刺取其透散之力，如《本草经疏》曰"第其锐利，能直达疮所"，本案的治疗中，充分体现出中医的特点在于辨证论治，因证立法，法随方出，方证对应，因方遣药。

口疮（复发性口腔溃疡）

患者孔某，女，2018 年 8 月 13 日初诊。

【主诉】间断口唇黏膜溃烂疼痛 6 年余，加重伴大便稀 1 年。

【现病史】自诉有复发性口腔溃疡病史 6 年余，好发于舌边、上下唇黏膜，烧灼样疼痛，每逢例假期间加重，反复发作，甚至长达 1 月不退，严重影响生活质量。治疗有内服、外用等（具体不详），停药后反复。近 1

年伴有腹泻，呈水样便，颜色无发黑及发红，不带黏液及脓血，无发热，每日 1 ～ 2 次，腹泻期间喜食热性食物，因上述症状持续不缓解，遂至田旭东门诊就诊。

【查体】患者神清、精神可，舌边及上下唇黏膜有多个圆形溃疡，直径大约 3mm，上覆白苔，周围色淡，舌淡胖，齿痕舌，苔少，脉细弱。

【中医诊断】口疮病（脾虚湿困，虚阳上浮证）。

【西医诊断】复发性口腔溃疡。

【治法】健脾渗湿止泻，兼引浮火下行。

【处方】参苓白术散加味。

麸炒白术 15g　　　炒山药 30g　莲　子 10g　白扁豆 10g

薏苡仁（生品）10g　茯　苓 15g　桔　梗 5g　　砂　仁 5g（后下）

党　参 30g　　　　甘　草 5g　升麻 15g　　皂角刺 10g

炮　姜 10g　　　　盐车前子 20g（包煎）

14 剂，水煎服，每日一剂，分两次服用。

二诊：（8 月 25 日）

服上药 14 剂，患者诉口腔溃疡疼痛较前缓解 6/10，溃疡灶缩小，新发较前明显减少，大便仍不成形，每日 1 ～ 2 次水样便，伴四肢乏力，舌淡胖，齿痕仍明显；脉细弱，田旭东在一诊方上去薏苡仁，炒白术减为 10g，加藿香 15g、泽泻 15g。14 剂，服法同前。

三诊：（9 月 15 日）

又服上药 14 剂，患者诉口腔溃疡疼痛较一诊仍有 2/10，期间有复发，溃疡较小，能自愈。腹泻缓解，大便基本成形，饮食不规律会偶发，睡眠、四肢乏力等症状较前明显改善。舌淡胖，齿痕较前缩小，苔水滑；脉濡。田旭东改二诊方加炮姜至 15g，加桂枝 10g。14 剂，服法同前。

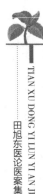

2019 年 3 月 7 日电话随访，患者诉三诊后溃疡基本愈合，无新发，大便成形，1 日 1 次，因挂号不便，为巩固疗效，遂自行当地抓三诊方 20 剂。春节期间因食刺激性食物，溃疡复发 1 次，针尖大小，1 周自愈，至今未复发。

【用药思路】

"口疮"一词首见于《黄帝内经》，《素问·气交变大论》云："岁金不及，炎火乃行，生气乃用……民病口疮。"口疮发作，与火邪关系最为密切，且多为实火。然《丹溪心法·口齿》曰："口疮服凉药不愈者，因中焦土虚，且不能食，相火冲上无制，用理中汤。"部分口疮患者服用寒凉的清热药后并不见效，甚者出现脘腹冷痛。这种口疮发病与脾胃虚弱有关，脾阳虚损，不能收敛下焦之阴火，下焦阴火上炎，而致"虚阳口疮"。

本例患者口疮与大便稀溏并存，脾失健运，水湿内停，发为腹泻。脾阳虚损，不能收敛下焦之阴火，下焦阴火上炎，发为口疮，治宜健脾渗湿止泻，兼引浮火下行。患者二诊时口疮疼痛较前改善明显，然大便改善不佳，主因患者病久，脾阳虚损，不能运化水湿，田旭东遂加泽泻、藿香，合方中车前子，取利小便实大便之意。三诊时患者口疮疼痛已基本改善，但舌苔水滑，脾胃之阳不能化饮，田旭东改炮姜加量以补胃阳，加桂枝以温阳化饮。主方参苓白术散健脾益气、和胃渗湿，田旭东从中焦脾胃入手，脾胃运化正常，大便成形，升清降浊之功恢复，则浮火自清，溃疡自愈。

口疮病（复发性口疮溃疡）

患者李某，女，2019 年 3 月 11 日初诊。

【主诉】间断舌边溃烂疼痛 3 年余。

【现病史】患者诉舌边反复起点状溃疡 3 年余，疼痛难忍，口中发甜，偶有胃脘部嘈杂感，夜间睡眠浅，易醒，每逢烦躁、情绪低落时口疮发作明显增多，曾服用柴胡舒肝丸及外用药物（具体不详），服药期间口疮可明显减少，但停药后口疮再次复发，求诊于田旭东门诊。

【查体】患者舌边有 7 个点状小溃疡，大者约 2mm，色红，右侧舌边 2 个小溃疡融合，舌暗红，舌下脉络迂曲，苔薄黄，脉弦数。

【中医诊断】口疮病（脾胃瘀滞证）。

【西医诊断】复发性口腔溃疡。

【治法】调理中焦气机。

【处方】越鞠丸加味。

醋香附 15g　川　芎 10g　苍　术 10g　焦神曲 20g

栀　子 10g　升　麻 15g　皂角刺 10g　怀牛膝 20g　生甘草 10g

7 剂，水煎服，每日一剂，分两次服用。

二诊：（3 月 18 日）

服上药 7 剂，患者诉服药后仍有新发，但疼痛较前明显减轻，约为初诊时 4/10，口中甜味仍有，舌暗红，苔薄白，脉弦。田旭东在前方基础上加石菖蒲 10g，炒麦芽 15g，7 剂，服法同前。

三诊：（4 月 1 日）

又服上药 7 剂，患者诉口疮未再新发，疼痛基本消失，口中甜味消失，食欲较前增加，观患者舌边小溃疡已愈合，舌下脉络迂曲，颜色较前缩小，苔白，脉细。前方 7 剂，水煎服，隔日 1 剂以收尾。

【用药思路】

口疮发病亦与情志相关，平素精神压力大、失眠，可以导致肝失疏泄、脾失健运、气血运行瘀滞，脾胃运化失司则聚湿生痰、痰湿中阻、郁而化火，可发为口疮。丹溪云"凡郁皆在中焦"，提出了六郁之病机为中焦气

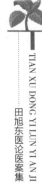
机升降失常所为。肝气疏泄不畅而为气郁，气滞则血行不畅而为血郁，郁久化热生火而为火郁，肝气疏泄失度则影响脾胃的正常运化和升降，水湿不运则易停滞为湿郁，聚湿而为痰郁，脾胃腐熟运化失职则饮食积滞而为食郁，故气、血、火三郁责在肝，湿、痰、食三郁责在脾胃（胃）。

本例患者口疮发作与情志相关，并口中发甜，属脾胃郁滞型，方中醋香附疏肝理气，香能走窜，下气最速；川芎活血行气兼止痛；苍术燥湿健脾，主要化学成分有烯炔类、倍半萜及苷类、芳香苷类、三萜和甾体类、苍术醇类。现在药理研究表明，具有抗溃疡、促进胃肠运动及排空、抗菌抗炎、保肝、降血糖、利尿、心血管保护、抗肿瘤和神经系统作用等多种药理作用；神曲消食；栀子苦寒降泄，既入气分，又走血分，清火之郁也；生甘草清热解毒；升麻清热解毒并升提脾气；牛膝引火下行；皂角刺拔毒消疮，取象形之意。二诊时患者口中仍有甜味，加石菖蒲、炒麦芽以醒脾开胃消食，脾运、食消，则口中甜味自除。诸药合用，升降相应，调理气机，口疮自愈。

口疮（复发性口腔溃疡）

患者杨某，女，2019 年 6 月 22 日初诊。

【主诉】间断口唇黏膜溃烂疼痛 1 年余，大便干稀交替 1 月。

【现病史】患者诉下口唇及舌边反复起溃疡，疼痛明显，影响饮食，近 1 月大便干或大便先干后稀，1 次 / 日，求诊于田旭东门诊。

【查体】患者左侧下口唇处有一直径约 4 mm 溃疡，覆白苔。舌边散在 4 个小溃疡，中心色暗红，边白，平素口干，晨起偶有口苦，舌淡，苔白，脉沉细。

【中医诊断】口疮病（寒热错杂证）。

【西医诊断】复发性口腔溃疡。

【治法】平调寒热，清降虚火。

【处方】半夏泻心汤加味。

清半夏 10g　黄　芩 10g　黄　连 5g　　干　姜 10g

党　参 20g　升　麻 15g　皂角刺 10g　川牛膝 20g　甘　草 5g

7 剂，水煎服，每日一剂，分两次服用。

二诊：（6 月 29 日）

服上药 14 剂，患者左下唇溃疡已基本愈合，舌边仍有新发 2 个小溃疡，约 1mm 大小，患者诉服药后疼痛约有初诊时 3/10，口干较前好转，大便仍先干后稀，改善不明显，舌色较前红，苔仍白，脉沉细。田旭东在前方加炒山药 30g，7 剂，服药及医嘱同前。

三诊：（7 月 13 日）

又服上药 7 剂，患者诉服药后口中溃疡已愈合，再未新发，大便成形。舌淡红，苔白，脉沉细。患者需出差，煎药不便，遂前方改颗粒剂 15 剂，嘱患者生姜 2 片，煮 300ml 开水 5min，用生姜水冲药粉，分两次服用以巩固疗效。

【用药思路】

明代薛己在《口齿类要》中有言"口疮上焦实热，中焦虚寒，下焦阴火，各经传变所致，当分辨阴阳虚实寒热而治之"，指出口疮病机可为上焦实火上炎，亦可为下焦阴火上灼或中焦虚寒所致，治疗当分辨阴阳虚实寒热。

本案患者口中溃疡发作伴疼痛，溃疡中心色暗红，边白，但疼痛可忍，大便干稀交替，口干，偶有口苦，田旭东辨为上热下寒之寒热错杂型，以半夏泻心汤施治，取得良效。方中半夏燥湿兼消肿散结，调畅中焦气机；

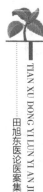

黄芩、黄连苦寒泻火；干姜温补脾胃，引火归原；炒山药、党参、甘草健脾益气和中；升麻解毒兼升提气机；皂角刺取象形之意；怀牛膝引火下行。诸药同用，寒热并调，升降并用，火归其位，溃疡自愈。

第八节 腹 痛

腹痛（重症胰腺炎）

李某，女，42 岁，2014 年 8 月 2 日初诊。

【主诉】阵发性上腹部疼痛 4 小时。

【现病史】患者于入院前一日因进食"鸡肉、麻辣烫"等食物，出现上腹部剧烈疼痛，伴恶心呕吐，腹部微膨隆，腹肌略紧张，全腹压痛，尤以上腹部明显，反跳痛（+）、墨菲氏征（+-）、麦氏点压痛（+-），肠鸣音未闻及，移动性浊音（+-），肾区叩痛（+）。血常规示：WBC 24.54 × 10^9/L、NEUT 80.9%、NEUT 10.11 × 10^9/L；尿淀粉酶 293 U/L，血淀粉酶 11002U/L。腹部 CT：①胰腺炎征象。②脂肪肝。③胆囊密度增高，结石不排外。④腹腔大量积液。⑤双侧胸腔少量积液。于 8 月 3 日出现急性左心衰转入 ICU 抢救治疗，8 月 29 日转出 ICU，10 月 13 日痊愈出院。8 月 4 日症见：心慌，上腹部剧烈疼痛、胀满，口干口渴，发热，汗多尿少。

【查体】神志清醒、精神差、腹部微膨隆，腹肌略紧张，全腹压痛，尤以上腹部明显，反跳痛（+）、墨菲氏征（+-）、麦氏点压痛（+-），肠鸣音未闻及，移动性浊音（+-），肾区叩痛（+）。舌淡胖、苔白腻、脉弦数。

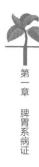

【中医诊断】腹痛（肝胆郁滞，湿浊内盛证）。

【西医诊断】①急性重症出血坏死性胰腺炎。

②腹腔脓肿。

③脂肪肝。

【治法】疏利肝胆，化湿泄浊，通腑消胀。

【处方】大柴胡汤加减。

柴　胡 15g　枳　壳 30g　黄　芩 15g　大　黄 6g

半　夏 10g　白　芍 15g　郁　金 30g　厚　朴 15g

苍　术 30g　茯　苓 15g　小茴香 15g　川牛膝 20g

茵　陈 15g　连　翘 30g　金钱草 30g　甘　草 5g

焦山楂 30g

5 剂，水煎服，每日一剂，分两次服用。

（2）西医对症治疗及健胃清肠合剂 500ml 灌肠配合治疗。

二诊：（8月8日）

患者口干口渴，发热，腹胀，腹泻量多。胸部 X 片示：两肺及心影异常，心衰合并肺部感染。舌淡、苔白腻，脉弦数。上方减金钱草、川牛膝，将焦山楂减量为 15g，小茴香调整为 20g，加强暖胃之功。7 剂，煎服法同上。

三诊：（8月18日）

患者病情危重，夜间持续低热，伴腹胀，无恶心呕吐，无鼻衄牙龈出血。查体：患者左下腹及剑突下包块，考虑假性囊肿可能性大。舌淡、苔白腻，脉沉缓无力。治宜：温阳益气，化浊利痰。处方：

黑附片 10g　炮干姜 15g　茯　苓 30g　陈　皮 10g

厚　朴 10g　苍　术 20g　浙贝母 10g　杏　仁 10g

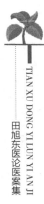

瓜　蒌 15g　甘　草 5g　枳　壳 15g

7 剂，水煎服，每日一剂，分两次服用。

四诊：（2014 年 8 月 25 日）

患者发热较前减轻，自诉乏力，大便通畅。查体：腹部微隆，上腹部压痛明显，反跳痛阳性，肠鸣音弱，约 3 次 /min，双下肢无水肿。复查 CT 示：胰腺炎脓肿引流术后，较前明显吸收。舌淡、苔白腻，脉沉缓无力。治宜：温阳化浊，行气利痰。处方：

炒薏米 30g　黑附片 10g　败酱草 30g　茯　苓 30g

泽　泻 20g　蒲公英 30g　白　术 30g　枳　壳 20g

桃　仁 15g　赤　芍 20g　厚　朴 10g　大　黄 5g

甘　草 5g

4 剂，水煎服，每日一剂，分两次服用。

五诊：（2014 年 8 月 29 日）

患者 SISRS 纠正，ARDS 纠正，故转出 ICU。但仍持续低热，伴胸闷气短，行床旁彩超示：膈肌上移明显，左侧肺膨胀不全并胸腔积液，已穿刺并放胸水治疗，腹部 CT 示：腹腔积液并包裹，腹水培养提示大肠埃希菌生长。中药效不更方，继服。

患者经治疗后，病情明显好转，继续中药治疗，于 10 月 13 日痊愈出院。

【用药思路】

重症急性胰腺炎是临床上常见的一种病情凶险、并发症多、病死率较高的急腹症。历代中医文献归为"胃心痛""脾心痛"范畴。如《灵枢·厥病》："厥心痛，痛如以锥针刺其心，心痛甚者，脾心痛也。"《三因极一病证方论》："脾心痛者，如针椎刺其心腹，蕴蕴然气满。"本病发展过程中出现的"心腹胀满硬痛而手不可近""心下痛，按之石硬"以及冷汗淋漓、脉微肢厥等病象，又与中医之"结胸""厥脱"等病证相似。

本患者由于素体肥胖加之饮食不节，恣食肥腻，损伤脾胃，积滞于中，酿湿化热，邪热食滞互结，致脾胃升降失常，湿热蕴结肝胆，脾胃实热，腑气不通，湿热结聚不散则酿生热毒，热毒血瘀互结，肉腐血败成脓。即所谓"邪热炽盛，郁火熏蒸，血液胶凝""伏火郁蒸血液，血被熬成瘀"是也。治疗初期以疏利肝胆、化湿泄浊、通腹消胀为大法，用大柴胡汤加减并配合健胃清肠合剂 500ml 灌肠治疗。中后期，假性囊肿形成，治宜温阳益气、化浊利痰为主，以真武汤合小承气汤加减，取得了满意疗效。本案立足于郁、结、热、瘀、厥等关键环节。紧紧围绕着"六腑以通为用"的原则。将"清通"与"温通"有层次地运用于各期。使"通法"不局限于是否存在燥屎。即吴又可所言"攻邪勿拘结粪"之意，通过攻下使毒有出路，瘀能通散。正如《医学真传》云："夫通则不痛，理也；但通之之法，各有不同。调气以和血，调血以和气，通也；上逆者使之下行，中结者使之旁达，亦通也，虚者补之使通，寒者温之使通，无非通之之法也。若必以下泄为通，则妄矣。"

在二诊中，患者出现"心衰合并肺部感染及腹泻量多"时，减清热利湿之金钱草，改茴香 15g，补火生土。《医林纂要》："茴香，大补命门，而升达于膻中之上，命门火固，则脾胃能化水谷而气血生，诸寒皆散矣。肝胆亦行命门之火，肝木气行，则水湿不留，虚风不作，故其功亚于附子，但力稍缓耳。"

通过对本案的回顾，使我从中深切感受到，田旭东不落窠臼，因时而动，以证为要素，活用经方的医术精湛。

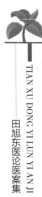
腹痛（慢性萎缩性胃炎）

张某某，女，51岁，2023年8月31日初诊。

【主诉】上腹部胀满、疼痛不适半年余。

【现病史】患者自诉半年前无明显诱因出现上腹部胀满、疼痛不适，忧虑恼怒或进食粗糙坚硬食物后痛亦加剧，大便秘结，排便不畅，2天一次，现患者为求进一步治疗，遂来医院就诊，胃镜检查报告提示：萎缩性胃炎。病理报告示：（胃角）萎缩性胃炎中度，被覆上皮及腺体轻度肠化，急性炎症活动期（中性粒细胞：+），HP（+）。现症见胃胀，纳差，伴反酸、乏力，大小便正常。

【查体】舌质淡，苔白腻，脉弦。腹软，全腹无明显压痛。

【中医诊断】腹痛（肝郁夹虚证）。

【西医诊断】慢性萎缩性胃炎。

【治法】疏肝理气，养血补脾。

【处方】逍遥散加减。

当　归15g	酒白芍15g	柴　胡10g	茯　苓15g
炒白术30g	甘　草5g	枇杷叶15g	桃　仁10g
枳　壳15g	莱菔子15g	焦六神曲15g	炒麦芽15g

共14剂，水煎服，每日1剂。嘱患者调畅情志，保持充足睡眠。

二诊：（9月21日）

患者诉服药后腹痛、便秘症状缓解，现偶见腹部困痛、胃脘部嘈杂感。舌质淡，苔腻，脉弦滑。拟将蜜枇杷叶加至20g，炒莱菔子加至20g，共14剂，水煎服，每日1剂。嘱患者调畅心神，注意饮食调节。

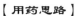

【用药思路】

本案证属肝郁夹虚证，情志郁结，气血失调，肝脾不和，而脘腹部胀痛，方选逍遥散加减以疏肝理气，养血补脾。清代末年，张秉成在所著《成方便读》中论述逍遥散时说："此方……以顺肝之性，而使之不郁。如是则六淫七情之邪皆治，而前证岂有不愈哉！"他所说的"顺肝之性"，有三个方面，一是调肝之气，二是养肝之血，三是培土扶木。实际是顺肝之性（如柴胡），扶肝之体（如当归、白芍），安肝之宅（如茯苓、白术、甘草），体充实则功用和，性安顺则无郁生，土厚墩则木滋养。逍遥散的药味，正合三个方面之性能。本案根据患者症状加蜜枇杷叶、桃仁以润肠通便；又在此基础上以枳壳、莱菔子理脾气，六神曲、麦芽消脾积，并炒焦以增强其解郁的功效。疗效显著，二诊时患者症状明显缓解，遂在原方基础上将蜜枇杷叶、炒莱菔子加量以降气除胀、巩固疗效。患者腹部胀痛不适感明显与情志失调有关联，因此在治疗时不仅要予以药物治疗，更要嘱患者保持情绪稳定，心情舒畅，避免喜怒忧思悲恐惊七情太过刺激。

腹痛（胆囊术后）

张某，女，45岁。2015年5月11日初诊。

【主诉】上腹部胀满、疼痛不适1周。

【现病史】患者2015年4月因"胆囊结石伴胆囊炎"行"胆囊切除术"。术后一周，患者出现腹胀、腹痛，无食欲，干呕，无呕吐、呕血，未通气，小便正常，大便未解，眠差。

【查体】形体消瘦，面色萎黄，干呕，无移动性浊音，肠鸣音减弱，舌质暗紫，苔白腻，脉细。

【中医诊断】腹痛（气滞血瘀）。

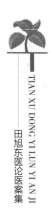

【西医诊断】胆囊术后。

【治法】温中行气，活血化瘀。

【处方】四磨汤加减。

沉　香5g　槟　榔10g　党　参20g　乌　药15g

枳　壳20g　炒白术15g　茯　苓20g　丹　参20g

甘　草5g

7剂，1日1剂，水煎，分两次服。

二诊：（5月18日）

患者诉服药后腹胀、腹痛症状明显缓解，现偶有腹部困痛、疲乏无力。舌质暗紫，苔略白，脉细。嘱患者调畅心神，注意饮食调节。处方调整：

沉　香5g　槟　榔10g　党　参20g　乌　药15g

枳　壳20g　炒白术15g　茯　苓20g　丹　参20g

桃　仁15g　甘　草5g

14剂，1日1剂，水煎，分两次服。

【用药思路】

术后胃肠功能障碍是指术后胃肠道协调运动非阻塞性延迟，导致胃肠内容物（包括气体、液体等）的累积，出现腹胀、腹痛、恶心、呕吐、肠鸣音减弱或消失、肛门停止排气排便等不适。胃肠功能紊乱等术后并发症，加重了患者的痛苦，对于身体恢复极其不利。因此，有必要促进术后胃肠功能的早期恢复。早期恢复胃肠道功能，缩短胃肠道动力抑制的时间，减轻肠管扩张，有助于促进机体恢复，减轻术后的痛苦，也有助于防止术后肠道细菌异位、菌群失调、毒素的吸收、感染、炎症反应及肠粘连梗阻等严重并发症的发生。还能减少液体的输入，增强机体抵抗力，缩短胃肠减压的时间，减少住院费用等。

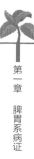

腹痛（结肠炎）

郭某某，男，34岁，2023年8月24日初诊。

【主诉】左下腹刺痛不适2月余。

【现病史】患者自诉2月前无明显诱因出现左侧下腹部刺痛，大便不成形，晨起泄泻，伴反酸，口干口苦，畏寒怕冷，纳差。现患者为求进一步治疗，遂来医院就诊，胃镜检查报告提示：慢性非萎缩性胃炎。结肠镜检查报告提示：①回肠末端炎。②结肠炎。现症见左下腹刺痛伴反酸，大便不成形，晨起泄泻，小便正常。

【查体】舌质淡，苔白腻，脉细濡。腹软，全腹无明显压痛。

【中医诊断】①腹痛。

②泄泻病（脾虚湿盛证）。

【西医诊断】①腹痛。

②结肠炎。

【治法】益气健脾，渗湿止泻。

【处方】参苓白术散加味。

党　参 15g	茯　苓 15g	麸炒白术 10g	白扁豆 10g
陈　皮 10g	山　药 30g	甘　草 5g	莲　子 5g
砂　仁 5g（后下）	薏苡仁 15g	桔　梗 5g	炮　姜 15g
煨诃子 15g	木　香 5g	槟　榔 15g	

14剂，水煎服，每日一剂，分两次服用。

二诊:（9月9日）

服上药14剂，自诉服药后腹泻症状明显缓解，现偶见左下腹刺痛，大便性状改善，两肋轻微刺痛。遂将党参加至20g，炮姜减至10g，去砂

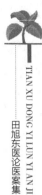

仁，加郁金 10g。14 剂，水煎服，每日一剂，分两次服用。

三诊：（9 月 23 日）

诉服药后症状缓解，现大便稀，肛门有坠胀感，口干口苦，反酸，饱食后上腹部胀痛，遂将麸炒白术加至 15g，加防风 5g。共 14 剂，水煎服，每日 1 剂。

【用药思路】

本例患者体型虚胖，工作时常久坐于办公室，平素甚少活动，晨起时出现大便溏泻，食纳差，肢体困倦，乏力。且舌质淡，苔白腻，脉细濡，可辨证为脾虚湿盛。《黄帝内经》有言"脾者，喜燥而恶湿也"，如若脾虚湿盛，则清阳受困遏，致使脾运化无权，导致水谷湿滞交阻，从而脾阳下陷，中焦为湿所困，黎明之时为阴随阳升之时，而脾阳下陷，阴湿阻滞故而为泻。这种晨起腹痛而后腹泻被称之为五更泻。五更泄泻又称晨泻、肾泻、鸡鸣泻，最早出现于《丹溪心法》"有每日五更处洞泻……随节饮食忌口，但得日间上半时无事，近五更其泻复作"。腹泻之痛不外乎"不荣则痛"与"不通则痛"。对于"不通则痛"者，李东垣提出了"通利之法"即"痛随利减，当通其经络，则疼痛去也"。对于"不荣则痛"者，则需辨气血阴阳之不足。本例患者属于阳气虚而痛者，补气助阳，健脾渗湿止泻便足矣；方选参苓白术散加减治疗，其中，四君子为君药，健脾渗湿；配伍山药、莲子助君药以健脾益气，且山药兼能止泻；并用白扁豆、薏苡仁助白术、茯苓以健脾渗湿，均为臣药。用砂仁醒脾和胃，行气化滞；陈皮、木香缓急、行气、止痛；煨诃子涩肠止泻；炮姜温胃散寒降浊，浊降清升；槟榔降气行水；桔梗宣肺利气，通调水道，又能载药上行，均为佐药；炒甘草健脾和中，调和诸药，为使药。全方共奏益气健脾、渗湿止泻功效。二诊时患者腹泻症状明显缓解，左下腹偶有刺痛，应是气血仍有瘀滞，遂将党参加量以气血双补，又加郁金以活血止痛、行气解郁。现大便稀，肛门坠胀感，口干口苦，反酸，饱食后上腹部胀痛，遂将麸炒白术加量以加强健脾益气、燥湿利水之功，又加一味防风以胜湿止痛。腹痛或为"不通"，或为"不荣"，不通的痛因为脏腑有血的保护所以一般为胀痛；不荣的痛则因为失去血保护的脏腑，被气直接攻击，所以会更加刺痛。我们在临床的辨治过程中只需根据患者的具体情况选择"通"或"荣"来治疗即可。

第九节　泄　泻

泄泻（慢性腹泻）

患者胡某，男，66 岁。2022 年 8 月 20 日初诊。

【主诉】间断性肠鸣、大便次数增加 1 年余。

【现病史】患者自诉 1 年前无明显诱因出现大便次数增加，2～3 次 / 日，呈糊状便，伴肠鸣，偶有急迫感，无腹痛，怕冷，喜热。平素食欲尚可，睡眠一般。

【查体】舌质淡，苔白略腻，边有齿痕，脉滑，腹部柔软，无明显压痛及反跳痛。

【中医诊断】泄泻（脾虚证）。

【西医诊断】慢性腹泻。

【治法】益气健脾，渗湿止泻。

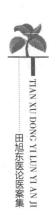
【处方】参苓白术散加味。

党　参 30g　　　炒白术 15g　茯　苓 15g　甘　草 5g

白扁豆 10g　　　陈　皮 10g　山　药 30g　莲　子 5g

砂　仁 5g（后下）薏苡仁 20g　桔　梗 5g　炮　姜 15g

桂　枝 15g

14 剂，水煎服，每日一剂，分两次服用。

二诊：（9 月 5 日）

服上药 14 剂，自诉服药后腹泻症状明显缓解，仍觉怕冷喜暖。原方调整薏苡仁 15g，炮姜 20g，桂枝 20g，加煨诃子 15g。14 剂，煎服法同上。

【用药思路】

王雨三先生说泄泻之症，有寒、热、虚、实、湿、风之分。故需要观其脉证，随证治之。《皇帝内经》云：暴注下迫，皆属于热。凡湿热内蕴，必泄泻无度，热邪需辨其脉洪数，口渴，身热，小便赤涩；寒泻多泻下清水，白沫，或腹痛，或肠鸣，脉迟弱；湿泻则需分寒湿、湿热，湿邪为阴邪，其性黏腻重浊，脾为湿土，同气相求，湿邪阻滞中焦脾胃，则脾不能升清，胃不能降浊，出现泄泻症状；虚泻则有脾虚、肾虚之分，脾虚者，饮食减少，右脉沉细，肾虚者，腰膝酸软，五更更甚，尺脉虚。叶天士在《临证指南医案》中提到，泄泻用药多以利水渗湿，补虚，理气，化湿多见，本案中患者大便次数增加，呈糊状，伴肠鸣，结合舌脉考虑为脾胃虚证，田旭东从辨证脾胃虚实入手，以求追本溯源，不妄用收涩之剂止泻而不留邪，予《太平惠民和剂局方》参苓白术散以益气健脾，渗湿止泻。《医方考》云："脾为万物之母，泄泻能坏人之母气故也。"脾胃者，土也。土虚则不能四布津液，水谷长留于胃而生湿也。脾胃虚弱，不能克制水谷，湿盛而作泻也。方中参术苓草健脾益气，山药、莲子、薏苡仁健脾渗湿，桔梗通调水道，培土生金，砂仁醒脾和胃，药证相合，疗效显著。另，田旭东强调，泄泻治疗时当兼顾肾阳不足，"上焦如雾，中焦如沤，下焦如渎"，中焦如同一口大锅，仍需要下焦火力旺盛方能腐熟水谷，若见下利清谷，完谷不化，属肾阳虚衰，火不暖土，腐熟无权，当兼顾温补肾阳，更见其效。

泄泻（肠易激综合征）

患者刘某某，女，17岁。2017年10月19日初诊。

【主诉】腹泻半月余。

【现病史】患者半月前无明显诱因出现腹泻，进凉食后腹泻加重，伴有恶心，腹泻严重时，每日4～5次，发作时无腹痛、腹胀，以稀溏便为主，患者学业压力较大，情志不舒，为求诊治，特来门诊。现症见神清，精神尚可，腹泻，恶心，纳差，情绪低沉，疲乏无力，睡眠尚可，小便正常。

【查体】发育及营养均较好，舌质淡红，苔白，脉细弱，腹部柔软，无压痛。

【中医诊断】泄泻（脾气虚证）。

【西医诊断】肠易激综合征。

【治法】补气健脾，温中止泻。

【处方】参苓白术散加减。

炒白术 15g　炒山药 30g　莲　子 15g　白扁豆 15g

薏苡仁 30g　茯　苓 15g　桔　梗 5g　砂　仁 5g

党　参 15g　甘　草 10g　干　姜 10g　藿　香 10g

车前子 15g

7剂，水煎服，每日一剂，分两次服用。

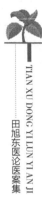
二诊：（2月16日）

服上药 7 剂，腹泻次数较前较少，情绪稍舒，恶心症状基本缓解，仍觉疲乏无力。舌脉同前。拟调整藿香 5g，车前子 10g。7 剂，煎服法同上。

三诊：（2月23日）

又服上药 7 剂，患者腹泻、恶心症状基本缓解，情志舒畅，疲乏无力症状较前明显减轻。去藿香、车前子二药，调整干姜 5g。14 剂，煎服法同上。后患者复诊，腹泻、恶心、疲乏症状均消除，舌质淡红，苔薄白，脉缓有力。嘱其调情志，勿劳累，避免过食寒凉食品。1 年后随诊，腹泻一直未发作。

【用药思路】

泄泻一病，中医常责之于脾虚、湿盛两个方面，其主要治则不外补虚泻实两端。本例患者为年轻女性，虽无泄泻发病的直接病因，但有学业压力大、思虑过度的诱因，忧思伤脾，脾气不足，运化乏力，则见腹泻。从基本病机看，应以补气健脾为主，参苓白术散为主方。因患者泄泻半月有余，当标本同治，加车前子利水，分利水液，"利小便以实大便"。患者进凉食腹泻益甚，恐有脾阳损伤之虞，故以干姜温建中阳。脾虚不能受盛运化水谷，故见纳差症状，加藿香芳香醒脾，调畅脾胃升降之气。前期健脾补气为主，兼以温中止泻，后期泄泻、恶心症状缓解，则缓缓温补，脾气渐复，则泄泻自止。患者已有脾虚泄泻之证，虽调理痊愈，仍应注意日常饮食，防止外邪侵里，再次复发，故嘱患者避免过食寒凉食品。

泄泻（腹泻型肠易激综合征）

患者李某某，女，37 岁。2017 年 10 月 15 日初诊。

【主诉】 间断腹泻 3 年余，加重 2 天。

【现病史】患者自诉间断性腹泻 3 年余，腹泻多为恼怒、饮食不节后发生，发作前常有腹部隐隐作痛，每次排便后腹痛明显减轻，大便时溏时薄，偶有黏液，但无脓血。曾多次至当地县中医院就诊，行电子结肠镜示：未见明显异常。诊断为"肠易激综合征"，并多次服中西医药物治疗（具体药物及剂量不详），病情仍反复发作。现患者上述症状加重，腹泻每日可达 11 次，胁肋部偶有胀痛，怕冷，手足不温，夜寐差，纳食差，小便可，体重无明显减轻。

【查体】发育良好，营养中等，精神差，痛苦面容，腹平坦，腹软，全腹无明显压痛、反跳痛，未触及明显包块，移动性浊音阴性。舌淡胖、有齿痕，苔白腻，脉弦细。

【中医诊断】泄泻（肝郁脾虚，肾阳亏虚）。

【西医诊断】腹泻型肠易激综合征。

【治法】疏肝健脾，温阳补肾。

【处方】痛泻要方加味。

炒白术 15g　陈　皮 10g　白　芍 10g　防　风 5g

山　药 20g　干　姜 10g　茯　苓 15g　升　麻 6g

乌　梅 10g　白扁豆 15g　合欢花 10g　炙甘草 6g

7 剂，水煎服，每日一剂，分两次服用。

中成药健胃止泻合剂（甘肃省中医院院内制剂）2 瓶，50ml/ 次，每日 2 次。同时嘱患者畅情志、调饮食、适起居。

二诊：（10 月 26 日）

患者服上药 7 剂，腹泻、恶心症状基本缓解，情志舒畅，疲乏无力症状较前明显减轻。原方去藿香、车前子二药，调整干姜 5g。14 剂，煎服法同上。

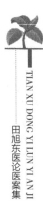

三诊：（11 月 10 日）

患者服上药 14 剂，腹泻、恶心、疲乏症状均消除，舌质淡红，苔薄白，脉缓有力。嘱其调情志，勿劳累，避免过食寒凉食品。1 年后随诊，腹泻一直未发作。

【用药思路】

祖国医学将肠易激综合征腹泻型归属于中医泄泻病范畴。病位主要在肠，与肝、脾、肾密切相关，病理因素常与湿邪关系最密切，但同时可夹寒、夹热、夹食，其发病与情志因素有很大的关系。患者平素脾气暴躁、易怒或抑郁均可致其情志失调，肝郁气滞，木郁不达，久则伤脾，致肝脾不调；患者喜食辛辣刺激食物，郁郁寡欢，均可损伤脾胃，易导致脾土虚；叶天士在《临证指南医案·泄泻》中提出"阳明胃土已虚，厥阴肝风振动"之说，可见土虚木乘，致使脾运化水湿功能失调，水湿困脾；升降失常，清阳不升，浊阴不降，遂致泄泻，正如《皇帝内经》云："清气在下则生飧泻……"《景岳全书·泄泻》篇说："凡遇怒气便作泄泻者，必先怒时夹食，致伤脾胃，故但有所犯，即随触而发，此肝脾二脏之病也，盖以肝木克土，脾气受伤而然。"《景岳全书·泄泻》篇中指出："若饮食不节，起居不时，以致脾胃受伤，则水反为湿，谷反为滞，精华之气不能输化，乃至合污下降而泻痢作矣。"脾失运化同时可致小肠无以分清泌浊，大肠传导功能失调，水反为湿，谷反为滞，肠中湿热为患，亦可导致泄泻、肠鸣、腹痛。若患者脾病日久不愈，继而发展为肾阳亏虚，命门火衰，温煦脾土功能严重失调，使脾无以腐熟水谷，运化失常，从而引起泄泻。正如《张氏医通》云："肾脏真阳虚则水邪胜，水气内溢，必责脾而为泄泻。"故中医学认为本病病理机制主要为肝郁脾虚，肾阳亏虚。治则以疏肝健脾，温阳补肾为主，方用加味痛泻要方。

痛泻要方，记载于《丹溪心法》卷2："痛泻"；《景岳全书》引刘草窗方。痛泻要方因其有补脾柔肝、祛湿止泻功效，常用于肝脾不和之痛泻的治疗。正如《医方考》所指："泻责之脾，痛责之肝，肝责之实，脾责之虚，脾虚肝实，故令痛泻。"加味痛泻要方在原方基础上加茯苓、山药、干姜。方中白术苦甘温，以补脾燥湿治土虚；白芍，因其酸寒，故能柔肝缓急止痛，与白术相配伍，二者能土中泻木；陈皮辛苦而温，燥湿理气，和胃醒脾；"肝欲散，急食辛以散之"，故配伍防风，从而有同时辛散肝郁功效。又与术、芍同用，辛散肝郁，香能舒脾，具有胜湿止痛以止泻。正如汪昂《医方集解·和解之剂》篇说："此足太阴、厥阴药也。白术苦燥湿，甘补脾，温和中；芍药寒泻肝火，酸敛逆气，缓中止痛；防风辛能散肝，香能舒脾，风能胜湿，为理脾引经要药；陈皮辛能利气，炒香尤能燥湿醒脾，使气行则痛止。"四药合用，脾健肝柔而痛泻自止。茯苓，性平，味甘、淡，甘能补益，淡可渗湿，为健脾渗湿常用药。山药补肾止泻，助茯苓益气健脾渗湿，《本草纲目》中所说"益肾气，健脾胃"正是如此。干姜温中散寒，回阳温肾。若久泻，可加炒葛根、升麻，以升阳止泻，因酸能治肝，涩能敛肠，故亦可加乌梅以涩肠止泻。若腹痛拘急，可加甘草，与芍药同用，缓急止痛。

现代医学药理研究示，芍药对实验家兔的离体肠管有降低肌张力和抑制运动的作用。实验研究也证实芍药甘草汤对横纹肌、平滑肌的痉挛，有镇静抑制作用；白术对小肠肠管活动有双向调节作用，当肠管兴奋时呈抑制作用，而肠管抑制时呈兴奋作用。陈皮煎剂对家兔及小白鼠离体肠管，麻醉兔、犬的胃及肠运动均有直接抑制作用；山药对实验大鼠脾虚模型有预防和治疗作用，对离体肠管运动有双向调节作用，有助于消化。由此可见，加味痛泻要方不仅符合传统医学对D-IBS的辨证施治，而且也针对现

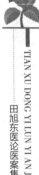
代医学对此病的对症治疗。

综上，加味痛泻要方治疗腹泻型肠易激综合征体现了中医学辨证论治之法，用药合理，组方精准，标本兼顾，疗效确切，值得临床上长期应用。但是临床上运用加味痛泻要方的同时，也要嘱咐患者调整心态、愉悦心情，合理饮食，戒食辛辣刺激食物，从而有效地改善患者的生活质量。

泄泻（慢性腹泻）

患者赵某，男，66岁，2022年7月4日初诊。

【主诉】间断性肠鸣、腹泻5月。

【现病史】患者间断腹泻5月余，发则腹痛，大便溏薄，睡眠差，食欲一般，自行服用西药多种后，上述症状并未减轻，为求进一步诊治，遂来医院门诊就诊。

【查体】身体偏瘦，精神差，舌质淡，体胖，边有齿痕，苔白腻，脉沉。

【中医诊断】泄泻（脾胃虚证）。

【西医诊断】慢性腹泻。

【治法】健脾益气，化湿止泻。

【处方】参苓白术散加减。

党　参30g　茯　苓15g　麸炒白术10g　白扁豆10g

陈　皮10g　山　药30g　甘　草5g　　莲　子5g

砂　仁5g　薏苡仁20g　桔　梗5g　　炮　姜15g

桂　枝15g　煨诃子15g

14剂，水煎服，每日一剂，分两次服用。

二诊：（7月20日）

　　患者服用上药 14 剂后，自诉大便已成形，1 ~ 2 次 / 日，腹痛逐渐消失，睡眠改善，食欲增进，舌质淡，苔薄白。效不更方，在原方的基础上稍作调整，薏苡仁 15g、炮姜 20g、桂枝 20g。14 剂，水煎服，每日一剂，分两次服用。

　　嘱患者注意饮食习惯，忌生冷，清淡饮食，不定期门诊随访治疗。

【 用药思路 】

　　《素问·阴阳应象大论》："湿盛则濡泄。"脾喜燥而恶湿，外感湿邪，或内生水湿，湿性黏腻缠绵，困遏脾阳，脾失健运，清浊不分而水谷并走大肠，发为泄泻。《素问·阴阳应象大论》亦云："清气在下，则生飧泄。"若脾气虚弱而不能升清，浊气亦不得下降，则运化失常，清浊不分，并走于下而见便溏、泄泻。本患者素脾胃虚弱，大便溏薄，本方直入脾经，补脾阴，升脾气。山药甘平，归脾肺肾经，既能养阴，又能补气，养阴而不滋腻，补而不滞，为补脾阴之上品；扁豆、党参健脾益气生津，皆为气阴并补之药；砂仁乃芳香醒脾之药，可疏畅气机、宣化湿浊、健胃醒脾；薏仁渗湿健脾，桔梗炒令深黄色，既入中焦以培土生金，又可通条气机；方在配伍上以甘味药为主，补脾味、育脾阴，又并用补气渗湿之品，佐以桔梗宣通气机。除此之外，嘱患者改变饮食习惯，忌食生冷，少食多餐，平时注意保暖。

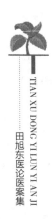
第十节 痢 疾

痢疾（溃疡性结肠炎）

患者邢某某，女，29岁。2022年2月4日初诊。

【主诉】大便稀薄，伴黏液脓血便2年余，加重2日。

【现病史】自诉平日饮食不规律，2年前逐渐出现大便稀薄，伴少量黏液脓血便，腹部隐隐作痛等症状，未予以重视，自购中成药服用，自诉效果不佳，2日前大便中脓血量较以往增多，遂求治于医院，粪常规提示：黏液（＋）；结肠镜（2021—8）提示：溃疡性结肠炎（直肠部活动期轻度）。现大便稀薄（2～3次/日），夹杂少量黏液脓血便，伴里急后重、腹部隐隐作痛、腹胀、腹部喜暖、疲乏困倦等症状。

【查体】神志清，精神差，面色微黄，腹平软，脐周压痛（＋），无反跳痛及肌紧张，肝区叩击痛（－），胆囊无触痛，墨菲氏征（－），肠鸣音5～6次/min，舌质淡胖，有齿痕，苔白腻，脉细弱。

【中医诊断】痢疾（脾虚湿盛证）。

【西医诊断】溃疡性结肠炎（直肠部活动期，轻度）。

【治法】健脾祛湿，理气和中。

【处方】参苓白术散加减。

党　参30g　　茯　苓15g　　麸炒白术10g　白扁豆10g

陈　皮10g　　麸炒山药30g　甘　草5g　　莲　子5g

砂　仁 5g　　　焦山楂 10g　　　桔　梗 5g　　　马齿苋 30g

焦山楂 10g　　　黄　连 5g　　　麸炒薏苡仁 15g

共 14 剂，水煎服，每日一剂，分两次服用。

二诊：（2 月 19 日）

服上药 7 剂症状明显改善，大便已成形（2 次/日），少量脓血便，现腹部胀满不适，舌淡胖，苔白腻，脉细，治以健脾祛湿止泻；处方：原方加炒麦芽 15g，麸炒白术增加至 20g，麸炒薏苡仁增加至 30g。7 剂，煎服法同上。

三诊：（3 月 4 日）

服用 7 剂诸症缓解，于二诊方药加黄芪 15g，续服 7 日。追踪 1 年，符合临床疗效，临床缓解标准；2023 年 3 月复查肠镜符合肠镜，疗效黏膜愈合标准，活检 Geboes 指数提示为 I 级。

【用药思路】

根据溃疡性结肠炎黏液脓血便的临床表现及反复发作、迁延难愈的病情特点，属于中医"痢疾""久痢"范畴。素体脾气虚弱是发病基础，感受外邪、饮食不节、情志失调等是主要的发病诱因。病位在大肠，与脾、肝、肾、肺诸脏的功能失调有关。病理因素主要有：湿热、瘀热、热毒、食积、痰浊、气滞、血瘀等。田旭东推崇辨虚实、查寒热、分期论治，认为溃疡性结肠炎发作期起病较急，多为实证、热证，以大肠湿热证多见，宜清热化湿，调和气血；缓解期病程缓慢，多为虚证、寒证，以脾虚湿蕴证多见，宜健脾益气，渗湿止泻。其用药加减也别出心裁，始终以清热解毒凉血、消导护胃之品贯穿疾病全程，再根据患者病情变化及临床辨证辅以祛湿、化瘀、益气，取得了良好的临床疗效。而临证之中，又当根据辨证及病情变化灵活选择方药及加减。倘因疾病迁延不愈、反复发作致疾病

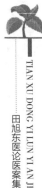

性质发生改变成寒热错杂证，症见大便稀薄，夹有黏冻，腹痛绵绵，肛门灼热，畏寒怕冷，口渴不欲饮，苔薄黄，脉细弦者，予以半夏泻心汤加减以温中补虚，清热化湿。若因饮食积滞而见大便臭如败卵、嗳腐酸臭、舌苔厚腻、脉滑者，予以保和丸加减消食导滞；若因情志因素诱发而见痛即腹泻、泻后痛解、脉弦者，则加痛泻要方以疏肝理脾。

此病病程缓慢，达 2 年之久，且反复发作，大便稀薄，腹部隐痛，为虚象，白多赤少，食用生冷则腹泻，腹痛加重，为寒象，综合为虚证、寒证，符合缓解期，结合舌脉舌质淡胖，有齿痕，苔白腻，脉细弱，辨证为脾虚湿盛证。患者近日症状加重，且伴脓血，此为湿邪日久化热，毒瘀内蕴，损伤肠络。给方施治时针对患者脾虚为本，湿、毒为标的病机，所以在健脾祛湿的同时，方中加入大剂量马齿苋及黄连以清热解毒。二诊患者胀满不适症状为重，大便仍 2 次 / 日，继续加大麸炒白术健脾，加大麸炒薏苡仁的量以渗湿止泻，同时加入炒麦芽以消导，顾护胃气。三诊则在二诊消导的基础上加入黄芪以益气升举，继续巩固疗效。

痢疾（溃疡性结肠炎）

患者宋某某，男，59 岁。2021 年 6 月 10 日初诊。

【主诉】间断性腹泻腹痛，伴黏液脓血便 4 年，加重 1 周。

【现病史】患者 4 年前因食用辛辣刺激饮食后出现腹痛，腹泻（4 ~ 5次 / 日），伴有少量脓血，期间未予以重视，后上述症状逐渐加重，遂就诊于兰州大学第二医院，确诊为溃疡性结肠炎，辅助检查提示：血红蛋白108g/L。粪常规示：隐血（++）。2021 年 6 月 9 日查结肠镜示：溃疡性结肠炎（广泛结肠、活动期、中度）。黏膜组织活检：盲肠：可见隐窝脓肿，呈重度活动性炎，伴溃疡形成。升结肠：结肠黏膜慢性炎细胞增多，伴轻度活动性炎。横结肠：结肠黏膜慢性炎细胞增多。降结肠：结肠黏膜慢性炎细胞增多，伴轻度活动性炎。乙状结肠：结肠黏膜灶状慢性炎细胞增多。直肠：慢性直肠炎，伴轻度活动性炎，可见黏膜基底部浆细胞和淋巴细胞。服用美沙拉嗪肠溶片（0.5g/ 日，2 次 / 日）1 年余，自诉效果不佳，因恐惧糖皮质激素疗法，遂来医院就诊，现腹泻（4 ～ 5 次 / 日）夹杂黏液脓血便，赤白相间，泻下急迫，泻后缓解，伴里急后重，时胃脘部胀满，嗳腐吞酸，不欲饮食。

【查体】发育及营养均较好，腹平软，左下腹部压痛（+），无反跳痛及叩击痛（－），胆囊无触痛，墨菲氏征（－），肠鸣音活跃，6 ～ 7 次 /min。舌淡、舌苔根部黄腻，脉滑。

【中医诊断】痢疾（食积证）。

【西医诊断】溃疡性结肠炎（广泛结肠、活动期、中度）。

【治法】消食导滞，清热化湿。

【处方】保和丸加减。

焦六神曲 15g	焦山楂 10g	法半夏 9g	茯　苓 15g
炒莱菔子 20g	陈　皮 10g	炒麦芽 15g	马齿苋 30g
地榆炭 15g	炮　姜 5g	麸炒山药 30g	丹　参 20g

14 剂，水煎服，每日 1 剂，分两次服用。

联合美沙拉嗪肠溶片 0.5g/ 日，2 次 / 日。

二诊：（6 月 25 日）

服药后腹痛症状缓解过半，大便仍不成形，仍伴有少量脓血，于原方基础上加豆蔻 10g，炮姜增至 10g，丹参增至 30g，再服 14 剂。

三诊：（7 月 10 日）

继续服用 2 周后，诸症状明显改善，偶有腹泻 1 ～ 2 次 / 日，于二诊

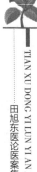
方药山楂增至 15g，加炒鸡内金 10g。后追踪 1 年，符合临床疗效、临床缓解标准；2022 年 4 月复查肠镜符合肠镜疗效内镜应答标准，后持续辨证服药。

【用药思路】

古人称痢为滞下，亦有无积不成痢之说，所以痢因积滞而成者，亦为常见。李用粹《证治汇补·下窍门》云："滞下者，谓气食滞于下焦肠癖者，谓湿热积于肠中，即今之痢疾也，故曰无积不成痢，痢乃湿热食积三者。"故溃疡性结肠炎多见湿热蕴积肠道，兼夹积滞，治疗上应消导、化滞，邪去则正安。

患者胃脘部胀满，嗳腐吞酸，不欲饮食，肛门坠胀。舌苔根部黄腻，为积滞之象，给予保和丸以消食导滞，马齿苋、地榆为经验用药，以清热燥湿解毒、凉血止血，再辅以山药、半夏等健脾利湿。炮姜温补，丹参化瘀，止血通络。二诊则加入豆蔻化湿，加大丹参剂量以化瘀止血，三诊则加入炒鸡内金消导护胃，加大山楂剂量，消导兼行气散瘀。

痢疾（溃疡性结肠炎）

患者邢某，女，30 岁。2021 年 10 月 28 日初诊。

【主诉】腹泻伴黏液脓血便 3 月余，加重 7 日。

【现病史】患者自诉 3 月前无明显诱因出现大便次数增加，4 次 / 日以上，呈黏液脓血便，伴肠鸣，伴腹痛腹胀，无恶心呕吐，无发热，饮食如常，外医院就诊查肠镜示溃疡性结肠炎（报告单未见），长期口服美沙拉嗪治疗。近 7 天因饮食不慎后，出现上述症状加重，就诊医院门诊，症见：腹泻，6 次 / 日，呈黏液脓血便，肠鸣，腹胀腹痛，里急后重。

【查体】舌淡苔白，脉滑，腹部柔软，左下腹压痛，无反跳痛及肌紧张。

【中医诊断】痢疾（脾虚湿盛）。

【西医诊断】溃疡性结肠炎。

【治法】健脾渗湿，凉血止痢。

【处方】参苓白术散加味。

党　参30g　　　炒白术10g　　　茯　苓15g　甘　草5g

白扁豆10g　　　陈　皮10g　　　山　药30g　莲　子5g

砂　仁5g（后下）　麸炒薏苡仁15g　桔　梗5g　马齿苋30g

焦山楂10g　　　黄　连5g

14剂，水煎服，每日一剂，分两次服用。

二诊：（11月8日）

服上药14剂，自诉服药后症状缓解，原方基础上加炒麦芽15g，14剂，水煎服，每日一剂，分两次服用。

三诊：（11月22日）

服上药14剂，自诉服药后症状明显缓解，大便脓血消失，现下腹胀不适，大便正常。二诊基础上调整：炒白术为20g，麸炒薏苡仁为30g。14剂，水煎服，每日一剂，分两次服用。

四诊：（2022年1月17日）

服上药14剂，自诉服药后症状改善，大便正常，无脓血便，偶有腹部胀满隐痛。三诊基础上调整：炒白术为10g、茯苓为10g、减砂仁，21剂，水煎服，每日一剂，分两次服用。

五诊：（2022年2月19日）

服上药21剂，自诉服药后症状缓解大半，现自觉腹胀满，排气多。四诊基础上调整：炒白术为15g、山药为20g、加黄芪15g，14剂，水煎服，

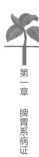

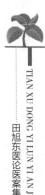

每日一剂，分两次服用。

六诊：（2022年7月11日）

患者服药后症状缓解，近半年病情平稳，今日就诊自诉大便成形，无黏液脓血便，偶有夜间胀满不适。五诊基础上调整：茯苓为15g、麸炒薏苡仁为15g、加槲寄生20g。14剂，水煎服，每日一剂，分两次服用。

其后患者病情平稳，未再就诊。

【用药思路】

痢疾为病，多好发于秋季，秋季五行属金，五气属燥，五脏属肺，五腑属大肠。大多因为肺气奋郁，肺失宣降，肺与大肠相表里，大肠津液枯竭涩滞，不能滑利所致。肺气郁闭不能下降，送粪而出。肠中邪气滞留，损伤气血，故见里急后重、下痢赤白脓血等症。当在分清虚实寒热的基础上，辨证施治。

李东垣《脾胃论》中提到"饮食不节，起居不时者阴受之，阴受之则入五脏，入五脏则满闭塞，下为飧泄，久为肠澼"，由此可见，本病的发生与饮食起居密切相关，饮食不节，超过了脾胃的承受能力，留滞肠内，发为本病。

田旭东常常强调刘完素"调气则后重自除，行血则便脓自愈"的治则。本案患者有大便次数增加，下利脓血，腹胀腹痛，结合舌苔脉象考虑有脾虚基础，方药以参苓白术散为主方，加减化裁，加入黄连、马齿苋以清化湿热，凉血止血，止痢；焦山楂化瘀消积。二诊后加入炒麦芽15g以增加消食和胃之功。在治疗溃疡性结肠炎时，田旭东常常使用中药灌肠治疗，例如地榆、槐花、黄连、黄芩等药物，联合口服药物治疗，疗效显著。

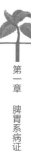

痢疾（溃疡性结肠炎）

患者张某，女，56岁。2021年8月10日初诊。

【主诉】腹泻夹有脓血便反复发作3年余，加重半月。

【现病史】患者于3年前秋天外出旅游，途中受雨淋感冒，引发腹泻，每日5～6次，夹有脓血，在当地医院服中西药治愈。此后每逢情志不畅，饮食不节，或感冒受凉，即引发腹泻，有时日达10余次。于2012年5月18日在某医院住院治疗，期间行电子纤维结肠镜检查，诊断为慢性溃疡性结肠炎。经服用柳氮磺胺吡啶及输液治疗，好转出院。出院后2月，参加一次婚宴，又引发腹泻，在当地医院住院治疗，未见好转。近半月来，症状加重，影响正常上班，故前来医院求治。患者精神欠佳，面色白，形体消瘦。自诉每日腹泻8～10次不等，腹痛即泻，每次量少，粪质溏稀，夹有黏液脓血，里急后重较甚。每次泻前脐周及左下腹隐痛，便后稍舒，凌晨起床，必先如厕2～3次，手足欠温，腰膝酸困，畏寒怕冷，食欲不振。

【查体】舌体胖大，边有齿痕，舌色淡红，舌苔白腻，脉沉弦，尺脉缓弱。

【中医诊断】痢疾（肝胃不和，脾肾阳虚，食积湿阻，兼气滞血瘀）。

【西医诊断】溃疡性结肠炎。

【治法】疏肝和胃，健脾补肾，祛湿化积，理气化瘀。

【处方】痛泻药方、桃花汤、香连丸、芍药甘草汤合方加味。

白　术20g　　白　芍20g　　陈　皮10g　　防　风5g

赤石脂20g　　炮干姜20g　　山　药20g　　制附片10g（先煎）

木　香10g　　黄　连10g　　炒苡仁30g　　焦山楂30g

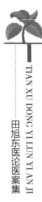

藿　香15g　地榆炭15g　仙鹤草20g　甘　草6g

14剂，水煎服，每日一剂，分两次服用。

二诊：（8月18日）

药后大便次数减至每日4～6次，血便减少，仍有白黏冻，腹痛减轻，里急后重略减，有食欲感，余症同上。舌体胖大，边有齿痕，舌色淡红，苔白略减，脉沉弦，尺脉缓弱。药已见效，上方加马齿苋15g，乌梅10g，以增加祛湿止血之功。继服，煎服法同上。

三诊：（8月26日）

患者腹痛即泻症状缓解，大便每日3～5次，有少量血便，白黏冻较多，里急后重轻，食纳增加，腰膝酸困，仍有畏寒感。舌体略胖大，舌色淡红，苔白，脉沉缓弱。患者肝气条达，湿浊积滞减少，病情好转，故守法调治，去防风、马齿苋，加党参20g，砂仁5g，以增强健脾化湿之功。继服，煎服法同上。

四诊：（9月3日）

患者精神好转，大便次数大减，每日1～3次，粪便已有成形状，血便已止，便后仍有少量黏液，白冻减少，腹痛、里急后重轻，食纳大增，腰膝酸困轻，畏寒好转。舌体略胖大，舌边齿痕减少，脉沉略缓、有力。据脉症分析，病邪已祛大半，脾肾虚弱尚未全复。方药调整，加强健脾补肾之力，佐以理气活血化湿之品。方药：四君子汤（《太平惠民和剂局方》）、四神丸（《证治准绳》）、合香连丸（《李绛兵部手集方》）加减。

五诊：（9月12日）

患者精神转佳，大便基本每日1次，偶尔2次，粪便成形，已无脓血黏液，腹痛、里急后重已愈，腰膝酸困大减，略感畏寒。舌体略胖大，舌边齿痕减少，舌色淡红，苔白不腻，脉沉缓。以上方健脾补肾为主，兼调

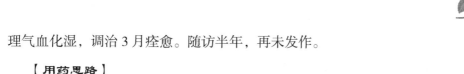

理气血化湿，调治 3 月痊愈。随访半年，再未发作。

【用药思路】

本例患者病位在结肠，与肝、脾、肾关系密切。依据脉症分析，属肝胃不和，脾肾阳虚，兼有湿邪下注肠道，致气滞血凝，治宜扶正祛邪兼顾，疏肝和胃，健脾补肾，兼理气化瘀，祛湿逐邪。

患者每逢情志不畅，饮食不节，或感冒受凉，则引起复发，为肝郁不达，木旺克土，脾虚失运，食积湿滞，日久胶结肠道，渐成下痢赤白，腹痛即泻，泻后痛减，故选痛泻药方泻肝补脾；病情迁延不愈，损伤脾土，脾虚日久，渐而及肾，致脾肾阳虚，症见凌晨即泻，腰膝酸困，畏寒怕冷，脉沉弱，故配合桃花汤加附片、山药温补脾肾；正虚邪郁，下注肠道，致气血凝滞，损伤肠膜，症见下痢赤白，里急后重，故用香连丸合芍药甘草汤加藿香、薏苡仁、仙鹤草、地榆炭、焦山楂，以化湿祛浊，调理气血，护膜止血。全方攻补兼施，扶正祛邪。初治以祛邪为主，佐以扶正健脾补肾，后期巩固治疗以扶正为主，佐以化湿祛邪，调理气血，正气恢复，身体抗病御邪能力增强，故半年多来，再未发作。

第十一节　便　　秘

便秘（习惯性便秘）

患者陈某，女，57 岁。2014 年 7 月 10 日初诊。

【主诉】纳差、便秘 5 月余。

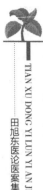
【现病史】患者于 5 月前，因家庭琐事致情志不畅，继而出现脘闷纳呆，两胁胀满，大便秘结，6～7 日一行。自服多种导泻药物，开始时排便尚可，服用两周后大便如前。刻下症见：形体消瘦，烦躁易怒，眠差，纳呆恶心，两胁胀满，时有腹痛，大便秘结，粪质干燥，6～7 日一行。舌淡，苔薄白、根微黄腻，舌边尖红，有齿痕，脉沉细。

【西医诊断】习惯性便秘。

【中医诊断】便秘（气秘）。

【证型】脾虚气滞，传导失司。

【治法】健脾疏肝，泻肺通便。

【处方】

生白术 30g 枳　壳 15g 杏　仁 10g 佛　手 10g

炙甘草 6g 半　夏 10g 莱菔子 15g 钩　藤 10g（后下）

5 剂，水煎服，每日一剂，分两次服用。

二诊：（7 月 16 日）

服药后两胁胀满好转，食欲增加，恶心消失，大便明显好转，每日一行，粪质适中。自觉疲乏，上方加党参 30g，加强健脾益气作用。7 剂，煎服法同前。

此后，患者每周来诊，根据病情变化，适当增减药味，如眠差，加远志、酸枣仁以养心安神；胁肋胀痛不适，加郁金、白芍疏利肝胆。调治一月后所有不适症状消失。

【用药思路】

从肝脏病机的角度来说，主要在于肺、脾、胃，肠道气机不畅、传化失司，在通便之时参用理气沉降之品，以助行滞。《杂病源流犀烛》曰"然总之老年之气虚，津液往往不足，切不可轻用硝黄，恐重竭其津液，致秘结更甚也。"

本方以生白术润燥，枳壳宽肠下气、行气，杏仁通降肺气，钩藤解痉以降气，"钩藤是足厥阴、手少阴之要药，少阴主火，厥阴主风，风火相搏，……但风火之生多因于肾水不足，以致木标火实，于补阴药中少用钩藤，则风火易散，则交通阴阳，调剂上下之德"。

便秘（习惯性便秘）

患者张某，女，26 岁。2014 年 5 月 16 日初诊。

【主诉】反复便秘 2 年余。

【现病史】患者于 2 年前感冒后出现大便秘结，长则 7 日一行，短则 4 日一行，粪质干结。服"果导片"虽排宿便较多，但自觉未能解尽，肛周局部时有下坠。刻下：精神差，大便秘结，腹部胀满不适，少腹隐痛，纳差。舌淡苔腻，脉弦。

【西医诊断】习惯性便秘。

【中医诊断】便秘（气秘）。

【证型】肺气郁闭，肝失疏泄。

【治法】泻肺疏肝，调气通便。

【处方】

生白芍 20g　生白术 30g　枳　壳 15g　升　麻 10g

杏　仁 10g　莱菔子 30g　甘　草 5g　茴　香 30g

枇杷叶 15g　全瓜蒌 15g　桑　叶 10g

5 剂，水煎服，每日一剂，分两次服用。

二诊：（5 月 21 日）

服药后大便明显好转，每日一行，腹部胀满消失。效不更方，原方再

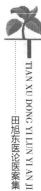

进 10 剂，煎服法同前。

【用药思路】

便秘一证，乃临床常见病、多发病。现在随着人们的饮食习惯、生活习惯的变化，好发生于各个年龄阶段。患者为肺气郁闭、肝失疏泄之故。《石室秘录》曰"大便秘结者，人以为大肠燥甚，谁知是肺气燥乎，肺燥则清肃之气不能下行于大肠"，宣肺气亦即"提壶揭盖"之变法。方以全瓜蒌、杏仁、枇杷叶、桑叶宣降肺气。肺主宣发肃降，与大肠相表里，肺气通而大肠气降，肝主疏泄有肝气而推动，二者一升一降，共同完成肠道功能的发挥。枳壳下气降肝；生白芍柔肝敛肝；厚朴除胀，茴香温肝而止少腹疼痛，共奏调气温肝之旨。

田旭东在本病的治疗中，立足于脏腑功能之间的协调，重视气机的升降出入。常引《素问·六微旨大论》"出入废则神机化灭，升降息则气立孤危。故非出入，则无以生长壮老已；非升降，则无以生长化收藏。是以升降出入，无器不有。故器者生化之宇，器散则分之，生化息矣。故无不出入，无不升降"。告诫学生升降出入在脾胃病治疗当中的重要性。便秘虽属大肠传导失司，但与肺、脾、肝、肾等脏腑甚为密切。忌讳不辨病机，一味使用通下之法，滑利之品，虽一时取效，却后患无穷，变证迭出。再则长期使用刺激性泻药，反倒加重便秘，造成大肠黑便病。田旭东在药物的治疗中，经常建议患者：①舒缓情绪。②养成定时排便的习惯。③多食富含纤维素的食品。

便秘（便秘型肠易激综合征）

患者张某，女，22 岁。2018 年 6 月 20 日初诊。

【主诉】大便干结难解 2 年余，加重 1 周。

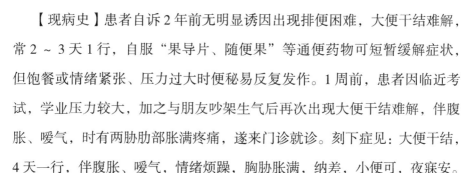

【现病史】患者自诉2年前无明显诱因出现排便困难，大便干结难解，常2～3天1行，自服"果导片、随便果"等通便药物可短暂缓解症状，但饱餐或情绪紧张、压力过大时便秘易反复发作。1周前，患者因临近考试，学业压力较大，加之与朋友吵架生气后再次出现大便干结难解，伴腹胀、嗳气，时有两胁肋部胀满疼痛，遂来门诊就诊。刻下症见：大便干结，4天一行，伴腹胀、嗳气，情绪烦躁，胸胁胀满，纳差，小便可，夜寐安。

【查体】营养及发育正常，舌质红，苔薄白润，脉细弦。腹部柔软，无压痛、反跳痛。

【中医诊断】便秘（肝郁气滞证）。

【西医诊断】便秘型肠易激综合征。

【治法】疏肝健脾，理气导滞，润肠通便。

【处方】疏秘汤加减。

柴　胡 10g	当　归 15g	炒白芍 20g	茯　苓 10g
生白术 30g	干　姜 5g	蜜枇杷叶 20g	枳　壳 15g
炒苦杏仁 10g	火麻仁 10g	炙甘草 5g	生　姜 10g
大　枣 10g			

6剂，水煎服，每日一剂，分早晚温服。

嘱患者保持心情舒畅，避免油腻及辛辣食物，定时如厕。

二诊：（6月27日）

服药后患者大便质稍软，2～3天1行，腹胀，胸胁胀痛稍有减轻，胃口渐佳，舌红，苔白，脉细弦。加当归至20g，柴胡改为15g，另加炒莱菔子20g，继服14剂。

三诊：（7月12日）

患者诉服药后症状明显缓解，情绪改善，舌淡红，苔薄白，脉细，原

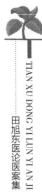
方调理 1 周以巩固疗效，2 个月后随访，患者症状再未复发。

【用药思路】

中医学虽无"便秘型肠易激综合征"的病名，但根据其临床表现，多将其归属于"便秘""腹痛"等范畴。本病病因主要包括感受外邪、饮食不节、情志失调、先天禀赋不足等，基本病机为大肠传导失司。辨证多从虚实而论，实者多因寒凝、气滞、血瘀导致脏腑气机阻滞，腑气不通；虚者多缘肺、脾、肾亏虚，气、血、阴液不足，肠失荣养。本病病位在大肠，与肝、脾、肺密切相关，其关键病机为肝失疏泄，气机郁滞，横逆犯脾，脾失健运，大肠传导失司，而发便秘。

本例患者因学习压力大、情志不畅而诱发本病，且在饱餐、生气后症状反复发作，由此可知患者为情志不舒，肝郁气滞，木失条达，疏泄无权，横逆犯脾胃，使脾失运化、胃失和降、大肠传导失司、通降功能失调、糟粕蓄之不去所致。舌质红、苔薄白、脉细弦亦为肝郁脾虚之征象。

该患者用药主要为田旭东自拟方"疏秘汤"加减，方用柴胡疏肝解郁、条达肝气；当归养血和血、润肠通便；白芍养血敛阴、柔肝缓急；蜜枇杷叶、杏仁宣降肺气、润肠通便；伍以火麻仁滑肠通便；莱菔子、枳壳理气宽中、行滞消胀；白术、茯苓、甘草健脾益气，实土以御木乘；干姜降逆和中，辛散达郁；炙甘草、生姜、大枣顾护胃气。诸药合用，共奏疏肝健脾、理气导滞、润肠通便之功。

便秘（功能性便秘）

患者李某某，女，62 岁。2021 年 3 月 23 日就诊。

【主诉】大便干结 6 月余。

【现病史】患者自诉大便干结，黏滞不畅 6 月，3～4 日一行，自行排便费力，常需使用"开塞露"促进排便，便后不爽，伴口干口苦，嗳气频做，舌边疼，睡眠不佳，腹部胀满不适，进食后加重，平素情绪不佳，烦躁易怒。舌淡红，苔薄白，脉弦。2020年12月外医院结肠镜检查未见异常。

【查体】舌淡红，苔薄白，脉弦，腹平软，无压痛。

【西医诊断】功能性便秘。

【中医诊断】便秘（肝郁脾虚证）。

【治法】健脾疏肝，润肠通便。

【处方】疏秘方加减。

当　归15g　白　芍20g　柴　胡15g　茯　苓10g　白　术30g

甘　草5g　枳　壳15g　连　翘15g　桃　仁10g　生　地20g

炮　姜5g　枇杷叶15g　莱菔子30g　川牛膝20g

14剂，水煎服，每日一剂，分两次服用。

二诊：（4月6日）

患者自诉以上情况均有好转，现症见：大便稍干结，便后不爽，嗳气多。在前方的基础上加用枇杷叶至20g，其余药量不变。

三诊：（4月20日）

患者诉大便质次恢复正常，现偶有腹胀，食欲不佳。在原方的基础上加用枳壳至20g，莱菔子30g。

3月后随诊，无复发。

【用药思路】

田旭东认为肝主疏泄，疏散水谷精微，肝气郁而不调，大肠传导失职，则大便不畅，气郁化火，火邪内蕴，耗气伤津，便秘愈甚，所以患者大便干结且伴有口干口苦，舌边疼，腹部胀满，进食后加重。湿邪困脾，脾运

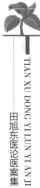

化功能失调，导致便后不爽。如用攻下之剂，更伤津液，治标不治本，治病必求于本。处方中柴胡疏肝解郁，当归舒展脾气，白芍养血柔肝，"实土以御木乘"，加茯苓、白术健脾祛湿益气，生地、连翘疏散肝经郁热，枳壳行气除胀，桃仁、莱菔子润肠通便，炮姜助脾阳升发，患者嗳气频发，加枇杷叶降逆止呕。诸药合用，共奏疏肝解郁、润肠通便之效。

便秘（功能性便秘）

患者金某某，女，75 岁。2022 年 6 月 13 日初诊。

【主诉】大便干结 2 月余。

【现病史】近 2 月大便干结难下，2 ～ 3 日排便一次，受凉后上述症状加重，伴有便后乏力，夜寐不佳，难以入睡，易早醒。肠镜结果无异常。

【查体】舌质黯淡，苔水滑，脉细弱，腹平软，无压痛。

【西医诊断】功能性便秘。

【中医诊断】便秘（肺脾气虚证）。

【治法】补脾益肺，润肠通便。

【处方】黄芪汤加减。

黄　芪 30g　陈　皮 15g　党　参 30g　白　术 10g

干　姜 10g　杏　仁 15g　桔　梗 15g　山　药 30g

火麻仁 15g　枳　壳 15g　槟　榔 15g　甘　草 5g

14 剂，水煎服，每日一剂，分两次服用。

二诊：（6 月 27 日）

患者自诉症状缓解大半，但大便质干结，在原方的基础上加用白术至 20g，茯苓 15g。

3 月后随诊，患者症状基本消失，大便质次恢复正常，无复发。

【用药思路】

田旭东认为肺主宣发，将脾胃所输送的营养成分和水分输送到全身，滋润五脏六腑。肺气的宣肃是大便通畅的前提，肺气不得宣肃，就无法正常运化津液，而大肠得不到濡润，糟粕不能变化而出，造成便秘。方中重用黄芪、白术、党参以补中益气，健运脾胃；杏仁有"提壶揭盖"之意，宣降润肠，杏仁、桔梗一升一降，祛风宣肺，顺肠通便；"夫脏气虚，则生内寒也"，加用干姜温阳散寒；枳壳调畅脏腑气机，行气消胀；山药补脾益胃；槟榔辛散苦泄，行气利水；火麻仁润肠通便。全方共奏补脾益肺之功效。

便秘（功能性便秘）

患者王某，男，26岁，公务员。2021年6月12日初诊。

【主诉】大便干结3月余。

【现病史】患者近3月以来大便干结，6～7日排便一次，排便时常用力努挣而出汗，大便干结如羊屎状，伴有心烦，腹部胀满，口臭，小便频数，平素常用开塞露辅助排便。

【查体】舌红，苔黄，脉滑。

【西医诊断】功能性便秘。

【中医诊断】便秘（热邪积聚证）。

【治法】清热泄火，润肠通便。

【处方】麻子仁丸加减。

生大黄（后下）10g　　杏　仁15g　　枳　实9g　　厚　朴9g

桔　梗8g　　　　　　　火麻仁12g

7剂，水煎服，每日一剂，分两次服用。

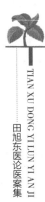

二诊：（6月19日）

患者自诉大便 2 ~ 3 日一次，腹胀缓解。 在原方基础上去大黄，加用白术 30g、当归 25g、柴胡 9g、升麻 9g、肉苁蓉 9g、莱菔子 9g、槟榔 9g。

3 月后随诊，患者大便正常，心烦、腹胀等症状消失。

【用药思路】

患者病程较短，为实证之便秘。胃热导致津液受损，肠液耗损，所以大便干燥。急则治其标，缓则治其本，治疗初期当以疏泄通便为主，以麻子仁丸为主方加减。麻子仁丸具有软化大便、增强回肠收缩频率等作用。生大黄后下有通便的功效，中病即止，不可久服。症状减轻后，可服用滋阴润肠通便的药物。桔梗、杏仁宣肺通下，开肺润肠，"肺与大肠相表"，肺的功能恢复，大便才可如常。田旭东基于对功能性便秘病因病机的认识和多年的临床实践，认为功能性便秘与脾之运化、肺之宣降、肝之疏泄、肾之温煦的有序调控密切相关。临证追根溯源，不拘泥于常规，从补益气血、滋阴养血、行气泻浊立法，以促进脏腑、气血功能的正常运行，进而恢复大肠传导之功能。对年老之人，田旭东认为常有气血津液衰少，中气亏虚的特点，在方药运用中更应突出"补"的特点，临床治疗可用补中益气汤加减治疗。小儿脾胃运化功能尚不完全，容易饮食积滞而致便秘，方药加减中更应突出"通"的特点，临床治疗以保和丸加减，消食导滞。同时，由于功能性便秘病程长且易反复发作，迁延不愈，患者常因此缺乏治疗的耐心和信心，因此在中医药治疗的同时引导患者养成良好的生活习惯和排便习惯，对患者进行心理疏导，缓解其焦虑、紧张的情绪是非常必要的。

便秘（功能性便秘）

患者张某，女，43 岁。2021 年 2 月 21 日初诊。

【主诉】大便干结，排出困难 3 年余。

【现病史】患者诉长期大便秘结不通，临厕努挣，排出困难，大便 3 ~ 7 天一行，伴脘腹痞满，进食后尤著，伴纳差、口干，伴疲乏无力，夜寐尚可。患者曾间断性无规律地服番泻叶、三黄片等各类泻下药，服药后出现明显腹泻，停药后则大便干结，导致恶性循环，至今已 3 年余。自发病以来曾多处诊治，电子结肠镜检查未见异常。便秘及其伴随症状均无明显改善，自觉精神越来越差，故慕名前来求治。

【查体】舌质淡、舌体胖，苔根微腻，脉沉细。

【西医诊断】功能性便秘。

【中医诊断】便秘（脾气虚弱证）。

【治法】健脾益气，润肠通便。

【处方】四君子汤加减。

党　参 30g　白　术 45g　枳　壳 45g　郁李仁 10g

肉苁蓉 30g　炒麦芽 15g　甘　草 5g

7 剂，水煎服，每日一剂，分两次服用。

二诊:（3 月 1 日）

患者诉 3 剂后纳谷渐馨，7 剂后脘腹痞满明显好转，现已有便意，大便 2 ~ 3 天一行，现自觉精神好转；舌脉同前。效不更方，继服前方 7 剂，煎服法同上。

三诊:（3 月 9 日）

患者自述服药后，腹胀除，每天晨起即如厕排便，已能顺利的自行排便，质较前明显变软，且成形，大便每日一行，余症亦除；现精神好，面部有光泽；查：舌淡红，苔薄白。在原方的基础上加炙甘草 10g、茯苓 10g，以顾护中焦脾胃，达"祛邪扶正"之意；并将白术减至 20g、枳壳减

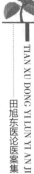
至 20g、肉苁蓉减至 15g，去郁李仁。嘱继服 7 剂，以巩固其疗效。

【用药思路】

田旭东从事临床工作 30 余载，临证时力主四诊合参，辨证论治；在辨的过程中明辨病机，精当选药，精炼用方；并结合现代医学理论，对功能性便秘的治疗进行了较为深入透彻地研究，其临床疗效显著。田旭东认为其病机的关键是脾胃运化失司，大肠传导无力，糟粕内停，腑气不通。脾胃运化失常，不能运化水谷精微以生津血，牵及大肠推动乏力，粪便长时间停滞在肠道，其水分被过度吸收，肠道失润，无水行舟则见粪便干硬、便下困难，伴见口淡无味、纳呆少食及疲乏无力等症状。强调治疗时应攻补兼施、寓攻于守，但必须明辨病因，分清虚实，辨证施治；大多以扶正为主，兼以祛邪；补虚运肠，使得气复津回，肠腑得以润通，则便秘自愈。在王自立国医大师"运脾思想"的基础上，提出"以运为法"组方治疗功能性便秘。

方中白术，归脾经、胃经；味甘、苦，性温。白术补而不滞，且具有能守能走的两重性，为补气健脾之要药。《本草通玄》言："补脾胃之药，更无出其右者。土旺则能健运，故不能食者，食停滞者，有痞积者，皆可用。"尤为值得突出强调的是，白术的炮制不同，其临床功效也有所差别；其中生白术健脾而不燥，长于健脾、通便，故田旭东善用生白术治疗便秘，常与枳壳同用；枳壳，入脾、胃、大肠经；味苦、辛，性微寒。为调气运脾的关键药物。《本草纲目》记载"枳壳破气，胜湿化痰，泄肺走大肠，多用损胸中至高之气，止可二三服而已，禀受素壮而气刺痛者，看在何部经分，以别经药导之"。枳壳、枳实同出于一物，"生则皮厚而实，名曰枳实""熟则壳薄而虚，名曰枳壳"。《本草衍义》云："枳实、枳壳一物也，小则其性酷而速，大则其性详而缓。"故枳实，行气力强而善走下焦；枳壳则行气力缓而善走中、上焦，故偏于行中、上焦之气；简言之，枳实利胸膈，枳壳利肠胃。白术、枳壳一补一消，相须为用，共为君药；党参，入脾经、肺经；味甘，性平。其甘温入脾，补中益气，是补脾肺之气的要药。《本草从新》中记载党参："补中益气，和脾胃，除烦渴。中气微虚，用以调补，甚为平妥。"《本草正义》曰："力能补脾养胃，润肺生津，健运中气，本与人参不甚相远。其尤可贵者则：健脾而不燥；滋胃养阴而不湿；润肺而不犯寒凉；养血而不偏滋腻；鼓舞清阳，振动中气而无刚燥之弊。"肉苁蓉，入肾、大肠经；味甘、咸，性温。《本草分经》中记载："润五脏，益精血，滑肠"；郁李仁，入脾经、大肠经、小肠经；味苦、甘、辛，性平；其功善润燥滑肠；且润中兼可行大肠之气滞；《神农本草经疏》中记载："性专降下，善导大肠燥结。"田旭东遵"有胃气则生，无胃气则死"之意，在治疗中，时时顾护患者的胃气，并重视脾胃的运化功能正常，故予炒麦芽，健脾化湿以和中、宽肠下气以通便，使得醒脾补而不滞，以防他药滋腻碍胃。在临床上，田旭东应用此方治疗便秘时，主张审时度势，分清虚实；常常根据患者的具体临床表现，适当随症加减，其收效甚捷；并在临证之时，强调用药宜少而精，多则会影响原方的功效；诸药宜从小剂量开始，逐渐加量。若患者气虚明显，酌加炙黄芪、白蜜，或加大党参的用量等；若患者年迈体虚或经久滥用峻下之品，耗伤津液致使大便干燥难行，秘结不通者，酌加生地、元参、麦冬、牛膝等以及相应加大肉苁蓉、枳壳、白术的剂量，取其"增液行舟"之意；若见产后血虚津亏，致大便干燥，秘结不通者，酌加当归、白芍、阿胶（烊化）、桃仁、枸杞等以养血润燥；若患者兼见气滞腹胀明显者，加木香、香附、砂仁（后下）、厚朴等以行气消胀；若患者湿阻明显，去党参加苍术、半夏、陈皮、厚朴等；若患者长期饮酒、过食辛辣厚味，致使肠道积热、津液受损，导致肠道失润，大

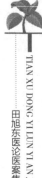

便干结，伴排出困难者，酌加浙贝、黄芩、苦杏仁、火麻仁等；另外，田旭东时常加大黄 1～3g，意取其引气下行，导滞而不伤正之意，使得邪去而不伤正；加苦杏仁 5～10g，既润肠通便，又宣降肺气，寓"提壶揭盖"之意；若伴有肛周瘙痒者，田旭东善用凤眼草 15～30g，以除湿止痒。

田旭东强调，治疗疾病的过程就好比解决矛盾，在患者众多的症状中，只要找到并解决了主要症状，其他的症状也就能因刃而解了。临证时切记勿贪一时之快，一味的运用峻下通腑之法，使得津愈伤、阴愈伤，反而加重便秘。正如《丹溪心法》曰："如妄用峻利药逐之，则津液走，气血耗，虽暂通而即秘矣。"脾胃居于中焦，是气血生化之源，为大肠正常的生理活动提供足够的津液，使得粪便得以滋润，易于排出；其次脾胃之气升降正常是肠道推动功能正常的前提保证，脾胃升降功能失常，脾气不升则生痞满，浊阴不降则见大便秘结。

田旭东在临床辨治过程中，特别重视对患者生活习惯及方式的询问，以此洞悉便秘之肇因。认为便秘的预防要重视饮食、起居及精神方面的调摄，故临证开处方时，谆谆告诫患者畅情志、节饮食、慎起居，再配合药物治疗，以获全功。饮食上，常嘱咐患者饮食结构要合理搭配，多食新鲜水果、蔬菜，多食五谷杂粮；少食精细食物；勤饮水；切记暴饮暴食，以防食伤脾胃；尽量避免过食煎炸及辛辣之品，以防积热内生、壅滞肠道。正如《黄帝内经》中记载"五谷为养、五果为助、五畜为益、五菜为充"，故平素饮食的调理对便秘的治疗及疗效巩固起到至关重要的作用。起居上，田旭东嘱咐患者养成定时排便的好习惯，作息规律，多运动；情志上，嘱咐患者力戒忧思恼怒，保持情志舒畅。正如《素问·上古天真论》曰："精神内守，病安从来。"最后田旭东强调，临证之时，医者既要守法守方，又要学会灵活变通，不可拘泥，须结合患者年龄的长幼、体质的强弱、病程的新久和有无兼证，须分清寒热虚实，辨证施治。

第十二节　便　　血

便血（消化道出血）

患者马某某，男，37 岁。2020 年 10 月 15 日初诊。

【主诉】间断性黑便 1 月余。

【现病史】患者 1 月前因生活琐事心情烦闷，间断性出现大便色黑、脘腹部胀满不适症状，伴有口干、口苦、烦躁等，无腹痛、便秘、泄泻、黄疸、消瘦等症状，患者未予重视和系统诊治，现为求进一步诊治，特来门诊。现症见，患者神清，精神尚可，间断性大便色黑、脘腹胀满、口干、口苦、时有烦躁易怒，食纳不佳，睡眠尚可，小便正常。

【查体】发育及营养均较好，舌质红，苔白厚腻，脉弦细，上腹部柔软，无明显压痛。

【中医诊断】便血（肝郁脾虚，胃气不和证）。

【西医诊断】消化道出血。

【治法】疏肝健脾，理气和胃。

【处方】柴胡疏肝散加减。

柴　　胡 10g　炒白芍 15g　枳　　实 15g　陈　　皮 10g

香　　附 15g　郁　　金 15g　延胡索 15g　川楝子 5g

鸡内金 10g　六神曲 15g　炒麦芽 15g

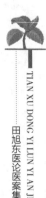
7剂，水煎服，每日一剂，分两次服用。

二诊：（10月22日）

服上药7剂，脘腹部胀满减轻，烦躁缓解，口苦口干未见缓解，大便仍见间断性色黑，黑便次数较前减少，舌质红，苔白腻，脉弦细。拟调整炒白芍20g以养阴柔肝。7剂，煎服法同上。

三诊：（10月29日）

又服上药7剂，患者黑便情况消失，脘腹部胀满、口干、口苦症状基本缓解，食纳较前明显好转，精神较就诊时好转，舌淡红，苔薄白，脉缓。嘱患者调畅情志，注意饮食，继续以柴胡疏肝散加减2周以巩固疗效，并完善胃肠镜检查。

后期随诊，胃肠镜检查未见明显异常，黑便再未发生。

【用药思路】

便血是中医血证的范畴，血证的核心症状是各种病因导致的血不循常道。便血系胃肠脉络受损，血不循经，溢入胃肠，随大便而下，或大便色黑呈柏油样，根据病位的不同，有"近血""远血"之分。其病因病机多湿热蕴结或脾虚不能固摄有关。便血的治疗，以"治火、治气、治血"为原则，《医贯》"血随乎气，治血必先理气"。本病病位在脾胃，与肝肠密切相关。

本例患者因情志不畅、肝气郁滞，出现大便色黑，脘腹胀满。患者肝气郁结，日久化火，损伤胃络，形成远血。肝火上炎见口干、口苦、烦躁易怒，肝木乘脾土则食纳不佳。

故治疗以柴胡疏肝散为主方，加减应用。方中柴胡能疏肝解郁，白芍养血柔肝，配伍使用，调畅气机，陈皮、枳壳理气行滞以除脘腹胀满，香附理气疏肝而助柴胡、川芎活血行气。延胡索、川楝子合用，疏肝清热，

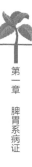

活血止痛以治肝郁气滞，郁而化火。鸡内金、六神曲、炒麦芽合用以消食导滞，通胃腑而泻郁热，甘草调和诸药。诸药合用，疏肝健脾，理气和胃，以治气之药治血，是"治血必先理气"精髓的体现。

便血（急性下消化道出血）

患者张某某，男，54岁。2023年9月11日初诊。

【主诉】便血1日。

【现病史】患者昨日午后无明显诱因出现便血，色鲜红，无发热，口干，后重感，心不烦，无心慌气短、烦躁不安、面色苍白，纳可，寐差。遂查粪常规：隐血（+++）。血常规+CRP：红细胞 4.2×10^{12}/L，血红蛋白118g/L，网织红细胞 87×10^9/L。余无异常。生命体征均正常。电子胃镜：慢性非萎缩性胃炎，电子结肠镜提示直肠炎。

【查体】发育及营养均较好，舌淡红，苔薄黄，脉沉，无肛裂及内外痔。

【中医诊断】便血（热灼血络证）。

【西医诊断】急性下消化道出血。

【治法】清热止血。

【处方】泻心汤加减。

大　黄3g　黄　连3g　黄　芩5g　党　参8g

甘　草3g　炮　姜5g　木　香3g

7剂，水煎服，每日一剂，分两次服用。

二诊：（9月19日）

服上药7剂，便血明显减轻，纳差、后重感缓解不明显。调整剂量：大黄2g，木香2g，加麸炒山药15g，槟榔10g。7剂，煎服法同上。

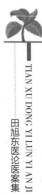

便血消失症尽失，嘱患者定期复查粪常规、血常规。

【用药思路】

便血系胃肠脉络受损，血不循经，溢入胃肠，随大便而下，或大便色黑呈柏油样为主要临床表现的病证。若病位在胃，因其远离肛门，血色变黑，又称远血；若病位在肠，出血色多鲜红，则称近血。便血的原因多样，但以热灼血络和脾虚不摄两类所致者为多。故清热凉血、健脾温中为便血的主要治法。

本证发病急，色鲜红，结合脉证，证属热灼血络证。当予清热止血法。

泻心汤出自《金匮要略》惊悸，吐衄下血、胸满瘀血病脉证治篇，其曰："心气不足，吐血、衄血，泻心汤主之。"文中的"心气不足"，非心气亏虚，"不足"实乃心烦不安之意，指心之阴气不足，阳热独盛，热扰心胃而烦热不安，热盛则火升，火升则血迫妄行，发为吐血、衄血病证。用泻火清热之大法主治，方用泻心汤。方用大黄为君药，黄连、黄芩为使佐组成，取大黄直泻上炎之火，使之逆折而下，芩连苦寒以损阳和阴，使阳降则火降，火降则血亦自止，共奏泻火止血之功，同时予以党参补虚止血，补气摄血，木香、槟榔取调气则后重自除之意。

便血（急性下消化道出血）

患者刘某某，男，56岁，2022年3月2日初诊。

【主诉】黑便3日，加重2h。

【现病史】3天前排大便呈柏油状，表面发亮，质软，自觉上腹部隐痛不适，未作治疗和检查。2h前再次出现黑便，伴头昏，疲乏无力，气短，心慌心悸。现症见：面色萎黄，神疲乏力，心悸气短，汗出，大便色黑质软，小便尚可，纳差，入睡困难。查生命体征平稳。粪常规：隐血（+++）。

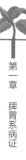

血常规 +CRP：红细胞 3.5×10^{12}/L，血红蛋白 102g/L，网织红细胞 92×10^9/L。余无异常。

【查体】发育及营养均较好，舌淡，苔薄，脉沉细弱。

【中医诊断】便血（气虚不摄证）。

【西医诊断】急性下消化道出血。

【治法】益气摄血。

【处方】归脾汤加减。

人　参6g　白　术15g　黄　芪30g　当　归10g

茯　苓10g　酸枣仁9g　龙眼肉15g　木　香10g

炙甘草15g　远　志6g　生　姜12g　大　枣3枚

7 剂，水煎服，每日一剂，分两次服用。

二诊：（3 月 9 日）

精神好转，面色无华，仍感乏力，无呕血，上腹疼痛减轻，大便每日 1 次，色黑质稀。此时需增强方药补血止血的功效。方用归脾汤加阿胶 10g、白芨 10g、乌贼骨 3g。大便颜色正常。

3 月 15 日复查粪常规未见异常。血常规：红细胞 4.0g/L，血红蛋白（112g/L），网织红细胞 90×10^9/L。随访患者病情明显好转，嘱其多进流质饮食，忌烟酒，定期复查粪常规、血常规。

【用药思路】

患者平素纳差，脾气虚弱，摄血失司，血自血络外溢而出，下行肠道，故见黑便；血脱气耗，心失濡养，故神疲乏力，心悸气短，汗出；脉细弱为气虚血脱之象。便血为虚损证候，其病势常较急，常有迅速发展之势，若失治误治可致厥脱等危重证候。治宜健脾益气摄血，方用归脾汤加减。黄芪甘温，补脾益气；龙眼肉甘平，既补脾气，又养心血，共为君药。

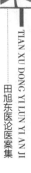

人参、白术皆为补脾益气之要药，与黄芪相伍，补脾益气之功著；当归补血养心，酸枣仁宁心安神，二药与龙眼肉相伍，补心血、安神志之力更强，均为臣药。佐以茯神养心安神，远志宁神益智；更佐理气醒脾之木香，与诸补气养血药相伍，可使其补而不滞。炙甘草补益心脾之气，并调和诸药，用为佐使。引用生姜、大枣，调和脾胃，以滋化源。诸药配伍，心脾得补，气血得养，诸症自除。在此方基础上可加阿胶养血止血；加白芨、乌贼骨收敛止血。除药物治疗外，对于血证病人应特别注意饮食适宜，严防暴饮暴食，忌食烟酒及辛辣之品，并嘱患者注意精神及生活起居的调养。

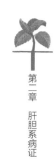

第二章　肝胆系病证

第一节　鼓　　胀

鼓胀（肝硬化低蛋白血症）

李某，男，37岁，2014年12月22日初诊。

【主诉】腹胀、下肢浮肿3年余，加重1月。

【现病史】患者于3年前，因饮酒后出现腹胀、纳差、乏力。在当地医院就诊查，超声：肝硬化，脾大，肝性胆病，腹水。内镜检查：食管静脉曲张（中度）。乙型肝炎病史20年。其后在当地和兰州各医院诊治，病情时轻时重，长期服用利尿剂。近一月出现腹胀、乏力、下肢浮肿、小便量少，服用利尿剂效果差，加大剂量后（呋塞米20mg、螺内酯40mg，2次/日），尿量未见增多（每天尿量小于1000ml），遂来门诊就诊。超声检查：肝硬化，脾大，腹水（大量）。化验检查：总蛋白55g/L，白蛋白23g/L，谷丙转氨酶57U/L，血清钾3.1 mmol/L，钠130mmol/L，余化验结果基本正常。刻下见：腹胀如鼓，坐卧不安，面色萎黄，乏力，纳差，少气懒言，时干咳，小便短少色黄，口干不欲饮水。舌体胖，舌面光红无苔，脉沉

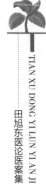

细数。

【中医诊断】鼓胀（肝脾亏虚，化热铄金证）。

【治法】调补肝脾，滋水上源。

【处方】叶氏养胃汤合消臌饮加减。

太子参15g　玄　参15g　麦　冬10g　桑　叶15g

炒白术30g　当　归15g　石菖蒲10g　干　姜5g

车前草15g　甘　草5g

5剂，水煎，分二次口服，每天一剂。

二诊：（2015年1月8日）

服上药5剂后，患者腹胀、乏力减轻，尿量略增，患者在当地继服原方10剂。现症见：腹胀轻，进食后加重，食欲仍差，咳嗽除，尿量每天大于1000ml左右。舌体胖，舌质略红，少苔，舌面略润，脉沉细数。病证未变，前方加黄芪30g，神曲20g，炒麦芽15g。上方服用14剂。

三诊：（2015年2月2日）

患者复诊述，服药2周后，尿量明显增加，自行尝试减利尿剂1次，尿量无减少，继续服用上方。舌质淡红，苔薄白，脉沉细略数。调整上方为：

炒白术30g　党　参20g　玄　参15g　焦神曲20g

炙黄芪30g　当　归15g　干　姜5g　石菖蒲10g

车前草15g　麦　冬10g　山　药15　甘　草5g

上方7剂，间日服用。春节后复诊，利尿剂隔日服用1次，尿量正常，无明显不适，化验血清，白蛋白正常。超声检查：少量腹水。

【用药思路】

肝硬化低蛋白血症在中医学中归属于"臌胀""水肿"之范畴。"鼓胀"

234

在中医学中病因病机多责之于肝、脾、肾三脏，多因致病，最终导致瘀血阻滞，三焦不利，水湿内停。消臌饮是田旭东研究名老中医王自立治疗肝硬化的临床经验后，经过多年临床实践总结出的经验方，经过 3 次立项，科研证实此方可改善肝硬化低蛋白血症的有效性。方中重用白术以健脾益气、燥湿利水。正如《本草正义》所言，白术"最富脂膏，故虽苦温能燥，而亦滋津液……亦无伤阴之虑"，实为健脾生精的要药，辅以党参、黄芪、山药等以达到健脾实脾、利水消肿的目的。但鼓胀一病，在不同的疾病阶段，所表现的病证有所不同，此案以肝脾不足、内热铄金为其病机要点，所以遵叶氏养肺胃阴虚为先导，滋水之上源，同时注重阴阳转化的机制，诸药配伍切合病机，故能显效。

鼓胀（肝硬化）

李某，男，48 岁，2023 年 3 月 23 日初诊。

【主诉】腹胀、下肢浮肿、乏力 1 年余，加重 1 月。

【现病史】患者于 1 年前无明显诱因出现双下肢水肿，食后腹部胀痛不适，大便溏薄，伴乏力，胸闷气短，口干口苦。于当地医院行彩超检查后提示肝硬化。既往乙肝病史 20 余年，2022 年 7 月 4 日行食管静脉曲张套扎治疗。现患者为求进一步治疗，遂来门诊就诊。现症见，双下肢凹陷性水肿，食后腹部胀痛不适，大便溏薄，伴乏力，胸闷气短，口干口苦，小便正常。

【查体】神清，精神欠佳，面色晦暗，全身皮肤黏膜及巩膜无黄染，无肝掌、蜘蛛痣；腹部平坦，无胃肠型及蠕动波，腹软，全腹无压痛、反跳痛及肌紧张，肝脾肋下未及，墨菲氏征（－），麦氏点压痛（－），振水音（－），肠鸣音 3 次 /min，移动性浊音（－），无肝脾肾叩击痛，双下肢无水

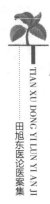
肿。舌质淡红，苔薄白而腻，边有齿痕，脉沉细。

【中医诊断】鼓胀（肝郁脾虚证）。

【西医诊断】肝硬化。

【治法】柔肝健脾散瘀。

【处方】归芍六君子汤加减。

当　归 10g　酒白芍 10g　　清半夏 9g　　　陈　皮 10g

党　参 20g　麸炒白术 30g　茯　苓 10g　　甘　草 5g

益母草 30g　麸炒山药 30g　焦六神曲 15g　豆蔻 5g（后下）

共 14 剂，水煎服，每日 1 剂。

二诊：（4 月 6 日）

诉服药后症状较前缓解，大便溏薄，5 ~ 6 次 / 日。舌红苔少，脉弦。
党参加至 30g，茯苓加至 15g。共 14 剂，水煎服，每日 1 剂。

三诊：（4 月 27 日）

诉服药后腹泻症状明显缓解，现 1 次 / 日，在原方基础上将当归加至
15g，加丹参 20g。共 14 剂，水煎服，每日 1 剂。

四诊：（6 月 12 日）

茯苓减至 10g，麸炒山药减至 15g，去豆蔻。共 14 剂，水煎服，每日
1 剂。

五诊：（8 月 17 日）

茯苓加至 15g，加炮姜 6g。共 14 剂，水煎服，每日 1 剂。

【用药思路】

中医学认为鼓胀是由于肝脾肾三脏功能失调，气滞、血瘀、水湿内停
而形成的。故喻嘉言曾概括地说："胀病亦不外水裹、气结、血瘀。"气、
血、水三者既各有侧重，又常相互为因，错杂为病。一般病变初起，多为

肝脾功能失调，此时正气损伤不重，病势较轻，以标实为多。后期肝脾损伤日渐明显，进而肾气亦虚。肾阳衰微，则蒸化无力，开合不利，肾阴不足，阳无以化，则水津失布，故以本虚为主。然本虚标实往往错杂互见。

《灵枢·水胀》载："鼓胀何如？岐伯曰：身皆大，大与肤胀等也。色苍黄，腹筋起，此其候也。"本例患者临床表现为：腹胀、下肢浮肿、乏力。舌质淡红，舌苔薄白而腻，边有齿痕，脉沉细。证属肝郁脾虚，方选归芍六君子汤。臌胀相当于西医之肝硬化，肝硬化从中医角度主要责之于肝、脾、肾三脏的受损及其功能失司，而早期肝硬化的病位仅在肝脾，多因肝气郁结，久而成瘀，肝木横克脾土，影响运化机能。故若抓住肝郁脾虚这个主要病机，不失时机地柔肝健脾、软坚散瘀，在恢复肝之疏泄、脾之健运的基础上，就能防微杜渐，使其不至于亦累及肾脏，而归芍六君子汤就不失为一剂良方，故田旭东常将其用治早期肝硬化患者。若单纯疏肝或清肝伐肝，则伤其肝体，耗其肝阴，只有在健脾益气加强后天之本的基础上，加柔肝养肝、行瘀化坚的药物，才会对改善肝脏功能有益。田旭东在归芍六君子汤的基础上加益母草以活血利水消肿；加麸炒山药以益气养阴，补脾健胃，益肾固精；加焦六神曲以健脾和胃止泻；加豆蔻以化湿行气。本病发病进食后加重，与饮食有关。《和剂局方》中四君子汤主治脾虚气弱，食少，疲乏，以治疗脾运不健，导致生化不足，生化不足导致肺脾气虚。二诊时诉大便溏薄，5～6次/日，故茯苓用量增加以加强健脾、利水渗湿之功，党参量增以健脾益气。三诊时症状明显缓解，大便1次/日，但仍有瘀滞之象，故将当归、丹参加量。四诊时患者精神明显好转，食纳可，大便成形，便次规律，故将茯苓、麸炒山药减量，并去豆蔻。五诊时在原方基础上稍作调整以巩固疗效，并嘱咐患者参加轻体力劳动，养成有规律的生活方式，劳逸结合，避免过度疲劳，保证充足的睡眠。这样

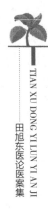
不但可以节省体力消耗，而且有利于改善肝脏循环，促进肝细胞的再生。

鼓胀（肝硬化）

俞某，男，25 岁，在校大学生，2010 年 10 月 16 日初诊。

【主诉】腹胀纳呆、乏力 3 月，加重半月。

【现病史】患者于 3 年前高考体检时查出乙型肝炎，肝功能轻度受损。近期出现腹胀、尿少、纳呆、消瘦等症。于 2010 年 8 月 6 日赴某三甲西医院就诊，诊断肝硬化失代偿期，住院治疗 2 月余，期间共输白蛋白 350g，病情未能控制，院方已下病危通知，家属焦急，要求中医治疗，遂于 2010 年 10 月 16 日转入中医院。自诉腹胀纳呆，大便溏稀，小便短赤，疲倦乏力。

【查体】面色、皮肤中度黄染，形体消瘦，双下肢中度浮肿，腹部膨隆，腹壁青筋显露，舌质淡暗，舌苔白腻，脉沉缓无力。

理化检查：WBC 2.62×10^9/L、NEUT 76%、LYMPH 44%、HGB 82g/L、PLT 35×10^9/L；尿蛋白（++）。生化指标：BUN 15.9mmol/L、CREA 268μmol/L、UA 426μmol/L、TP 58.6g/L、ALB 23.2g/L、GLB 35.4g/L、TBIL 96μmol/L、IBIL 84μmol/L、ALT 320U/L、AST 340U/L、GGT 420U/L、ALP 232U/L、AFP 7.02IU/ml、CEA 3.04ng/L；凝血酶原时间延长。B 超提示：肝脏弥漫性病变，胆囊壁水肿增厚，门静脉直径 15mm，脾大，腹腔见液性暗区大。胃镜示：食管中下段及胃底静脉曲张。

【中医诊断】臌胀（脾肾阳虚，水湿潴留，络脉瘀阻证）。

【西医诊断】①肝硬化失代偿期。②肝肾综合征。③贫血。④低蛋白血症。

【治法】中西医药结合的方法，中药采用温补脾肾，活血化瘀，行气利水；西药采用利尿消肿，营养支持，纠正贫血。

【处方】①附子理中汤、补中益气汤、化瘀汤、茵陈四苓散合方加减。

党　参20g　炙黄芪60g　白　术30g　当　归20g

附　片10g　柴　胡10g　茵　陈30g　猪　苓20g

泽　泻20g　茯　苓20g　厚　朴10g　陈　皮10g

鳖　甲10g　炮山甲6g　丹　参20g　山　药20g

砂　仁6g　大腹皮30g　甘　草6g

6剂，1日1剂，水煎取液400ml，分2次口服。

②10%GS 250ml+黄芪注射液30ml，ivgtt，1次/d；10%GS 250ml+丹参注射液30ml，ivgtt，1次/d；复方氨基酸9AA 250ml，vgtt，1次/d；血浆200ml，输注，2次/周；白蛋白10g，输注，2次/周。口服西药螺内酯100mg/d，呋塞米40mg/d，心得安10mg/d。

二诊：（10月22日）

治疗1周，患者精神状况明显好转，尿量每天达3000ml，腹胀减轻，食纳增加，舌质淡暗，苔白略腻，脉沉弱。查尿蛋白（+）。处方调整：

党　参20g　炙黄芪60g　白　术30g　当　归20g

附　片10g　茵　陈30g　泽　泻20g　茯　苓20g

陈　皮10g　五味子10g　益智仁20g　鳖　甲10g

砂　仁6g　丹　参20g　山　药20g

甘　草6g

6剂，1日1剂，水煎取液400ml，分2次口服。

停服呋塞米，螺内酯减为60mg/d；血浆150ml/次，1次/周；白蛋白5g，1次/周。

三诊：（11月8日）

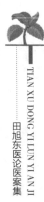
2周后复查，生化指标均明显好转，尿蛋白转阴，腹胀大减，舌质淡，苔白，脉沉略缓。效不更方，并停用血浆、白蛋白、螺内酯。1月后复查，生化各项指标基本接近正常，HGB 106g/L，唯 WBC、PLT 略低于正常。

2月后随访，患者恢复良好，已回校读书。

【用药思路】

肝硬化是一种常见的由不同病因引起的肝脏慢性、进行性、弥漫性损害。在中国，由病毒性肝炎引起的肝硬化居于首位，约70%的肝硬化病人乙型肝炎表面抗原阳性，82%的病人以前曾有过乙型肝炎病毒感染。肝硬化属中医"臌胀""黄疸"病范畴，系中医内科4大疑难重症之一，病情缠绵难愈。田旭东对病毒性肝炎、肝硬化等病的治疗积累了宝贵的临床经验，现加以整理，浅述如下，以期能更好地指导临床治疗。

（1）分析病因病机，确定标本治则

温病学认为"一人受之为温，一方受之为疫"。田旭东认为本病有一定的传染力，其主要病因为"湿热疫毒"。当湿热疫毒之邪入侵肝脏，在人体抗病毒能力减弱时，才能发生病毒性肝炎，正如《皇帝内经》云："邪之所凑，其气必虚。"治疗当以驱邪 - 治标为主，扶正 - 治本必不可忽视。临床经验证实，单纯驱邪往往收不到预期效果，常引发腹胀、纳呆、呕吐、腹泻等症，所以应根据患者体质强弱，确定攻邪 - 治标与扶正 - 治本的用药比例。驱邪常用板蓝根、半边莲、虎杖、茵陈等，扶正之药多用黄芪、当归、白芍、太子参、五味子等。

本病病程较长，当病情发展至肝硬化阶段，疫毒之邪已深入血络，致肝脏瘀血阻滞，络脉受损，正如叶天士云："初病在经，久病入络。"此时，人体正气已虚，瘀血阻络为患，肝内络脉受阻，积聚内结，属正虚邪盛期，治宜扶正祛邪并重，活血化瘀，软坚消积兼施，以截断病邪深入传变。此

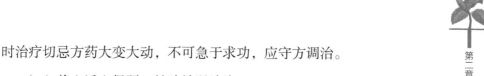

时治疗切忌方药大变大动，不可急于求功，应守方调治。

（2）养血活血保肝，健脾祛湿消胀

"肝藏血，体阴而用阳"，《医学发明》又言："血者，皆肝之所主。"田旭东认为当病变进入肝硬化期，则肝血已亏，肝阴已虚，肝失条达，则出现肝细胞功能障碍。治疗应驱邪扶正兼顾，扶正以养血活血保肝为主，常用当归、赤芍、丹参、五味子、枸杞等药。

健脾也是重要环节，《金匮要略》云："见肝之病，知肝传脾，当先实脾。"《血证论》进一步指出："木之性主于疏泄，食气入胃，全赖肝木之气以疏泄之而水谷乃化；设肝之清阳不生，则不能疏泄水谷，渗泄肿满之证在所不免。"当肝木克土，脾运失常，水湿排运障碍，积聚而成腹水。此时不可急图求功，单用峻攻逐水之剂，应攻补兼施，从长计议方妥。赵羽皇在《古今名医方论》中有一段论述，给处理津液运化障碍疾病提供了一个思路，他说："人身之水有二：一为真水，一为客水，真水者，即天一之所生；客水者，即食饮之所溢。故真水惟欲其升，客水惟欲其降。若真水不升，则水火不交而为消渴；客水不降，则水土相混而为肿满。"所以在治疗运化障碍后出现的津液输布失常疾病时，在祛邪的同时应不忘恢复脾胃的运化功能，使客水去而真水不伤。祛邪用泽泻、猪苓、车前子、通草，运化脾胃则用白术、半夏、茯苓、陈皮之类。使得客水去而津液复归正化，疾病得愈。

（3）化瘀软坚消积，乙癸同治消肿

当肝硬化脾脏肿大，腹部癥瘕积聚明显，腹皮青筋暴露，使用单纯活血化瘀药收效不佳时，应配合软坚破积之药，如鳖甲、莪术、三棱、桃仁、穿山甲等。肾为肝之母，肝阴不足日久必下竭肾水，或因肾阴素亏，无以涵养肝木，肝藏血，肾藏精，精血同源，肾中精气亏损，而使肝血不足，

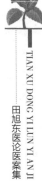

故易出现肝肾阴虚证，如五心烦热、尿少、腹胀、浮肿加剧等症状，治疗应乙癸同治，在补血生精，滋补肝肾之阴方中加利水消胀退肿之药，如二丑、大腹皮、葶苈子、四苓汤等。

（4）辨证分型论治，中西医优势互补

田旭东指出，按照患者不同阶段病机转化及临床症状不同，应进行分型论治，各型均配服消臌饮（甘肃省中医院院内制剂）。

①寒湿凝滞证。主要表现为腹大胀满，按之如囊裹水，得热则舒，头身沉重，怯寒肢肿，小便短少，大便溏稀，脉濡缓或弦迟。治当温阳散寒，化湿利水。方用实脾饮加减。基本方：附子 10g（先煎），干姜 15g，白术 20g，槟榔 10g，茯苓 20g，厚朴 10g，木香 5g，草果 10g，甘草 5g。水肿重者，可加桂枝 10g、猪苓 20g、泽泻 15g 温阳化气，利水消肿；如兼胸闷咳喘，可加葶苈子 10g、苏子 15g、半夏 10g 泻肺行水，止咳平喘；如胁腹痛胀，可加元胡 10g、川楝子 5g、丹参 20g 理气和络止痛；如气虚少气，加黄芪 30g、党参 15g 益气扶正。

②湿热壅结证。主要表现为腹大坚满，脘腹绷急拒按，烦热口苦，小便短赤，大便秘结，或面目色黄，舌边尖红，舌苔黄腻或灰黑，脉弦数。治当清热利湿，攻下逐水。方用中满分消丸加减。基本方：黄芩 10g，黄连 5g，知母 15g，茯苓 20g，猪苓 15g，厚朴 10g，半夏 10g，陈皮 10g，砂仁 5g，姜黄 5g，党参 15g，白术 20g，干姜 10g，甘草 5g。热势较重，常加茵陈 30g、白花蛇舌草 30g、半边莲 15g 清热解毒；如腹部胀急殊甚，大便干结，可用舟车丸行气逐水，但其作用峻烈，不可过用。

③瘀血阻络证。主要表现为腹胀坚满，青筋暴露，胁腹攻痛，面色暗黑，头面颈胸部红点赤缕，唇色紫褐，舌紫暗瘀斑，脉细涩。治当活血化瘀，利水消胀。方用化瘀汤加减。当归 15g，熟地 10g，赤芍 15g，川芎

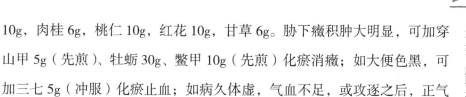

10g，肉桂 6g，桃仁 10g，红花 10g，甘草 6g。胁下癥积肿大明显，可加穿山甲 5g（先煎）、牡蛎 30g、鳖甲 10g（先煎）化瘀消癥；如大便色黑，可加三七 5g（冲服）化瘀止血；如病久体虚，气血不足，或攻逐之后，正气受损，宜用八珍汤补养气血；如瘀痰互结，加三子养亲汤祛痰除湿。

④脾肾阳虚证。主要表现为腹部胀满，腹鸣便溏，面色萎黄，神疲乏力，畏寒肢冷，腰膝酸软，舌质淡红，有齿痕，脉沉弱无力。治当温补脾肾，化湿利水。方用附子理中汤合右归饮加减。基本方：附子 10g（先煎），党参 15g，干姜 15g，白术 15g，熟地 10g，山药 20g，山茱萸 10g，枸杞 10g，杜仲 15g，甘草 6g。偏于脾阳虚弱，食少腹胀，食后尤甚，可加黄芪 30g、白扁豆 15g 益气健脾；偏于肾阳虚衰、畏寒神疲、面色青灰，脉弱无力者，酌加仙灵脾 15g、巴戟天 15g 温补肾阳。

⑤肝肾阴虚证。主要表现为腹大坚满，青筋外露，形体消瘦，面色黧黑，唇紫口燥，五心烦热，鼻齿衄血，小便短赤，舌质红绛少津，脉弦细数。治当滋补肝肾，化瘀利水。方用六味地黄丸合一贯煎加减。基本方：沙参 20g，麦冬 15g，生地 15g，山萸肉 10g，茯苓 15g，泽兰 15g，丹皮 10g，当归 15g，枸杞 15g，甘草 6g。若津伤口干，加石斛 15g、花粉 20g、知母 15g 养阴生津；如午后发热，酌加丹皮 10g、鳖甲 10g（先煎）、地骨皮 15g 清虚热；如齿鼻出血，加藕节炭 15g、白茅根 20g 凉血止血；如青筋显露，唇舌紫暗，小便短少，可加丹参 20g、益母草 15g、泽兰 15g 化瘀利水。

若病变过程中，出现上消化道出血、肝性脑病、肝肾综合征时，在上述辨证论治的基础上配合西医应急方案救治，中西医优势互补，达到"四两拨千斤"之效。

总之，田旭东认为对本病的辨治，应掌握起病的缓急，证候的虚实。

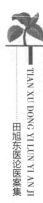
邪实为主者，须辨寒热、气滞、血瘀、水积，治宜清热、温中、行气、化瘀、消积，必要时暂配攻下逐水峻剂，以解燃眉之急；正虚为主者，当分肝、脾、肾阴阳之虚，治宜健脾、养肝、滋阴、补肾。在病变过程中，出现虚实夹杂、寒热错综时，根据具体情况，灵活应变，随证治之。

第二节 黄 疸

黄疸（肝硬化）

患者唐某，女，48 岁。2019 年 1 月 17 日初诊。

【主诉】乏力，纳差 3 月加重 1 周伴尿黄、目黄。

【现病史】3 月前无明显诱因出现乏力，纳差，易怒，胁肋部不适，夜寐不安，大便一日一行，患者未予重视。近 1 周上述症状加重，伴尿黄、目黄，患者遂就诊于医院门诊。门诊查生化全项：总胆红素 50.43μmo/L，直接胆红素 26.21μmo/L，间接胆红素 24.22μmo/L，谷丙、谷草转氨酶 150U/L，γ–GT 717U/L，碱性磷酸酶 539U/L，总胆汁酸 39.0μmol/L。患者既往原发性胆汁性胆管炎，长期口服熊去氧胆酸。

【查体】神志清，精神欠佳，腹部平坦，全腹无压痛、反跳痛及肌紧张，肝脾未触及，肝区叩击痛（+−），墨菲氏征（−），移动性浊音（−），肠鸣音 3 ~ 4 次 /min，舌暗，苔微腻，脉沉。

【中医诊断】黄疸（肝郁脾虚证）。

【西医诊断】原发性胆汁性胆管炎。

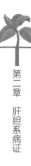

【治法】健脾柔肝，行气活血。

【处方】归芍六君子汤加减。

当　归 15g	炒白芍 15g	炒麦芽 15g	清半夏 10g
陈　皮 10g	党　参 15g	茯　苓 15g	麸炒枳壳 15g
炙甘草 6g	麸炒白术 15g	柴　胡 12g	川　芎 10g
香　附 15g	仙鹤草 20g	茵　陈 10g	

共 7 剂，水煎服，每日一剂，分两次服用。嘱患者口服复方甘草酸苷胶囊 50mg/ 次，3 次 / 日，多烯磷脂酰胆碱胶囊 456mg/ 次，3 次 / 日。

二诊：(1 月 24 日)

患者口服 7 剂中药后饮食增加，体力渐增，睡眠欠安，舌淡暗苔薄，脉沉，调整处方，党参增至 20g，当归、炒白芍增至 20g，远志 15g，加鳖甲 15g，共 7 剂，煎服法同上。

三诊：(1 月 31 日)

患者中药口服后按时复诊，诉乏力明显减轻，睡眠略好转，饮食尚可，舌淡苔薄，脉沉，调整处方，党参增至 20g，当归、炒白芍增至 20g，远志 15g，加鳖甲 15g，共 7 剂，煎服法同上。复查肝功：谷丙转氨酶 109 U/L、谷草转氨酶 89U/L，总胆红素 42.56μmo/L，直接胆红素 22.37μmo/L，间接胆红素 20.19μmo/L，γ–GT 587U/L，碱性磷酸酶 371U/L，嘱患者继续口服复方甘草酸苷胶囊 25mg/ 次，3 次 / 日，多烯磷脂酰胆碱胶囊 228mg/ 次，3 次 / 日，以及熊去氧胆酸。后因过年，1 月后复诊，患者诉明显好转，嘱患者保持心情舒畅，睡眠充足，并定期随诊。

【用药思路】

肝硬化是一种常见的由不同病因引起的肝慢性、进行性、弥漫性病变，依据不同的临床表现，中医一般将其归属于臌胀、积聚、黄疸等范畴，本

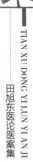

例则为黄疸病，肝郁脾虚证。《金匮要略》中："见肝之病，知肝传脾，当先实脾。"患者平素烦躁，日久肝气郁结，肝失疏泄，木不疏土，木旺乘土，脾失健运。出现乏力、纳差。患者肝脏功能出现异常，则胆红素代谢障碍，日久出现目黄、尿黄，甚则肤黄。《医学衷中参西录》曰："欲治肝者，原当升脾降胃，培养中宫，脾中宫气化敦厚，以听肝木之自理……所以脾气上行则肝气自随之上升，胃气下行则胆火自随之下降也。"根据四诊合参，辨证论治，治则以健脾柔肝，行气活血。方用归芍六君子汤加减。归芍六君子汤是由四君子汤化裁而来，党参、白术健脾益气，使饮食自倍，水谷精微不断化生，从而使肝有所藏；合用半夏、陈皮，称六君子汤，散结导滞，助脾运化；"肝体阴而用阳"，用白芍柔肝缓急之性。当归活血补血，有柔肝理气之功；当归活血补血，助半夏陈皮导滞而化肝癖，茯苓可加强健脾渗湿之功；炙甘草可调和诸药。二诊时舌质仍暗，睡眠欠安，归芍用量增加以加强活血柔肝之功，党参量增以健脾益气。加远志以安神，入鳖甲养肝阴、软坚散结。三诊嘱患者保持心情舒畅、充足睡眠，以使肝气条达。《黄帝内经》曰："人卧则血归于肝，壮人无疾，虚人则有之。"可见充足的睡眠，才能使肝脏得到完全的修复。

黄疸（急性胆囊炎伴胆囊多发结石）

患者王某某，男，48 岁。2019 年 11 月 6 日初诊。

【主诉】右胁疼痛 10 日加重伴目黄、尿黄。

【现病史】患者 10 日前饮食不适突发右胁部及上腹部绞痛，呈阵发性加重，遂就诊于外院急诊科，诊断为"急性胆囊炎"，给予消炎止痛等对症治疗（具体药物名称及剂量不详），症状有所缓解。近 2 日，患者发现目黄、尿黄及右胁疼痛加重，伴口干口苦、恶心、乏力、纳差，遂就诊于医院门诊，查生化全项：总胆红素 63.29 μmol/L，直接胆红素 31.95 μmol/L，间接胆红素 11.34 μmol/L，谷丙转氨酶 203U/L，谷草转氨酶 188U/L，谷氨酰转肽酶 463U/L，碱性磷酸酶 534U/L，总胆汁酸 59.3 μmol/L。腹部彩超：急性胆囊炎、胆囊腔内胆泥充填伴颈部多发小结石。建议患者住院治疗，但患者诉 2 月前因车祸全身多发骨折于外院行手术治疗，目前处于恢复期，暂不考虑住院再次手术治疗，门诊口服中药，调节目前症状。

【查体】神清，精神差，全身皮肤黏膜及巩膜无黄染，无肝掌、蜘蛛痣；腹部平坦，无胃肠型及蠕动波，腹软，上腹部压痛，无反跳痛及肌紧张，肝脾肋下未及，墨菲氏征（+），麦氏点压痛（-），振水音（-），肠鸣音 4 次 /min，移动性浊音（-），肝区叩击痛（+），无脾肾叩击痛，双下肢无水肿。舌红苔黄腻，脉弦滑。

【中医诊断】黄疸（肝胆湿热证）。

【西医诊断】急性胆囊炎并胆囊结石。

【治法】清热利湿，疏肝利胆。

【处方】大柴胡汤加减。

柴　胡 10g　炒白芍 20g　厚　朴 15g

枳　实 15g　黄　芩 10g　半　夏 10g

炒鸡内金 15g　炒麦芽 15g　大　黄 10g

生　姜 12g

水冲服，一日一剂，共 12 剂（颗粒剂）。

二诊：（11 月 19 日）

患者服药后右胁疼痛减轻，口干口苦缓解，自感乏力，纳差，上腹部胀满，舌质偏红，苔黄，大便干，3 ~ 4 日一行，小便色黄。

调整方药，增加焦山楂 15g，生地 10g，枳实剂量加至 30g，颗粒剂水

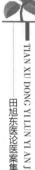

冲服，一日一剂，共6剂。

三诊：（11月25日）

患者复诊查全腹彩超：胆囊炎、胆囊腔内胆泥充填；肝外胆管上段增宽并透声差（胆泥充填？），左肾多发囊肿，余（−）。查肝功：总胆红素12.02μmol/L，直接胆红素4.03μmol/L，间接胆红素7.99μmol/L，谷丙转氨酶10U/L，谷草转氨酶11U/L，谷氨酰转肽酶95U/L，碱性磷酸酶110U/L，总胆汁酸8.4μmol/L。上述症状明显好转，纳少，大便1～2日一行，便不干，小便色黄。二诊处方基础上加金钱草30g、焦六神曲20g。颗粒剂水冲服，一日一剂，共9剂。

四诊：（12月5日）

予患者行上腹部CT平扫检查胆囊炎，肝外胆管上段轻度扩张，右肾小囊肿，右侧多发肋骨内固定术后改变。复查肝功：总胆红素9.15μmol/L，直接胆红素2.71μmol/L，间接胆红素5.44μmol/L，谷丙转氨酶11U/L，谷草转氨酶12U/L，谷氨酰转肽酶38U/L，碱性磷酸酶101U/L，总胆汁酸14.4μmol/L，患者右胁痛、上腹部胀满较前明显减轻，间断口苦口干，纳增，大便一日一行，小便色淡。舌红苔薄黄，脉弦。加大枣10g，去焦六神曲，颗粒剂，水冲服，一日一剂，共14剂。后患者因个人原因未按时复诊，于2020年5月13日复查全腹彩超示：胆囊炎，左肾多发囊肿，余（−）。

【用药思路】

胆为"中精之府"，古人称胆汁为"精汁"，其精纯清净，有相关记载其为"借肝之余气，溢入于胆，积聚而成"。湿热蕴结胆腑，郁久不散，煎熬胆汁形成结石。治疗用以疏肝利胆、排石、清热利湿之品，方用《金匮要略》中大柴胡汤加减。方中柴胡、黄芩疏肝利胆止痛；半夏和胃降逆，合用生姜止呕；大黄、枳实通腑行气，防热邪入阳明成腑实证；白芍酸甘止痛助柴胡、黄芩清肝、胆之热邪；厚朴下气宽中、消积导滞；生地滋阴润燥通便。焦山楂、焦六神曲、炒麦芽相互配伍以加强健脾消食化滞；金钱草、鸡内金清热利胆排石。本病处方用药从根本上减轻了胆囊急性期炎症反应，改善相关症状，促进疾病痊愈。临床上用中药可疏肝利胆溶石，但根据病情应急则治标，缓则治本，不可拘泥一方一药，延误病情。

黄疸（慢性乙型病毒性肝炎）

患者李某，男，35岁。2021年3月18日初诊。

【主诉】进行性身黄、目黄、小便黄一周。

【现病史】患者既往有"慢性乙型肝炎"病史，平素未定期复查及规律服药治疗。一周前饮酒后出现身黄、目黄、小便黄，伴有乏力、纳差等症状，患者未予以重视，未及时就诊及治疗，上述症状进行性加重，遂来医院就诊。刻下症见：身黄、目黄、小便色黄如浓茶，乏力，纳差，厌食油腻，肝区不适，口干口苦，大便正常。

【查体】神清，精神欠佳，全身皮肤黏膜及巩膜黄染，心肺（－），腹部平软，无明显压痛、反跳痛及肌紧张，肝脾肋下未明显触及，肝区叩击痛（＋），脾区及双肾区无叩击痛，移动性浊音（－）。双下肢无浮肿。舌红，边有齿痕，苔黄腻，脉弦滑。

门诊查肝功：ALT 218U/L，AST 115U/L，总胆红素 121.6μmol/L，DBil 72.2μmol/L，IBil 49.4μmol/L。乙肝两对半：HBsAg（＋），HBsAb（－），HBeAg（－），HBeAb（＋），HBcAb（＋）。HBV DNA 4.3×10^5 IU/ml。腹部彩超：肝回声增粗，胆、胰、脾、双肾、门静脉声像图未见明显异常。

【中医诊断】黄疸病（阳黄－肝胆湿热夹脾虚证）。

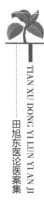
【西医诊断】慢性乙型肝炎急性发作。

西医治疗予以恩替卡韦胶囊（0.5mg），每日一次，口服，抗病毒治疗；多烯磷脂酰胆碱胶囊2粒，每日三次，口服，保肝降酶。

中医治疗以清热化湿、利胆退黄、益气健脾。

【处方】茵陈蒿汤合四君子汤加减。

茵　陈30g　栀　子10g　制大黄10g　金钱草15g

郁　金10g　党　参20g　炒白术15g　茯　苓15g

陈　皮10g　半　夏10g　鸡内金10g　车前子15g（包煎）

柴　胡10g　白　芍15g　炙甘草5g

7剂，免煎冲服，每日二次。

嘱按时规律服药，注意休息，避免熬夜劳累，绝对禁酒，一周后复诊。

二诊：（3月25日）

患者自诉小便颜色较前变淡，乏力、纳差、口苦、肝区不适较前减轻，仍感口干，夜寐尚可，大便略稀溏。专科查体：全身皮肤黏膜已无明显黄染，巩膜轻度黄染，肝区叩击痛（－）。舌淡红，边有齿痕，苔薄黄、根微腻，脉滑。复查肝功：ALT 86U/L，AST 55U/L，TBil 67.7μmol/L，DBil 46.2μmol/L，IBil 21.5μmol/L，余正常。

嘱继续口服恩替卡韦胶囊0.5mg，每日一次（空腹），多烯磷脂酰胆碱胶囊2粒，每日三次。

中药上方减去车前子、柴胡、半夏，制大黄量减为5g，加生地10g、麦冬15g养阴生津，当归15g养血活血。继续服用14剂复诊。

三诊：（4月7日）

患者自觉略感乏力，余无其他明显特殊不适，纳食可，夜寐安，二便正常。查体：全身皮肤黏膜及巩膜无黄染。腹部体征阴性。舌淡红，苔

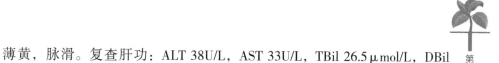

薄黄，脉滑。复查肝功：ALT 38U/L，AST 33U/L，TBil 26.5μmol/L，DBil 12.1μmol/L，IBil 14.4μmol/L。

嘱停服多烯磷脂酰胆碱胶囊，继续服用恩替卡韦胶囊，剂量同前。中药处方调整如下，以瘥后巩固调复：

党　参15g　炒白术15g　茯　苓15g　佛　手10g

枳　壳10g　陈　皮10g　佛　手10g　炒薏仁10g

佩　兰10g　炙甘草5g

7剂，免煎冲服，每日二次。

后随访患者病情平稳，遵医嘱按时规律口服抗病毒药，规律作息，合理膳食，已戒酒，多次复查肝功正常，HBV DNA已低于检测下限。

【用药思路】

祖国传统医学对于黄疸的证治已积累了丰富的经验，张仲景所著《金匮要略》中《黄疸病脉证并治第十五》一篇开启了本病证治的先河，其中茵陈蒿汤更是流传千年的千古名方。现在仍然被临床广为应用治疗黄疸病。本病病机关键在湿，辨证时应首先分阳黄和阴黄。阳黄多以肤黄鲜明如橘皮，口干口苦，发热，大便秘结，舌红黄燥或黄腻，脉象弦数为主证。而阴黄多以肤黄晦暗如烟熏，小便清长，大便溏薄，身寒无热，舌苔白，脉象弱、迟、微等为主症。阳黄需要分清湿重于热、热重于湿，还是湿热并重，选择不同的方药。阴黄往往是由患者患病日久，失治或误治使然，阳黄日久不愈也可转为阴黄。而在临证之时，黄疸辨证往往很难绝对分割阳黄和阴黄，往往虚实夹杂，如单纯按阳黄治疗必然会导致阳气更衰；如按阴黄施治则可能出现热燔动血，使病情进一步加重。故从临床实践来看，有学者提出了"介黄"的概念，认为部分患者可属于阴阳交互，虚实夹杂的病证阶段，治疗当阴阳兼顾，攻补兼施，寒热并用，肝脾同调，肝肾同

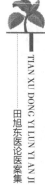
治，同时，久病入络累及血分，应兼以活血通络，促进黄疸的消退。

田旭东在临证中治疗黄疸病，首先按照现代医学诊疗思路，完善检查评估，是否为肝外梗阻性所造成的黄疸，如为梗阻造成的，则需要根据胆道梗阻情况行 ERCP、外科手术或植入胆道支架、置管引流等现代技术方法以解除或改善梗阻。如不排除外胆道梗阻而一味用利胆退黄药物，可能会使黄疸进一步加深，病情加重。其次，对于非梗阻性黄疸患者需要对因治疗，如慢性病毒性肝炎患者需要抗病毒；酒精性肝病患者需要戒酒；药物性肝损伤患者需要停止肝损伤药物的继续使用；自身免疫性肝病患者需要使用糖皮质激素或其他免疫抑制剂治疗。无胆道梗阻的黄疸在对因治疗的基础上应该谨守病机，仔细辨证，分病性之阴阳、寒热、虚实，遵仲景"见肝之病，知肝传脾，当先实脾"的思想，时刻不忘顾护脾胃，保的一分胃气，便有一分生机。仲景认为，脾胃为后天之本，气血生化之源，患者经治疗后能食与不能食往往决定了疾病的预后转归。虽然黄疸指数很高，但患者经治疗后胃气恢复，纳食增加，预后往往较好。反之，经治疗后患者仍然不思饮食并伴有极度乏力等症状，预后则较差。临床治疗时应用茵陈蒿汤为主方，治以清热利湿退黄，加入金钱草、郁金、虎杖等清热利湿药物，加强利湿退黄之功。合用四君子汤或补中益气汤以健脾益气。方中常配伍泽泻、车前子等利水渗湿药，使湿邪从小便而去，正所谓"诸病黄家，但利其小便""治湿不利小便非其治也"。现代肝病大家关幼波教授认为"治黄先治血，血行黄易却"，故田旭东在治疗黄疸时常常加入丹参、赤芍、当归、茜草、益母草等活血化瘀药。现代医学研究表明，活血化瘀药物能够改善肝脏微循环，有利于胆管上皮的修复和微胆栓的溶解，使胆汁排泄畅通，促进黄疸的消退。

此例患者既往有慢性乙型肝炎病史，但平素未进行定期检查及规范治

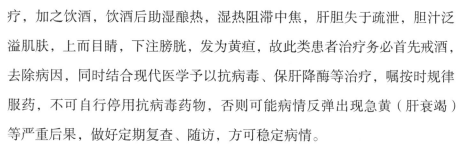

疗，加之饮酒，饮酒后助湿酿热，湿热阻滞中焦，肝胆失于疏泄，胆汁泛溢肌肤，上而目睛，下注膀胱，发为黄疸，故此类患者治疗务必首先戒酒，去除病因，同时结合现代医学予以抗病毒、保肝降酶等治疗，嘱按时规律服药，不可自行停用抗病毒药物，否则可能病情反弹出现急黄（肝衰竭）等严重后果，做好定期复查、随访，方可稳定病情。

黄疸（原发性胆汁性肝硬化）

患者马某某，女，55 岁。2019 年 5 月 9 日就诊。

【主诉】间断性目黄、小便黄伴皮肤瘙痒 2 年，加重 1 周。

【现病史】患者 2 年前无明显诱因出现目黄、小便黄伴有皮肤瘙痒，遂前往某三甲医院就诊，诊断为"原发性胆汁性肝硬化"，经入院治疗后病情好转出院（具体不详）。出院后患者长期服用"熊去氧胆酸胶囊"，但劳累后上述症状仍间断性发展，多次复查肝功提示异常，血清总胆红素波动在 60 ～ 80 μmol/L，医师予以保肝药物等治疗，病情未见明显改善。患者入院前一周再次出现目黄、身黄、小便黄，三天前在外院就诊查血常规：WBC $3.6×10^9$/L，RBC $4.4×10^{12}$/L，Hb 129g/L，PLT $84×10^9$/L。肝功提示：ALT 48U/L，AST 61U/L，GGT 121U/L，ALP 195U/L，TBil 78.5 μmol/，DBil 42.6 μmol/L，IBil 35.9 μmol/L，TBA 44mmol/L。腹部彩超提示：肝弥漫性病变（早期肝硬化可能），脾大，胆、胰、双肾声像图未见异常。肝脏瞬时弹性成像（FibroScan）提示：E=21.5kPa，医师建议患者加用激素治疗，患者表示拒绝。为求中医药治疗，遂来门诊就诊。刻下：目黄，乏力，口干，皮肤瘙痒，夜间明显，畏寒，偶有肝区隐痛，纳食欠佳，夜寐一般，小便色黄，大便稀溏。

【查体】神清，精神欠佳，面色晦暗，巩膜轻度黄染，肝掌（＋），蜘

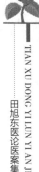
蛛痣（－）。全身皮肤可见多条抓痕，部分破损结痂。腹部平软，无明显压痛、反跳痛及肌紧张，肝肋下未触及，脾肋下2指，质地柔韧，肝脾区及双肾区无叩击痛，移动性浊音（－）。双下肢皮肤粗糙，无明显皮损。舌淡红，苔薄白腻，脉沉弦。

【中医诊断】黄疸病（阴黄），脾虚湿阻，瘀血阻络证。

【西医诊断】原发性胆汁性肝硬化（代偿期）。

【治法】益气疏肝健脾，祛风化湿软坚。

【处方】补中益气汤加减。

炙黄芪30g	党　参20g	炒白术15g	当　归15g
白　芍15g	麦　冬20	柴　胡10g	陈　皮10g
茵　陈30g	虎　杖15g	茯　苓15g	泽　泻15g
丹　参30g	赤　芍10g	鳖　甲15g（先煎）	炮　姜20g
防　风10g	皂角刺15g	炒麦芽30g	炙甘草6g

14剂，水煎分早晚两次服。

二诊：（5月23日）

患者自诉小便颜色变淡，乏力、口干、皮肤瘙痒、肝区不适较前有所改善，食欲较前好转，夜寐一般，大便略稀溏。专科查体：巩膜轻度黄染，皮肤抓痕较前明显减少，余同前。舌淡红，苔薄白、根微腻，脉沉弦。复查肝功：ALT 37U/L，AST 45U/L，GGT 98U/L，ALP 188U/L，TBil 53.9μmol/L，DBil 27.6μmol/L，IBil 26.3μmol/L，TBA 38mmol/L。

上方去郁金、皂角刺，茵陈量加至45g加强利湿退黄之功；加苦参15g燥湿止痒；加桂枝10g以温通经脉。继续服用14剂。

三诊：（6月6日）

患者小便色基本正常，偶有皮肤瘙痒，纳食尚可，夜寐一般，大便正常。查体：面色萎黄，巩膜无黄染，全身皮肤已无抓痕，余同前。舌淡红，苔薄黄，脉滑。复查肝功：ALT 25U/L，AST 39U/L，GGT 84U/L，ALP 151U/L，TBil 31.5μmol/L，DBil 14.3μmol/L，IBil 17.2μmol/L。

三诊方苦参减为 10g，防风减为 5g，余药不做调整，继续服用 14 剂复诊。

四诊：（6 月 20 日）

患者略感乏力，余无明显特殊不适，纳食尚可，夜寐安，二便正常。复查肝功：ALT 29U/L，AST 41U/L，TBil 26.4μmol/L，余正常。

三诊方去苦参、防风、泽泻、虎杖，茵陈减量为 15g，炮姜减量为 10g，麦冬减量为 10g。继续服用两周后停药。换用复方鳖甲软肝片继续抗肝纤维化治疗半年。

半年后随访，复查肝功基本正常，腹部彩超提示肝回声增粗，脾略大，胆、胰、双肾声像图未见异常。肝脏瞬时弹性成像（FibroScan）：肝脏硬度值 E=13.6kPa。嘱可停服复方鳖甲软肝片，继续熊去氧胆酸胶囊维持治疗。定期复查肝功等检查，如有不适，立即就诊。

【用药思路】

原发性胆汁性肝硬化（PBC）是一种主要以肝内中小胆管的非化脓性进行性损伤为特征的自身免疫性疾病。本病常与其他免疫性疾病如类风湿性关节类、干燥综合征、硬皮病、慢性淋巴细胞性甲状腺炎等并存，多见于中老年女性，起病隐匿，过程缓慢，早期无症状或症状轻微，多无特异性，病人一般情况良好，食欲与体重多无明显下降，约 10% 的患者可无任何症状。对原因不明的慢性进行性梗阻性黄疸病人，尤其伴有脂肪肝者，应详细了解起病的诱因及病情进展情况，是否有其他免疫性疾病存在，注意与继发性胆汁性肝硬变及其他原因肝硬化出现黄疸进行鉴别。PBC 患者

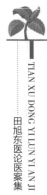
临床上残留黄疸通常较为顽固,部分患者长期服用熊去氧胆酸胶囊(UDCA)导致患者应答欠佳,不能很好控制病情,导致黄疸经久不愈,会进一步加重病情,预后欠佳。

　　田旭东认为 PBC 伴有黄疸的患者一般罹患本病日久,黄疸时间均在半年以上未能治愈,属于顽固性黄疸,也属于中医阴黄范畴。阴黄病机仍然责之于湿邪为患,治疗同样以"化湿邪、利小便"为大法,但需注意治病求本。阴黄之湿邪多脾失健运,肝失疏泄,夹有脉络瘀阻,日久肾阳不足。故治疗需益气健脾、温阳补肾、利湿退黄、活血通络等灵活运用,随证处方。该患者诊断为 PBC,长期服用 UDCA 改善胆汁瘀积,但患者仍有残留黄疸,且反复发作,经彩超剂 FibroScan 诊断已为肝硬化。治疗以益气健脾、利湿退黄、活血化瘀为法,方用补中益气汤加减,方中以黄芪重用为君,益气健脾;以党参、茵陈为臣药,健脾、化湿。佐以白术、茯苓健脾助运利湿;当归、白芍、麦冬养血滋阴柔肝润燥;柴胡疏肝理气;泽泻利水渗湿;丹参、赤芍活血化瘀,疏通肝络;鳖甲软坚散结;防风、皂角刺祛风燥湿止痒;虎杖佐助茵陈加强利湿退黄之功;陈皮、炒麦芽健脾和胃;炮姜为使药,用于温通经络,又能防止苦寒伤胃。诸药共奏益气健脾、利湿退黄、活血通络之效果。瘙痒对患者来说是一个非常影响生活质量的症状,尤其是在胆汁瘀积性肝病患者中经常见到,西医经常用激素、利福平、消胆胺来治疗瘙痒,常常收效甚微,加之由于副作用较大,患者接受度不高。中医在治疗皮肤瘙痒方面积累了丰富的经验,常用祛风止痒、燥湿止痒、养血润燥、活血化瘀等改善法,选择不同的药物如白鲜皮、地肤子、防风、荆芥、苦参、蛇床子等药物配伍组方内服或外用洗浴,常能达到较好的效果。阴黄治疗较之阳黄更需耐心,因病程久,湿与瘀相互胶着,一则阻碍气机,二则耗气伤阴;短期内很难见到疗效;但凡见效,治法方药

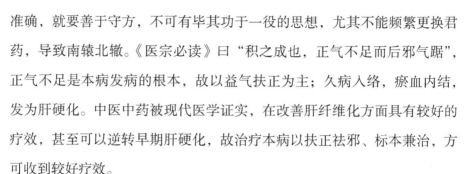

准确，就要善于守方，不可有毕其功于一役的思想，尤其不能频繁更换君药，导致南辕北辙。《医宗必读》曰"积之成也，正气不足而后邪气踞"，正气不足是本病发病的根本，故以益气扶正为主；久病入络，瘀血内结，发为肝硬化。中医中药被现代医学证实，在改善肝纤维化方面具有较好的疗效，甚至可以逆转早期肝硬化，故治疗本病以扶正祛邪、标本兼治，方可收到较好疗效。

黄疸（药物性肝损伤）

患者唐某，男，48 岁，2020 年 7 月 15 日就诊。

【主诉】身黄、目黄、小便黄 10 天。

【现病史】患者既往有"腰椎间盘突出症"病史，就诊前半月因为腰部疼痛在当地诊所就诊，医师予以患者中药自煎服用治疗。患者服药 5 天后出现身黄、目黄、小便黄，在当地县医院就诊查肝功提示 ALT 94U/L，AST 82U/L，TBil 103.7μmol/L。医师予以患者"复方甘草酸苷胶囊"保肝降酶、"熊去氧胆酸胶囊"利胆退黄，3 天后症状仍未见改善，遂慕名来医院门诊就诊。刻下：身黄、目黄、小便黄，口干口苦，略有皮肤瘙痒，食欲减退，夜寐一般，大便正常。无发热寒战，无恶心呕吐，无陶土样大便，无肝区疼痛。

【查体】神清，精神尚可，全身皮肤黏膜及巩膜黄染，肝掌、蜘蛛痣（－），心肺（－）。腹部平软，无明显压痛、反跳痛及肌紧张，肝脾肋下未触及，肝脾区及双肾区无叩击痛，移动性浊音（－）。双下肢无水肿。舌红，苔黄腻，脉滑。

辅助检查：肝功：ALT 211U/L，AST 135U/L，TBil 134.5μmol/L，DBil 73.6μmol/L，IBil 60.9μmol/L，GGT 327U/L，ALP 256U/L，TBA 94mmol/L，

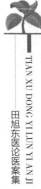

余正常。凝血系列、病毒系列、自身抗体均为阴性。甲状腺功能五项正常。

腹部彩超：肝回声增粗，胆、胰、脾、双肾、门静脉声像图未见明显异常。

腹部 MRI+MRCP：肝、胆、胰、脾未见明显异常改变。

【中医诊断】黄疸病（阳黄），肝胆湿热证。

【西医诊断】药物性肝损害（混合型）。

【西医治疗】复方甘草酸苷胶囊 2 粒，每日三次，口服，保肝降酶；熊去氧胆酸胶囊 250mg，每日三次，口服，改善胆汁瘀积。

【治法】清热化湿，利胆退黄。

【处方】茵陈蒿汤加减。

茵　陈 30g　栀　子 10g　制大黄 10g　虎　杖 15g

金钱草 30g　丹　参 30g　赤　芍 10g　桂　枝 10g

车前草 15g　泽　泻 15g　炒麦芽 30g　焦神曲 15g　炙甘草 6g

7 剂，水煎服，早晚两次。

二诊：（7 月 23 日）

患者自诉小便色变淡，口苦较前减轻，仍觉口干，肝区时有隐痛不适，食欲增加，夜寐尚可，大便正常。专科查体：神清，精神尚可，全身皮肤黏膜已无明显黄染，巩膜轻度黄染，余同前。舌红，苔薄黄、根微腻，脉弦滑。复查肝功：ALT 99U/L，AST 73U/L，TBil 84..7μmol/L，DBil 50.3μmol/L，IBil 34.4μmol/L，GGT181U/L，ALP 135U/L，TBA 62mmol/L。

西药暂不调整。中药首诊方加白芍 15g 柔肝止痛；生地 15g、麦冬 20g 养阴生津；余药物不变。继续服用 14 剂。

三诊：（8 月 6 日）

患者自诉偶有肝区隐痛不适，余无明显特殊不适，纳食正常，夜寐安，

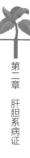

小便正常，大便略稀溏。专科查体：无明显专科阳性体征。观其舌淡红，苔薄黄，脉弦滑。此次复查肝功：ALT 48U/L，AST 43U/L，TBil 36.8μmol/L，DBil 18.3μmol/L，IBil 18.5μmol/L，GGT 103U/L，ALP 122U/L，TBA 37mmol/L。

中药处方调整如下：

茵　陈30g　栀　子10g　制大黄6g　虎　杖10g

丹　参15g　赤　芍10g　桂　枝10g　车前草10g

泽　泻10g　炒麦芽15g　焦神曲15g　生　地10g

麦　冬10g　白　芍15g　元　胡10g　炙甘草6g

继续服用14剂。

四诊：（8月20日）

患者已无明显特殊不适，纳食尚可，夜寐安，二便正常。复查肝功：ALT 31U/L，AST 25U/L，TBil 28.4μmol/L，DBil 11.7μmol/L，IBil 16.7，GGT 82U/L，ALP 76，余正常。

嘱其自停所有药物，1月后复查肝功。

【用药思路】

药物性肝损伤（DILI）是指使用一种或多种药物后，由药物或其代谢产物引起的肝脏损失，也称为药物性肝病。在中国肝病中，DILI的发生率仅次于病毒性肝炎和脂肪性肝病，是威胁人民健康的重大隐患。西医的主要治疗手段包括停用可疑的致损伤药物，应用解毒剂、糖皮质激素、抗炎保肝、抗凝等药物、人工肝甚至肝移植等方法，对改善患者临床症状、延长患者生命有一定的疗效，但其存在严格的适应症，有较大的局限性。中医药治疗DILI具有多途径、多靶点、强于抗氧化、调节免疫功能、改善肝脏微循环且具有无创等优势，中医独特的诊疗体系也在临床防治DILI上发

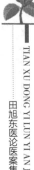
挥了重大作用。

田旭东认为，DILI 在临床上并不少见，该病的诊断需要结合相关用药史、排除常见疾病，如病毒性肝炎、酒精性肝病等，结合实验室检查及影像学检查，利用相关评估量表，必要时行肝穿刺活检方能明确诊断。治疗要停用相关可疑肝损伤药物，及时予以保肝降酶等对症治疗。此类患者在发病一周左右即可出现黄疸，需要警惕并及时综合系统干预治疗，防止病情进一步加重，出现肝衰竭，严重影响患者预后。药物所致黄疸的辨证治疗与传统医学黄疸的辨证有所不同，传统的辨证认为湿邪为患是形成黄疸的关键，如《金匮要略·黄疸病脉证并治》篇指出："黄家所得，从湿得之。"由于湿邪壅阻中焦，脾胃失健，肝气郁滞，疏泄不利，致胆汁输泄失常，胆液不循常道，外溢肌肤，下注膀胱而成黄疸病证，治疗主要是化湿邪，利小便。而"药黄"的病因是各类药物，病理机制在于药物直接损伤肝脾，引起肝脏疏泄功能失常，脾失健运，湿热内生，病理产物是湿热。治疗以通腑泻浊、利湿退黄、活血化瘀、疏肝健脾为大法，随证选用相应药物加减治疗，均能获得良好的疗效。此类患者发病初期绝大多数属于黄疸阳黄的范畴，可用茵陈蒿汤为基础方加减以清热化湿，利胆退黄。在中后期可以使用黄芪建中汤或当归补血汤合茵陈五苓散加减以益脾养肝。同时应该将顾护脾胃、滋阴活血贯穿于治疗的全过程。如果病情进展迅速，出现肝衰竭，应该参照急黄（肝衰竭）的诊治，尽快干预治疗，以期达到截断逆挽的效果，改善患者的预后。

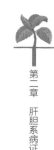

第三节 积 聚 病

积聚病（法特壶腹周围恶性肿瘤）

患者陈某某，女，54 岁。2022 年 8 月 20 日初诊。

【主诉】法特壶腹周围恶性肿瘤病史，术后纳差，贫血。

【现病史】患者 2 年前确诊为法特壶腹周围恶性肿瘤，于兰州大学第二医院行胰十二指肠切除术，术后纳差，遂来门诊就诊。现症见，纳差，上腹痛，气短乏力，大便先干后稀，排便费力，量少，小便正常，入睡困难，近半年体重下降 8kg。

【查体】消瘦，舌质白，苔腻，脉细濡，肝肿大，上腹部压痛明显。

【中医诊断】积证（脾虚失运证）。

【西医诊断】法特壶腹周围恶性肿瘤。

【治法】健脾助运、益气扶正。

【处方】运脾颗粒加减。

党　参 30g　　茯　苓 10g　　麸炒白术 15g　　甘　草 5g

佛　手 10g　　麸炒枳壳 15g　炒麦芽 15g　　仙鹤草 20g

炒莱菔子 10g　焦六神曲 15g　炒鸡内金 15g　槲寄生 20g

黄　芪 15g　　当　归 15g

14 剂，水煎服，每日一剂，分两次服用。

二诊：（9 月 5 日）

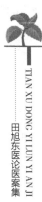
服上药 14 剂，患者食欲改善，进食量增加，党参减至 20g，麸炒白术减至 10g，当归减至 10g。予以 14 剂，煎服法同上。

三诊：（9 月 20 日）

又服上药 14 剂，患者食欲、进食量明显改善，气短乏力症状缓解，后继续辨证调整药物，服用 28 剂，患者身体状况维持良好。

【用药思路】

法特壶腹周围恶性肿瘤可导致胆总管、肝内胆管扩张，肝大、胆囊增大而见腹内积块及术后固定不移的疼痛，归属于中医"积证"的范畴。主要是由情志失调、疟疾等经久不愈，肝脾受损，脏腑失和，以致气滞、血瘀、痰凝于腹内，日久结为积块，而为积证。本病的病机主要是气机阻滞，瘀血内结。病理因素主要有寒邪、湿浊、痰浊、食滞、虫积等，但主要是气滞血瘀，以血瘀为主。本病病位主要在于肝脾胃肠。因肝主疏泄，司藏血；脾主运化，司统血。如因情志、饮食、外邪、久病等原因，引起肝气不畅，脾运失职，肝脾不调，胃肠失和，气血涩滞，壅塞不通，形成腹内结块，导致积证。积证日久，瘀阻伤正，脾失健运，生化乏源，可致气血亏虚，甚或阴阳并损；正气愈亏，气虚血涩，则积块愈加不易消散，甚则逐渐增大，病势进一步发展，还可以出现一些严重变证。如积久肝脾两伤，肝不藏血，脾不统血，或瘀热灼伤血络，血不循经，可导致出血；肝脾失调，气血瘀滞，日久及肾，肝、脾、肾三脏受损，气、血、水停积腹内，则可转为臌胀；若肝胆疏泄失常，胆汁外溢，转为黄疸；气血瘀阻，水湿泛滥，亦可出现腹满肢肿等症。"以运为健、以运为补"，治疗原则为"健脾先运脾，运脾必调气""运脾"思想体现了脾胃的生理特点。脾胃是人体饮食物消化吸收的主要脏腑，其中受纳腐熟水谷，以及运化水谷精微是脾胃的主要生理功能。而脾胃功能也主要通过脾胃气机升降来实现，脾气

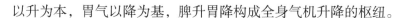

以升为本，胃气以降为基，脾升胃降构成全身气机升降的枢纽。

此患者因恶疾切除部分消化组织，导致运化水谷精微的能力不足。可见术后纳差，持续性消瘦，气虚导致大便排泄费劲，无力推动大便运行，停留时间过长，大便先干后稀，结合舌质白，苔腻，脉细濡，为脾虚失运之象。

治疗当以健脾助运、益气扶正，选用甘肃省中医药自制方剂——运脾颗粒加减治疗。党参益气健脾；白术燥湿实脾，缓脾生津；茯苓健脾渗湿；仙鹤草补虚强壮，健脾补虚，以上四药合用有四君子汤之义；枳壳行气宽中，理气消胀；佛手既能畅中焦气滞，又可疏肝气以防木郁克土，而无耗气伤津之弊；与枳壳联用，突出运脾调气之力；炒麦芽健脾化湿和中，宽肠下气通便，亦能疏肝理气。黄芪补气扶正，当归补血养血、润肠通便，槲寄生补肝肾。甘草调和诸药，炒莱菔子、焦六神曲、炒鸡内金健脾助运消食，诸药合用，体现调气以健运，补气以助运，使痰湿无由以生，脾运复健升降如常，则诸病自除。

积聚（阑尾炎）

患者朱某某，男，49岁。2022年10月8日初诊。

【主诉】右下腹胀满1月余，排气多，大便不成形。

【现病史】患者因不洁饮食后出现上腹部转移性疼痛，现以右下腹疼痛及压痛明显，于甘肃省中医院查腹部彩超提示：阑尾区局部异常回声，考虑阑尾炎并阑尾周围脓肿。肠镜：横结肠腺瘤EMR（病检：慢性炎症，中度炎症，活动期）。期间予以抗生素输液（具体药物不详）治疗后缓解，现仍间断性右下腹部胀满不适，遂就诊于医院门诊。现症见：大便不成形，排气多，神疲乏力，怕冷。

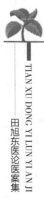

【查体】发育及营养一般，舌暗淡有齿痕，苔白，脉细涩，右下腹部硬，麦氏点压痛（+）。

【中医诊断】积聚（气滞血瘀证）。

【西医诊断】阑尾炎、阑尾周围炎。

【治法】补气活血化瘀。

【处方】补阳还五汤加减。

桃　仁5g　　红　花5g　　当　归15g　　川　芎10g

赤　芍5g　　牛　膝20g　　桔　梗5g　　麸炒枳壳15g

甘　草5g　　炒薏苡仁30g　炮　姜10g　白附片10g（先煎）

焦六神曲15g　黄　芪30g

14剂，水煎服，每日一剂，分两次服用。

二诊：（10月23日）

服上药14剂，服药后胀满症状缓解，大便仍不成形。加桂枝15g温通经脉，茯苓30g健脾、利小便以实大便。14剂，煎服法同上。

三诊：（11月7日）

又服上药14剂，症状明显缓解，大便成形，炮姜加至15g，当归减至10g，茯苓减至15g，继续服用14剂。

至此诸症痊愈，嘱其规律饮食，定期复查腹部彩超及结肠镜。

【用药思路】

阑尾炎及阑尾周围炎所导致的右下固定不移的腹胀满不适属于中医学"积聚"范畴。气机不畅，气滞血瘀而成，本例患者大便不成形，气短乏力，证为脾胃虚弱，脾胃气虚则湿浊内停，升降失常则气滞，气虚则无力推动血运，导致血瘀。由此可见，脾胃气虚为本病的本原，气滞血瘀为基本病机。治以补气活血化瘀，田旭东选用补阳还五汤加减治疗。此方为跟师期间田旭东讲解的第一个方子。当时循序渐进，讲述此方为补气 – 补胃气 – 胃之元气之方，气虚为本，元气亏损五成为宜，辨证应紧扣此病机。后期在查阅田旭东论文期间读到临床又将此方运用于尿毒症皮疹、高血压病、干燥综合征、肾病综合征等辨证为气虚血瘀之证疾患。方中黄芪大补元气，使气旺以促血行，瘀去络通。当归活血而不伤血。赤芍、川芎、桃仁、红花助当归尾活血祛瘀。麸炒枳壳、焦六神曲行滞消胀，体现六腑以通为用。桔梗载药上行、开宣肺气，因肺大肠相表里之意。牛膝引血下行。白附片与炮姜温通血脉，炒薏苡仁健脾渗湿，甘草调和诸药，全方共奏补气活血化瘀之功，使诸症可愈。

聚证（腹胀）

患者廖某某，男，63 岁。2023 年 2 月 4 日初诊。

【主诉】腹部时有气聚 3 年余，加重 3 月。

【现病史】患者自诉 3 年前无明显诱因出现腹中胀痛，时聚时散，常伴随受凉、生冷饮食后加重，纳差，神疲乏力，睡眠一般，大便不成形。

【查体】舌白，苔腻，脉沉，腹部稍硬，无明显压痛及反跳痛。

【中医诊断】聚证（脾胃虚寒兼气滞证）。

【西医诊断】腹胀。

【治法】温中行气，燥湿除满。

【处方】厚朴温中汤加减。

厚　朴 15g　　陈　皮 10g　甘　草 5g　茯　苓 15g

炮　姜 15g　　豆　蔻 5 g　木　香 5g　炒枳壳 15g

焦六神曲 20g　炒麦芽 15g

7 剂，水煎服，每日一剂，分两次服用。

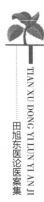

二诊：（2月26日）

服上药 7 剂，自觉胀痛症状改善，纳差依旧，苔腻。原方改茯苓为 20g，焦六神曲 15g，加石菖蒲 10g。

14 剂，煎服法同上。

三诊：（3月14日）

又服上药 14 剂，服药后症状明显缓解。二诊方基础上调整：炮姜减至 10g，加丹参 20g，再 14 剂，水煎服，一日一剂。

后期随访，未反复发作。

【用药思路】

聚证是以腹中结块、或痛或胀、聚散无常、痛无定处为主要临床特征的一类病证。聚证主要是由情志失调、食滞痰阻等引起，致肝脾受损、脏腑失和、气机阻滞、气聚成结而成。聚证病在气分，以疏肝理气、行气消聚为基本原则。《景岳全书·杂证谟》中提出对积聚的治疗宜"攻、消、散、补"，对于"聚"的治疗，在补的同时，则在攻、消、散三法中应侧重以"消聚"为主。根据不同的病理因素采用相应的治疗方法，包括行气散结、清热散结、化湿散结、导滞散结等。

此患者病情日久，反复发作，脾气易损，同时受凉、情绪低落后加重。脾胃虚寒证，兼有气滞。应适当予以培脾运中，行气。寒湿凝滞，脾胃气机壅阻，不通则痛，故见脘腹胀满或疼痛；脾胃运化失司，则不思饮食；脾胃主肌肉四肢，湿邪困于脾胃，则疲乏无力。治当行气温中，燥湿除满。方中厚朴行气消胀，燥湿除满，为君药。草豆蔻温中散寒，燥湿除痰，为臣药。陈皮、木香行气宽中；干姜、生姜温脾暖胃以散寒；茯苓渗湿健脾以和中，共为佐药。甘草益气健脾，调和诸药，共兼佐使。诸药合用，寒湿得除，气机得畅，脾胃复健，则胀痛自解。

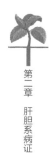

第四节　胁　　痛

胁痛（胆囊切除术后综合征）

患者李某，女，45岁。2021年6月7日初诊。

【主诉】右侧胁部间断胀痛2月余，腹泻伴加重1周。

【现病史】胆囊摘除术后2年，多因进食油腻而引发右侧胁部胀痛，嗳气反酸，口苦，食纳差，平素易怒，夜寐欠佳。2年前患者间断性胁部胀痛未曾重视，后因单位体检，查腹部超声示胆囊结石，遂于兰州大学第二医院行腹腔镜下胆囊摘除术，术后好转出院。出院后每遇情志不舒则胁痛症状复发并加重，曾自服"消炎利胆片"（具体用法用量不详），胁痛症状稍作缓解，停药后胁痛易反复，严重影响患者生活质量。近日因劳累、情志不舒后引起腹泻，2～3次／天，便前急迫感伴胁部胀痛、腹痛，泻后痛减，嗳气，胸胁胀闷，食纳尚可，乏力，精神不佳，夜寐差。自服"蒙脱石散"（具体用法用量不详），腹泻症状未见明显缓解。现症见，右侧胁部胀痛，嗳气反酸，情绪不佳，烦躁易怒，夜寐欠佳，食欲差，大便溏，小便正常。

【查体】发育及营养均较好，舌质淡，舌体胖大，边有齿痕，苔薄白，脉弦，右侧胁部压痛明显。

【中医诊断】胁痛（肝郁脾虚证）。

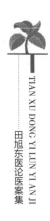
【西医诊断】胆囊切除术后综合征。

【治法】疏肝解郁，健脾止泻。

【处方】痛泻要方合六君子汤加减。

陈　皮 10g　白　芍 10g　防　风 10g　炒白术 15g

清半夏 10g　党　参 20g　茯　苓 15g　甘　草 5g

佛　手 15g　炒枳壳 15g

7 剂，水煎服，每日一剂，分两次服用。

二诊：（8 月 16 日）

服上药 7 剂，胸胁胀闷明显缓解，腹泻症状较一诊明显缓解，前几日因贪食生冷致近日食纳不佳，手足心冷，畏寒而喜热饮，舌质淡，边有齿痕，苔薄白，脉缓。拟加黄芪 30g、桂枝 15g，大枣两枚、鲜姜两片。7 剂，煎服法同上。

三诊：（8 月 23 日）

又服上药 7 剂，右侧胁部疼痛较一诊明显减轻，无畏寒，嗳气反酸基本消失，食欲渐佳，情绪较前舒畅，睡眠较前良好，舌质淡，舌边稍有齿痕，苔薄白，脉缓。拟在二诊方基础上去桂枝，黄芪减为 20g 继以巩固，水煎服，隔日 1 剂以收尾。

后患者每三月复诊 1 次，根据病情变化，加减给药，共服上药 35 剂，无任何明显不适，食欲、精神、大小便均处于正常状态，舌质淡，苔薄白，脉缓有力。复查腹部超声未见明显异常。嘱其畅情志、勿劳累，避免辛辣刺激生冷之品，饮食六七分饱为宜。

【用药思路】

中医学暂无胆囊摘除术后综合征的病名，但依据该病在发病时的主症特点，可将其归属为胁痛的范畴。金刃损伤人体后，正气亏损，气滞血瘀，肝郁气滞，横犯脾胃，多存在胆囊残端及胃肠的感染。少阳枢机不利是胆囊摘除术后综合征的基本病因，病变部位主要在胆、大肠，与脾、胃、肝关系密切，临床中主要以虚实夹杂多见。胆囊摘除术后综合征是一种由结构改变而导致功能改变的疾病，由于胆囊被摘除，正常的肠－肝循环被打乱，胆汁未经浓缩进入十二指肠，导致肠道内酸碱平衡失调，进食后胆汁分泌量较前减少，造成肠道功能紊乱，从而引起一系列以胁痛为主的消化系统症状，大多患者也表现为排便时的紧迫感、过度胀气、胁腹痛等症状；另外，胆汁未经浓缩进入肠道会引起肠道菌群紊乱，这也是主要原因之一。从中医的角度出发，一则由于金刃致胆腑损伤，故少阳枢机不利、经气不畅，久之邪郁于机体表里之间，致寒热往来之证，即胸胁苦满、心烦喜呕；二则肝胆互为表里，胆囊切除则肝疏泄失常，可引起情志改变，平素患者精神压力大，进而肝郁气滞，且胆为中正之官，胆火内郁，上扰心神，故多梦、不寐；三则依据五行相乘理论，木郁乘土，肝郁脾虚，中焦气机升降失常，脾气不升、清气下陷则泄泻，胃气不降则胁腹胀痛。

本病辨治应首从脏腑辨证入手，依据病变脏腑属性，厘清病因病机，辨病辨证相结合，方可取得良效。本例患者行胆囊摘除术后，多受劳累，加之情志不畅致肝气内阻，横逆犯脾，脾失健运，湿浊内停则胁腹胀痛、大便溏薄。正如《金匮要略·卷上·藏府经络先后病脉证第一》所说："见肝之病，知肝传脾，当先实脾。"金刃损伤胆腑，肝胆共主疏泄，故肝气疏发不畅，气机内阻，肝横逆犯脾，脾运化失司，气滞湿阻致大便稀薄，为肝郁脾虚之证。治宜疏肝解郁，健脾止泻，常用痛泻药方合六君子汤加减化裁治疗。

患者二诊时胸胁胀满、乏力等症状明显缓解，然因贪食生冷，损伤脾阳，致运化食物、温煦作用减弱，故食纳不佳，且显手足心冷、畏寒而喜

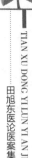

热饮等虚寒之象，遂加黄芪、桂枝，以取补脾益气、温阳散寒之效。三诊时腹泻腹痛、畏寒、乏力等症状均得以改善，继二诊方，且在其基础上去桂枝，黄芪减为 20g，一则防温煦太过，二则巩固疗效。主方痛泻药方合六君子汤可疏肝解郁，健脾止泻，在疏理肝气的同时健脾助运，共奏疏肝健脾之效，脾健肝柔则症状自除。常用枳壳、佛手。枳壳行气力强，具有行气宽中、行滞消胀的功效；佛手归肝、脾、胃经，入肝经则善疏肝理气，性温，归脾胃经可和中止痛。现代药理学研究证明，佛手挥发油具有抗抑郁的作用。故在辨证明确的基础上，加用枳壳、佛手等经验药，调节中焦气机，达疏肝、健脾、和胃之效。

肝失疏泄，横逆犯胃，中焦气机失调，治宜疏肝理气，健脾和胃，复脾胃气机之衡，胆囊摘除术后综合征即可获良效。

胁痛（肋间神经痛）

患者王某，女，74 岁，2022 年 2 月 26 日初诊。

【主诉】间断双侧胁肋部疼痛 1 月余。

【现病史】患者于 1 月前无明显诱因出现间断性双侧胁肋部疼痛，疼痛持续时间延长，性质为胀痛，伴纳差，无食欲，大便尚可，睡眠欠佳，多梦。于 2021 年在某医院内窥镜中心，做胃镜检查示：未见明显异常。服用西药后，症状未见明显好转，为求进一步治疗，遂来医院门诊进行就诊。

【查体】身体偏瘦，精神中等，舌红，苔白，脉弦。

【中医诊断】胁痛（肝胃不和证）。

【西医诊断】肋间神经痛。

【治法】疏肝理气，和胃止痛。

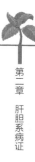

【处方】柴胡疏肝散加减。

柴　胡 10g　　麸炒枳壳 15g　黄　芩 10g　　青　皮 10g

陈　皮 10g　　川　芎 10g　　醋香附 10g　　郁　金 10g

酒白芍 10g　　炒川楝子 5g　　醋延胡素 15g　麦　芽 15g

焦六神曲 15g　炒莱菔子 20g　连　翘 15g

7 剂，水煎服，每日一剂，分两次服用。

二诊：（3 月 5 日）

服上药 7 剂后，患者自诉双侧胁肋部疼痛减轻，咽喉如有异物堵塞，口干口苦，食欲差，大便正常，舌红，苔薄白，脉弦。效不更方，在原方的基础上调整黄芩 15g、加麦冬 15g、熟地黄 15g、川牛膝 20g，14 剂，水煎服，每日一剂，分两次服用。

三诊：（3 月 26 日）

又服上药 14 剂，偶有胁肋部疼痛发作，食欲渐增，自觉近来精神佳，舌质淡，苔薄白，脉弦。嘱患者调其情志，勿劳累。

【用药思路】

《素问·脏气法时论》中就提到"肝病者，两胁下痛引少腹"。《灵枢·经脉》曰"肝足厥阴之脉……上贯膈，布胁肋，循喉之后，上入颃颡"，《古今医鉴·胁痛》曰"病夫胁痛者，厥阴肝经为病也"，胁痛在中医理论上，和肝经密不可分。胁痛的发生与情志不遂、久病体虚、跌扑损伤、饮食不节相关，肝主疏泄，肝维持全身气机疏通畅达，通而不滞，散而不郁，如情绪持续低落、暴怒等，都可导致肝失条达，疏泄不力，引发胁痛。

本患者为老年女性，患者脾胃素虚，运化受纳功能不足，加之患者情绪不佳、紧张焦虑等原因，导致肝气上亢，横逆犯胃，气机郁滞不畅，引

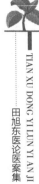

起肝胃不和。对于情志所引起的胁痛的治疗，应注重调畅情志，使肝气条畅，恢复脾胃气机的升降功能。方中柴胡辛苦而入肝胆，善于条达肝气而疏郁结，香附、川芎入肝、长于疏肝、行气、止痛，芍药养血柔肝，缓急止痛，与柴胡养肝之体，利肝之用，且防辛香之品耗伤气血。莱菔子、麦芽、六神曲主归脾胃经，调理患者脾胃功能。脾胃为气血生化之源，肝正常的疏泄功能有助于脾胃运化，气血生化之源充足，亦可滋养肝体，肝气畅达，则疏泄正常，使肝胃不和型胁痛得以痊愈。

胁痛（肝硬化）

患者葛某，男，72 岁，2021 年 12 月 16 日初诊。

【主诉】间断性胁肋部疼痛不适 1 年余。

【现病史】患者自诉于 1 年前出现间断性胁肋部疼痛，多因情志变化而发胁肋部的疼痛，间断服用西药多种，但症状常见反复，近 1 月来疼痛持续时间延长，食欲差，时有烦躁易怒，睡眠尚可，大便不畅，小便正常。

【查体】发育及营养均好，舌质红，苔黄腻，脉弦数。

【中医诊断】胁痛（肝郁气滞证）。

【西医诊断】肝硬化。

【治法】疏肝解郁，行气止痛。

【处方】柴胡疏肝散加减。

柴　胡 15g　　麸炒枳壳 15g　甘　草 5g　　川　芎 15g

醋香附 15g　　陈　皮 10g　　酒白芍 15g　炒川楝子 15g

炒鸡内金 15g　焦六神曲 15g　炒麦芽 15g　姜　黄 10g

21 剂，水煎服，每日一剂，分两次服用。

二诊：（1 月 6 日）

患者自诉服药后疼痛缓解，一般情况可，舌质红，苔略有退象，脉弦。效不更方，在原方的基础上调整醋香附 10g，21 剂，水煎服，每日一剂，分两次服用。

三诊：（2 月 24 日）

又服上药 21 剂后，患者胁痛明显减轻，之后以此方加减调治，患者一般情况良好，不定期来门诊随访检查。

【用药思路】

肝木生发，与春气相应，喜条达而恶抑郁，《素问·六元正纪大论》中就提："木郁之发，太虚埃昏，云物以扰，大风乃至，屋发折木，木有变。故民病胃脘当心而痛，上支两胁，膈咽不通，食饮不下，甚则耳鸣眩转，目不识人，善暴僵仆。"若情志不遂，木失条达可导致肝气郁结，胁为肝经所过之处，故肝气逆不论上逆还是横逆大多伴有胁痛，甚则胸脘腹部的胀闷。此患者情绪不畅，精神压力过大，负面生活刺激过多导致气机阻滞，肝失调达。方中柴胡味苦，微寒，气平，禀春升之气，散肝中郁结，理土中气滞，卢之颐《本草乘雅半偈》言其："味禀夏火之苦，气兼长夏之平。虽曰一阳，实含全体，不独自下而上，且可自内而外。"川芎辛温，气味俱升，入足厥阴肝经，可助柴胡升散有余之邪气，开肝气之郁，且上行于头面，禀阳明燥金之气而入于手太阴肺经，引清阳之"生气"。白芍性寒，养肝血，敛肝气，以养肝体。再添鸡内金、麦芽、神曲等药运化脾胃，升发中焦之气，使中土气机旺而调畅。除药物治疗外，还嘱患者平时保持心情调畅。

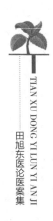
第三章　心系疾病

第一节　不　寐

不寐（失眠）

患者闫某，女，36 岁，2021 年 9 月 9 日初诊。

【主诉】入睡困难 1 年余。

【现病史】患者 1 年前因工作需要常加班熬夜，随后逐渐入睡困难，夜间易醒、多梦，情绪不佳，烦躁易怒，偶有两胁肋部胀满不适，平素疲乏无力，食欲不佳，晨起口干、口苦，大便不成形，期间服用镇静、安眠剂及辅助治疗，服药治疗时睡眠有所改善，停药后症状反复。刻下见：入睡困难，夜间易醒、多梦，醒后疲乏，偶有两胁胀满不适，晨起口干口苦，大便不成形，舌淡红，苔薄白、有齿痕，脉弦数。

【查体】舌淡红，苔薄白、有齿痕，脉弦数。

【中医诊断】不寐（肝郁脾虚血弱证）。

【西医诊断】失眠。

【治法】疏肝健脾，益气养血。

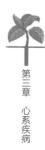

【处方】归芍六君子汤加减

当归 10g　　炒白芍 15g　　　姜半夏 10g　　陈　皮 20g

党参 30g　　麸炒白术 10g　　淡豆豉 10g　　茯　苓 15g

佛手 10g　　炒栀子 10g　　　仙鹤草 30g　　煅牡蛎 30g（先煎）

甘草 5g　　　枳　壳 15g

共 7 剂，水煎服，每日一剂，分两次服用。

二诊：（9 月 16 日）

诉服药后睡眠有所改善，疲乏无力较前缓解，食欲增加，晨起口干口苦、烦躁易怒仍未缓解，大便偶不成形，现自觉手脚心发热，夜睡梦多。舌淡红，苔薄白伴齿痕，脉弦数。增淡豆豉量至 15g，加荆芥 10g，继服 14 剂。

三诊：（10 月 1 日）

诉服药后诸证明显好转，仍觉手脚心微发热，舌淡红，苔薄，齿痕减轻，脉弦细。二诊方中加熟地黄 15g、黄芪 15g，继服 14 剂巩固疗效。3 月后随访，患者夜间可正常入睡，余无其他不适，嘱注意日常饮食起居，调畅情志，不适随诊。

【用药思路】

患者不寐系情志不畅，肝气郁结，日久化热上扰心神所致。肝主情志，其经脉布胁肋，平素烦躁易怒，偶有两胁胀满不适，口苦均为肝气郁结之征象。肝郁日久，横逆犯脾，脾失运化，四肢肌肉失养，则体倦食少，脾运不健，湿浊内生，则大便稀溏，肝郁日久暗耗阴血，血虚则无以养心，心虚则神不守舍，故夜睡梦多，口干。方选归芍六君子汤加减以疏肝健脾，益气养血。方中当归、白芍、甘草养血敛阴柔肝，陈皮、姜半夏理气和胃，人参、麸炒白术、茯苓、甘草益气健脾，仙鹤草健脾助运，佛手、枳壳疏

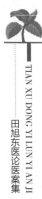
肝理气，以防疏泄太过而耗伤肝血，顺"肝体阴而用阳之性"，淡豆豉、栀子以除烦泻热，煅牡蛎镇心安神，平肝潜阳。二诊患者自觉手脚心发热，增淡豆豉量以清烦热，加荆芥升发肝气，三诊患者肝气舒畅，舌红，脉弦细，此系病久耗气伤阴，邪去正亏，遂加熟地黄、黄芪以滋阴补气。

不寐（失眠）

患者范某某，女，82岁，2022年6月6日初诊。

【主诉】入睡困难1年余。

【现病史】患者1年前因"慢性阻塞性肺疾病"住院后出现入睡困难，夜寐不安，白天神疲乏力，伴头晕目眩，纳呆嗳气，大便稀溏，期间曾口服"艾司唑仑"，效果不佳，遂来就医，刻下症见：入睡困难，夜寐不安，疲乏无力，伴头晕目眩，面色萎黄，纳呆嗳气，大便溏稀，舌淡苔白腻，脉虚缓。

【查体】面色萎黄，舌淡苔白，脉虚缓。

【中医诊断】不寐（脾失健运证）。

【西医诊断】失眠。

【治法】健脾助运，补养心神。

【处方】运脾汤加减。

党　参20g　　茯　苓10g　　麸炒白术10g　甘　草5g

佛　手10g　　麸炒枳壳15g　炒麦芽15g　　仙鹤草20g

焦六神曲15g　黄　柏10g　　龙　骨30g（先煎）

共7剂，水煎服，每日一剂，分两次服用。

二诊：（6月13日）

患者夜寐不安，头目眩晕，疲乏无力，嗳气均有好转，但仍入睡困难，食欲不佳，大便稀溏，舌淡，苔微腻，脉缓，在一诊方基础上加炒鸡内金10g、石菖蒲10g，继服14剂。

三诊：（6月28日）

患者诸症均有好转，食欲渐增，夜间可入睡，舌淡，苔薄白，脉缓有力，在二诊方基础上去炒鸡内金、石菖蒲，加陈皮10g，连翘15g，继服14剂巩固病情，3月后因反酸、烧心来就诊，询问睡眠情况，诉夜寐渐安，无不适。

【用药思路】

脾胃为气血营卫生化之源，患者年老体弱，久病思虑伤脾，脾失健运则气血营卫生化乏源，故夜寐不安，脑窍、四肢百骸失养，则头目晕眩、食少体倦。脾胃为气机升降之枢，阴阳水火之通道，中土运则营卫和合，夜寐则安，中土不运则营卫不和，卫气不能入阳，夜寐不能安，清浊失序，则便溏、纳呆嗳气，故以运脾汤以健运脾气，补养心神，方中党参、白术、茯苓益气健脾，枳壳理气宽中、行气消胀，佛手疏肝理气和胃，疏而不耗伤肝血，二药合用增强调气运脾之功，以防木郁克土；炒麦芽，焦六神曲消食健脾，仙鹤草善补中焦之虚，亦有解乏之义，龙骨镇静安神，黄柏除烦泻热，甘草补益和中，调和诸药。全方健运中焦，营卫运行有序，夜寐得安，二诊时患者食欲不佳，大便溏稀，加炒鸡内金消食助运，水湿遂生，石菖蒲芳香化湿和胃，以防水湿复扰脾之健运，三诊患者食欲渐增，脾气渐复，应补消兼顾，标本兼治，切勿一味补益，遂加陈皮以行气化滞，连翘以散结消积除热，本虚既补，标实得除，营卫和合，夜寐自安。

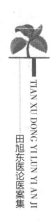

第二节　心　悸

心悸（甲状腺功能减退）

患者周某某，女，46 岁，2021 年 12 月 27 日初诊。

【主诉】心悸、盗汗、头晕半年，加重半月。

【现病史】患者半年前出现心悸，盗汗，头晕，善太息，大便干溏不调，于医院内分泌科门诊完善相关检查，考虑"甲状腺功能减退"，期间规律口服"优甲乐"，症状有所缓解，近半月患者自觉上述症状加重，伴脘腹胀满不适，恶心，饮食不消。2021 年 12 月 15 日外院 24h 动态心电图示：平均心率 71bpm，最小心率 46bpm，最大心率 110bpm，室上性早搏 65 次。现症见：心悸，盗汗，伴头晕，善太息，大便干溏不调，脘腹胀满不适，恶心，饮食不消，舌淡苔薄黄，脉弦滑。

【查体】Bp：124/62mmHg，HR：80 次 /min，舌淡苔薄黄，脉弦滑。

【中医诊断】心悸（气郁痰阻证）。

【西医诊断】甲状腺功能减退。

【治法】行气解郁，健脾化痰。

【处方】越鞠丸加半夏厚朴汤加减。

川　芎 10g	麸炒苍术 15g	醋香附 10g	焦六神曲 15g
焦栀子 10g	法半夏 10g	厚　朴 15g	紫苏叶 5g
茯　苓 15g	淡豆豉 10g	柴　胡 10g	麸炒山药 30g

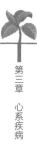

共 7 剂，水煎服，每日一剂，分两次服用。

二诊：（1 月 5 日）

症见心悸好转，头晕、脘腹胀满不适、恶心减轻，汗出多，气短，饮食不消，舌淡苔薄黄，脉弦滑。主方不变加熟地黄 15g，浮小麦 30g，知母 15g，继服 14 剂。

三诊：（1 月 20 日）

诸症均有缓解，舌淡苔薄白，脉弦缓。二诊方基础上减山药量至 20g，继服 7 剂巩固疗效。

【用药思路】

陈士铎在《辨证录·卷四·怔忡门》提到："遇拂情，听逆言，便觉心气砰砰不能自主。此患者系气机郁滞，肝气上犯乘脾，脾失运化，聚湿生痰，气郁痰阻于心，蒙蔽清窍，致心气郁结，遂心悸、头晕。肝失疏泄，气机升降失常，脾失健运，则患者善太息，脘腹胀满不适，恶心，饮食不消。"《素问·阴阳别论》谓："阳加于阴谓之汗。"患者盗汗，此乃肝郁日久耗损阴血，阴不制阳，虚火内灼，迫津外泻之故。治疗上主方选用越鞠丸加半夏厚朴汤，取其行气解郁、降逆化痰之义，加柴胡行气解郁，畅达气机，山药健脾化湿，淡豆豉宣发郁热。二诊时，患者症见汗出多，气短，予熟地补益心肝之血，血足则神魂得藏，浮小麦、知母敛阴止汗，防止心液过度耗损。三诊时患者症状缓解明显，减山药之用量，恐其滋腻妨碍气机运行，全方共用，气机畅达，脾气健运，痰湿得化，心气顺畅，心悸得缓。田旭东在该案例中，以调肝脾为和阴阳之法，体现了中医辨证论治的精髓和独特性。

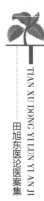
心悸（围绝经期综合征）

患者张某某，女，46 岁，2022 年 6 月 11 日初诊。

【主诉】心悸伴焦虑、早醒 1 年，加重半月。

【现病史】患者 1 年前自觉心慌、心悸、遇事焦虑、心烦，夜寐不佳，易早醒，晨起呃逆、口干、口苦，期间患者曾于多地就诊，间断口服中药、西药治疗，疗效不佳，后再未就诊。半月前患者感冒后自觉心悸频作，时有头晕，现症见：心悸，焦虑心烦，头晕，晨起口干、口苦伴呃逆，寒热往来，舌苔薄白，脉弦。

【查体】Bp：130/62mmHg，HR：70 次/min，舌红，苔薄白，脉弦。

【中医诊断】心悸（肝郁脾虚证）。

【西医诊断】围绝经期综合征。

【治法】疏肝健脾。

【处方】小柴胡汤加减。

柴　胡 15g	清半夏 10g	党　参 30g	甘　草 5g
黄　芩 10g	牡　蛎 30g（先煎）	龙　骨 30g（先煎）	石菖蒲 10g
炒麦芽 15g	焦六神曲 15g	麸炒白术 10g	

麸炒枳壳 10g

共 14 剂，水煎服，每日一剂，分两次服用。

二诊：（6 月 25 日）

患者自觉心悸改善，发作频率减少，寒热往来，早醒好转，仍觉心烦，晨起口苦、口干，舌红，苔薄白，脉弦，主方不变，去石菖蒲，加黄柏 10g，决明子 15g，服 7 剂。

三诊：（7 月 03 日）

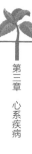

诸症均明显缓解，舌淡苔薄白，脉弦，效不更方，继服 14 剂，隔日一剂，不适随诊，嘱患者注重调畅情志，适当发泄情绪，半年后电话随访，患者症状基本消除，再无复发。

【用药思路】

该患者总体病机属肝郁脾虚，心烦，遇事焦虑，口干、口苦属肝郁脾虚日久，气郁、湿邪化热所致，根据少阳经循行部位"手少阳之脉……布膻中，散络心包""胆足少阳之脉……合缺盆，以下胸中，贯膈……"可见心悸发病与少阳经脉循行密切相关，本肝郁脾虚，复感外邪侵犯少阳，枢机不利，导致心悸频作，寒热往来。治疗时主方予小柴胡汤加减，和解少阳，疏肝解郁，方中柴胡疏泄肝气郁滞，和解少阳，黄芩苦寒泻热，党参、白术、甘草补脾益气以治本，炒麦芽、焦六神曲消食以助脾运、麸炒枳壳行气消滞以祛标实，半夏、生姜和胃降逆，石菖蒲辛温香散，以助化湿，龙骨、牡蛎重镇安神，与人参、黄芩、生姜、半夏、柴胡相合，取"柴胡加龙骨牡蛎汤"和解少阳，重镇安神之义。二诊时，患者心烦、口苦，观患者舌相，湿邪已化，舌中隐约可见裂纹，遂去辛温化湿之石菖蒲，加黄柏、决明子清热除烦，三诊患者诸症减，守方以巩固疗效。

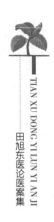
第四章　肺系疾病

第一节　感冒（急性上呼吸道感染）

患者张某某，女，49 岁。2023 年 3 月 13 日初诊。

【主诉】发热咳嗽 2 天。

【现病史】患者自诉 2 天前受凉后开始发烧，伴咳嗽咳痰，未予以治疗，逐渐加重，遂来就诊。现症见：发烧、咳嗽咳痰，痰黄量多质黏，咽部干痒，鼻塞，口干，小便黄，大便正常。

【查体】发育及营养均较好，舌尖红，舌苔薄黄，脉浮数，咽部明显充血，扁桃体 I 度肿大，双肺未闻及湿啰音。

【中医诊断】感冒（风热犯表证）。

【西医诊断】急性上呼吸道感染。

【治法】辛凉解表，疏风清热。

【处方】银翘散加味。

连　翘 10g　金银花 10g　　桔　梗 10g　薄　荷 5g

淡竹叶 5g　甘　草 5g　　　淡豆豉 10g　炒牛蒡子 15g

荆　芥 5g　炒王不留行 10g　炒建曲 15g　藿　香 10g

9剂，水煎服，每日一剂，分两次服用。

服上药7剂，诸症完全缓解。

【用药思路】

急性上呼吸道感染当属中医"感冒""温病"等范畴。多因六淫、时行之邪，侵袭肺卫，以致卫表不和，肺失宣肃而为病。关键在于卫气之强弱，同时与感邪的轻重有关。病位在肺卫，其基本病机是外邪侵袭。一般而言，感冒属轻浅之疾，及时有效地诊治，预后良好。但时行感冒或年老体弱者，病邪容易从表入里，迅速传变，临证需加以重视，及时防治以免发生传变，或夹杂其他疾病。此外，病情的长短与感邪的类型、正气的强弱有关。风寒易随汗解，风热须热清方解，而暑湿感冒较为缠绵，虚体感冒则可迁延难愈或容易复感。

此患者因感受外邪而发病，其病急，邪在卫分，卫气被郁，开阖失司，则发热；肺位最高而开窍于鼻，邪自口鼻而入，上犯于肺，肺气失宣，则咳嗽；风热蕴结成毒，侵袭肺系门户，则咽喉红肿；热邪伤津，则口渴；舌尖红、苔微黄，脉浮数，均为热病初起之象，为风热犯表证。

治以辛凉解表，疏风清热。方中重用银花、连翘为君，二药气味芳香，既能疏散风热、清热解毒，又可辟秽化浊，在透散卫分表邪的同时，兼顾温热病邪易蕴而成毒及多挟秽浊之气的特点。薄荷、牛蒡子味辛而性凉，功善疏散上焦风热，兼可清利头目，解毒利咽；风温之邪居卫，恐惟用辛凉难开其表，遂入辛而微温之荆芥穗、淡豆豉协君药开皮毛以解表散邪，俱为臣药。芦根、竹叶清热生津；桔梗合牛蒡子宣肃肺气而止咳利咽，同为佐药。炒王不留行利尿。藿香芳香化湿，和中。炒建曲消食化滞除热。生甘草合桔梗利咽止痛，兼可调和药性，是为佐使。是方所用药物均系轻清之品，加之用法强调"香气大出，即取服，勿过煮"，体现了吴氏"治

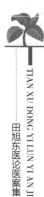

上焦如羽，非轻莫举"的用药原则。

第二节　咳嗽（咳嗽）

患者张某，男，42岁。2019年10月9日初诊。

【主诉】咳嗽1月余，加重2天。

【现病史】患者1月前逐渐出现咳嗽症状，近1天加重，无痰，咽部干痛，口鼻干燥，舌尖红，苔薄黄而干，脉浮数。现症见，干咳无痰，咽部干痛，口鼻干燥，头疼，睡眠尚可，大便不畅，小便正常。

【查体】发育及营养均较好，舌尖红，苔薄黄而干，脉浮数，肺部未闻及杂音。

【中医诊断】咳嗽（风燥犯肺证）。

【西医诊断】咳嗽。

【治法】疏风清肺，润燥止咳。

【处方】桑杏汤加减。

桑　叶15g　杏　仁9g　沙　参12g　象　贝6g

豆　豉9g　栀子皮10g　麦　冬10g

7剂，水煎服，每日一剂，分两次服用。

服上药7剂，诸症痊愈。

【用药思路】

咳嗽按病因分外感咳嗽和内伤咳嗽两大类。外感咳嗽为六淫外邪侵袭肺系；内伤咳嗽为脏腑功能失调，内邪干肺。不论邪从外而入，或自内而发，均可引起肺失宣肃，肺气上逆而致咳嗽。咳嗽的主要病机为邪犯于肺，肺失宣肃，肺气上逆作咳。肺为娇脏，易受内外之邪侵袭而致病。本病的病变部位在肺，涉及肝、脾、肾等多个脏腑。外感或内伤导致肺气失于宣发、肃降时，均会使肺气上逆而引起咳嗽。明·张介宾指出："咳症虽多，无非肺病。"因此咳嗽的病变主脏在肺。

此患者乃初秋之气，邪犯肺卫，其病轻浅，故身热不甚；燥邪为患，肺先受之，燥性干涩，易伤津液，故见咳嗽无痰、咽部干痛、口鼻干燥；舌尖红，苔薄黄而干，脉浮数为温燥邪气在肺卫之证。治宜辛凉清宣以解表，润肺化痰以止咳。

方中桑叶轻清宣散，长于疏散风热，宣肺清热；杏仁苦温润降，功善肃降肺气而止咳。淡豆豉辛凉透散，以助桑叶轻宣发表；象贝清化痰热。沙参养阴生津，润肺止咳；栀子皮质轻而寒，入上焦清泄肺热，麦冬养阴润肺。诸药合用，共奏清宣温燥、润肺止咳之功。本方意在清宣，故药量不宜过重，煎煮时间不宜过长，以体现"治上焦如羽，非轻不举"之法。

第三节　哮喘病（支气管哮喘）

患者陈某某，男，67岁。2022年4月9日初诊。

【主诉】间断气短、喘憋1年。

【现病史】患者1年前出现间断气短、喘憋，常于气温骤降引发，半年前住院诊断为支气管哮喘，1周前，因气温骤降出现咳喘、气短加重，遂来门诊就诊。症见：气喘、伴咳嗽，咳痰多，色白，质黏，不易咳出，

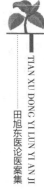

口苦，气短乏力，食欲一般。

【查体】发育及营养均较好，舌质淡，苔白脉细弱。

【中医诊断】哮喘病（宣降失常、肺脾气虚证）。

【西医诊断】支气管哮喘。

【治法】宣肺平喘祛痰，补益肺脾。

【处方】桂枝加厚朴杏子汤加减。

桂　枝 10g　甘　草 10g　　炒白芍 10g　大　枣 10g

厚　朴 15g　炒苦杏仁 10g　桔　梗 10g　黄　芪 10g

山　药 15g　浙贝母 10g　　白芥子 10g　炒建曲 15g

生　姜 5g　丹　参 20g

14剂，水煎服，每日一剂，分两次服用。

二诊：（4月24日）

服上药14剂，症状缓解，食纳差，气短乏力痰仍多。加炒苍术 15g 燥湿健脾，瓜蒌 15g 清热涤痰，宽胸散结，润燥滑肠。海螵蛸 20g，收敛止血，涩精止带，制酸止痛，收湿敛疮，去桂枝，桔梗加至 15g，黄芪加至 45g，浙贝母加至 15g，大枣减至 5g。14剂，煎服法同上。

三诊：（5月9日）

又服上药14剂，上述症状明显缓解。山药加至 20g，丹参加至 30g，炒苍术加至 30g。继服14剂。

以后患者每两周复诊1次，根据病情变化，加减给药，半年未犯。嘱其注意保暖。

【用药思路】

支气管哮喘可归于中医的"哮病""咳嗽"等范畴。多与先天禀赋有关。常由气候突变，外邪侵袭，饮食不当，情志失调，体虚劳累等诱发。呈反复发作性。病位主要在肺，与脾肾密切相关。基本病机为痰阻气道，肺失宣降。病理因素以痰为主。分为发作期、慢性持续期与缓解期。发作期因各种诱发因素引发，发病急，可闻及哮鸣音。慢性持续期因疾病反复，久病入络，痰瘀互结，耗伤正气，肺气失宣，喘息哮鸣间断发作，症状较发作期较轻。缓解期则肺脾肾三脏虚衰，使痰饮蕴肺。

患者哮病日久，对气温变化较敏感，可见体制素弱，脏腑功能低下，辨证指向肺脾两虚，气不化津，痰饮蕴肺，肺气上逆。又考虑到痰为其病的病理因素，祛痰应贯穿疾病始终，治以宣肺平喘祛痰，补益肺脾。以桂枝加厚朴杏子汤加减进行治疗。

桂枝加厚朴杏子汤出自《伤寒论》，桂枝发汗解表，通阳化气；芍药养血和营敛阴；生姜解表散寒，温中止呕，化痰止咳；厚朴健胃消食，下气宽中，燥湿消痰；甘草清热解毒，祛痰止咳；杏仁止咳润肺；大枣补中益气，养血安神，健脾胃。桔梗、浙贝母、白芥子宣肺化痰止咳。黄芪益卫固表，补益肺气。山药益气养阴，补脾肺肾，厚朴、杏仁、建曲也可润肠通便，肺肠表里相应，利于气机调畅。痰瘀久留，正气受伤予以丹参活血祛瘀，生姜、大枣益气补中。全方共奏宣肺平喘祛痰，补益肺脾之功。

哮喘病（支气管哮喘）

患者徐某，女，31岁，2018年12月1日初诊。

【主诉】气喘、胸闷20余年，加重2天。

【现病史】自幼有哮喘病史，主要发作于春秋两季，常因感冒而诱发，体型偏胖，平素全身乏力，贪凉，喜饮冷饮。此次因感冒再次发作，出现气喘、胸闷，稍咳，痰不易咯出，伴口苦，气短乏力，食欲一般。

【查体】舌苔薄黄，质暗紫，脉细滑。

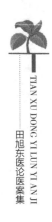
【中医诊断】哮喘病（痰热蕴结、肺失宣降证）。

【西医诊断】支气管哮喘。

【治法】清热宣肺、降气平喘。

【处方】麻杏石甘汤加减。

炙麻黄6g　桃　仁10g　杏　仁10g　炒黄芩10g

苍耳草15g　炙僵蚕10g　蝉　蜕6g　炙桑白皮10g

浙贝母10g　前　胡10g　瓜蒌皮10g　紫苏子10g

射　干10g　降　香5g　地　龙10g

7剂，水煎服，每日一剂，分两次服用。

二诊：（12月8日）

患者服7剂后，诉气喘稍有缓解，但口干较著，大便偏干，小便黄，舌苔薄黄腻，质暗紫，脉细滑。此时夹有气阴两虚、肺络不畅之候，原方益气养阴、活血通络，上方去瓜蒌皮、降香，加全瓜蒌15g、熟大黄5g、丹参10g、太子参12g、南北沙参各10g、大麦冬10g。7剂，水煎服，每日一剂，分两次服用。

三诊：（12月16日）

服上药7剂后，气喘、咳嗽症状基本缓解，嘱其症状控制后，转入缓解期进一步治疗。

以后患者每两周复诊1次，根据病情变化，加减给药，半年未犯。嘱其注意保暖。

【用药思路】

本例患者自幼发病，哮喘反复发作，痰浊久蕴，气阴耗损，肺脾肾三脏渐虚。发作之时已夹有虚象，治疗上若仅仅攻邪，则有耗损正气之弊。治疗此患者未拘泥"发时治标、平时治本"原则，而是辨证论治结合临床实际，认为应虚实兼顾，在清热宣肺、降气平喘的基础上加以太子参、南北沙参、大麦冬等益气养阴药；因"久病入络"，有气滞血瘀之象，予以丹参、桃仁、全瓜蒌等活血通络。最为关键之处在于待发作期缓解后，于缓解期进一步防治，达到明显减少哮喘复发次数及减轻复发程度，乃至达到不发作，此乃为治疗万全之策。

哮喘病（慢性阻塞性肺疾病合并感染）

患者刘某，男，66 岁，2019 年 11 月 19 日初诊。

【主诉】咳嗽、气喘、胸闷 20 余年，加重 3 天。

【现病史】患者多次住院确诊为慢性阻塞性肺疾病。本次发病因咳嗽症状较重，而入省某医院住院，经抗感染、对症、支持治疗，患者症状改善不甚明显，且有加重趋势。于 2019 年 11 月 19 日邀请田旭东会诊，症见喘促甚急，憋气欲死，张口抬肩，呼长吸短，喉中痰鸣如拽锯，汗湿衣被，不能平卧，每咳出黄色稠黏状痰则喘憋减轻。

【查体】患者双目外突，两肺呼吸音减弱，两下肺可闻及湿啰音及少量细哮鸣音，四肢厥冷，面色潮红，口渴思饮，烦躁，大便干结，舌红暗而苔少，脉细数而弱。心率 124 次 /min，律齐，血常规示：白细胞 9.6×10^9/L、中性细胞 74%、淋巴细胞 26%。血气分析示：$PaCO_2$ 65mmHg、PaO_2 54mmHg、HCO_3^- 28.6mmol/L。

【中医诊断】肺胀、喘证（气阴两虚，顽痰阻肺证）。

【西医诊断】①慢性阻塞性肺疾病合并感染。②呼吸衰竭 Ⅱ 型。

【治法】涤痰开闭，益气救阴，回阳固脱。

【处方】千缗汤、礞石滚痰丸、参附汤合生脉饮加减。

皂　荚 6g　　法半夏 10g　　礞　石 20g　　沉　香 10g

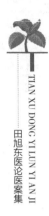
黄　芩 10g　生大黄 10g　西洋参 10g　　附　子 10g

麦　冬 15g　五味子 10h　煅龙牡各 20g　山萸肉 10g

3 剂，水煎服，每日一剂，分两次服用。

另加服参茸黑锡丹 1.5 克 / 次，1 日 2 次。

二诊：（11 月 26 日）

患者服上药后，咳出大量黄黏胶痰，总量约 300ml，大便日 3 ~ 4 次，随之喘减过半，能平卧而眠，汗出明显减少，诸症改善，效不更方，原方再进 3 剂。

三诊：（12 月 4 日）

患者服上药后，喘咳气逆基本缓解，稠黏胶痰消失，大便通畅，1 ~ 2 次 / 日，饮食增加，体力改善，遂以验方益气护卫汤合蠲哮汤加减，善后调理 7 天，症状完全缓解出院。

【用药思路】

由于患者"浊"痰壅肺，气道闭塞，肃降失常，故喘促甚急，气憋欲死。汗湿衣被，既是喘甚逼汗外出，又是阳气失固、汗津外泄的危象。汗湿衣被，与四肢厥冷，脉细数而弱同见，是阳气外脱的典型见症。面色潮红，口渴烦躁，舌红苔少，为阳损及阴，阴虚液亏所致。"肺与大肠相表里"，肺气壅塞，腑气不通，故大便干结。"浊"痰郁久化热，邪热郁闭，故痰黄黏稠。由此可见，本病属寒热错杂，虚实互见，既有浊痰壅肺，气道阻塞，肺失肃降，郁而化热的肺实证（上实），又有阳损及阴，阴阳两虚，气阳欲脱的虚衰证（下虚），且已显见"内闭外脱"的危急征象。在本案治疗过程中，必须妥善处理"内闭"与"外脱"的关系，才能实现病情的良性转机。因此在处方用药上，一方面用除痰最猛的皂荚涤痰宣壅，合礞石、沉香以破结软坚，下气坠痰，并伍以化痰除垢、散结消痞的半夏，以加强涤痰除浊之力，再配合黄芩、大黄上清肺热，下通腑气，以解除肺气郁闭。诸药合用，可达到泻实除壅、利气平喘的目的。另一方面，用参附汤合生脉散，以益气养阴、护阳固脱，并配合山萸肉、牡蛎以加大固脱之力度。黑锡丹为温降镇摄救急之品，可起到温补元阳，以治下虚之本，降逆除痰以治上实之标，是一种补虚泻实、降逆定喘，具有急救功效的传统中成药。本病案取得迅速平喘的效果，与黑锡丹救脱平喘的功效是分不开的。

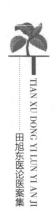

第五章　肾系疾病

第一节　水　　肿

水肿（肾病综合征）

患者薛某，男，64 岁。2018 年 1 月 10 日初诊。

【主诉】间断双下肢浮肿 2 年余，加重 1 月。

【现病史】自诉 2 年前出现双下肢对称性浮肿，呈凹陷性，以脚踝明显，伴乏力、食欲欠佳、畏寒肢冷、大便溏泄、小便清长等症，故就诊于医院肾内科，门诊查尿蛋白 4+，尿潜血 3+，肝功提示白蛋白 29g/L，后经住院治疗，查 24h 尿蛋白定量 6g，行肾活检提示 I 期膜性肾病，先后予激素、环磷酰胺等治疗，双下肢浮肿较前有所缓解，但后期病情反复，尿蛋白定量在 5g 左右，伴间断性双下肢浮肿，现患者就诊于田旭东门诊。目前双下肢浮肿，全身乏力，食欲欠佳，伴腰部酸困、畏寒、小便清长等症状。

【查体】神志清，精神欠佳，面色㿠白，腹平软，无压痛、反跳痛及肌紧张，肝区叩击痛（－），胆囊无触痛，墨菲氏征（－），双下肢对称性浮肿，按之凹陷不起，大便溏泄，尿中泡沫多，舌质淡胖，边有齿痕，苔白腻，脉沉细。

【中医诊断】水肿（脾肾阳虚证）。

【西医诊断】肾病综合征（Ⅰ期膜性肾病）。

【治法】温补脾肾，化气行水。

【处方】真武汤加味。

肉　桂 10g　茯　苓 15g　麸炒白术 10g　干　姜 10g

泽　泻 15g　黄　芪 30g　当　归 10g　甘　草 5g

牛　膝 10g　车前草 15g　巴戟天 10g　党　参 10g

共 7 剂，水煎服，每日一剂，分两次服用。

二诊：（1 月 18 日）

服上药 7 剂，双下肢浮肿较前减轻，尿中泡沫未见明显减少，大便已成形（2 次/日），舌淡胖，苔白腻，脉沉细，继续给药，予以原方泽泻增加至 20g，黄芪增加至 60g，加用淫羊藿 30g，14 剂，煎服法同上。

三诊：（2 月 1 日）

服用 14 剂后，双下肢浮肿明显缓解，尿中泡沫减少，大便正常，门诊复查 24h 尿蛋白定量 2.4g，原方坚持使用 1 年，规律复诊，查尿蛋白定量 0.5g，双下肢不肿。

【用药思路】

祖国医学并无肾病综合征病名的记载，临床根据相关症状将其归属于"水肿""尿浊"等范畴。病因多与外感六淫邪气、禀赋不足、饮食失调等有关。水肿一证，源于水不自行，津液运行出现障碍。水肿的发生，与肺、脾、肾三脏功能失调有密切关系，正如《景岳全书·肿胀》指出："凡水肿等症，乃肺、脾、肾三脏相干之病。盖水为至阴，故其本在肾，水化于气，

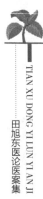

故其标在肺；水惟畏土，故其制在脾。"本病病机为本虚标实，同时兼有湿、瘀、热、浊等病理产物。田旭东在临证中发现脾肾阳虚证较多见，认为本病起初感受外邪，导致水液运化不利。发展至中期，全身浮肿明显，若未及时治疗，则可导致脾肾阳虚。

患者中年男性，I期膜性肾病诊断明确，西医予以经典治疗方案即激素加免疫抑制剂，但疗效欠佳，后期病情出现复发。大便溏泄，小便清长，全身乏力，均为虚证表现，同时结合舌脉，舌质淡胖，边有齿痕，苔白腻，脉沉细，故辨证为脾肾阳虚证。"脾虚则湿盛"，故在本病的发病过程中湿邪贯穿始终，因而田旭东在治疗过程中加用健脾化湿之药，使湿化则水去，同时针对脾肾阳虚，加用补益脾肾阳虚之药物，最终使得患者获益。

水肿（肾病综合征）

患者蒋某，女，58岁。2019年6月1日初诊。

【主诉】间断全身浮肿4年余，加重半月。

【现病史】诉4年前无明显诱因出现全身凹陷性水肿，伴乏力纳差，恶心明显，无呕吐，双下肢间歇性疼痛，活动后加重，泡沫尿增多，小便量少，每天1000～1400ml，故就诊于医院肾内科，门诊查尿蛋白3+，尿潜血4+，肝功提示白蛋白20g/L，血脂提示胆固醇6.08mmol/L，甘油三酯7.5mmol/L，后住院治疗，查24h尿蛋白定量7g，行肾活检提示I期膜性肾病，行双下肢超声提示，双侧肌间静脉血栓形成，治疗予激素，环磷酰胺、抗凝等治疗，疗程2年半，诉全身浮肿较前有所缓解，恶心好转，尿中泡沫有所减少，症状好转后停药。半月前因受凉后再次出现以上症状，查24h尿蛋白定量5.2g，伴双下肢麻木刺痛，现就诊于田旭东门诊。目前全身浮肿，伴乏力，食欲欠佳，大便稀薄，每天5～6次，恶心明显，无呕吐，面色晦暗，唇色紫暗。

【查体】神志清，精神差，面色晦暗，唇色紫暗，周身水肿，眼睑、足跗浮肿，心肺腹未见阳性体征，舌有瘀斑，苔白腻，脉细涩。

【中医诊断】水肿（气虚血瘀证）。

【西医诊断】肾病综合征（Ⅰ期膜性肾病）。

【治法】益气活血化瘀。

【处方】补阳还五汤加味。

黄　芪 30g　　当归尾 10g　　赤　芍 10g　　地　龙 10g

川　芎 15g　　红　花 10g　　桃　仁 10g　　炙甘草 5g

茯苓皮 15g　　泽　泻 10g　　陈　皮 10g　　姜半夏 10g

共 7 剂，水煎服，每剂加鲜姜 1 片，每日一剂，分两次服用。

二诊：（6 月 9 日）

服以上中药汤剂 7 剂，恶心有所缓解，双下肢浮肿较前减轻，双下肢麻木刺痛有所改善，尿中泡沫未见明显减少，诉轻微腹胀，舌紫暗，有瘀斑，苔白腻，脉细涩，继续给药，予以原方黄芪增加至 60g，陈皮增加至 15g，加用厚朴 15g，14 剂，煎服法同上。

三诊：（6 月 24 日）

服用 14 剂后，全身浮肿明显缓解，尿中泡沫减少，无恶心，双下肢麻木刺痛好转，门诊复查 24h 尿蛋白定量 1.4g，原方坚持使用 1 年半，规律复诊，查尿蛋白定量 0.4g，无不适症状。

【用药思路】

在《金匮要略》中提出"阴阳相得，其气乃行，大气一转，其气乃散"，气虚则无力推动津液运行，久之可入络，致瘀血内停，故在治法上可和络，使用一些入血药物。脾肾为先后天之本，先后天禀赋不足，则生化无源，宗气不

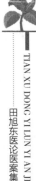

足，血液运行无力，则瘀血内停。瘀血又可与痰湿水饮互结，形成水肿之证。

患者全身乏力，伴溏泄，双下肢麻木刺痛，结合舌脉，舌有瘀斑，苔白腻，脉细涩，乃气虚血瘀之象，故全方以补阳还五汤为基础组方，方中重用黄芪，为君药，大补元气，使气行则血行，瘀血自除；臣以当归尾活血通络，配以赤芍、川芎、桃仁、红花、地龙增强活血化瘀之功；全身浮肿，小便不利，加用茯苓皮、泽泻利尿消肿；同时合并胃气上逆，出现恶心症状，故予以半夏、陈皮、生姜理气和胃，降逆止呕，全方旨在益气活血化瘀，化气消肿。

第二节　淋　证

淋证（急性肾盂肾炎）

患者权某，女，69岁。2019年4月8日初诊。

【主诉】尿频、尿急、尿痛10天。

【现病史】诉10天前出现尿频、尿急，伴小便灼热刺痛感，左侧腰痛，体温38.5℃，无咳嗽咳痰，无腹痛腹泻等症，自行口服布洛芬及三金片后症状未见明显缓解，故就诊于门诊，查尿常规提示：尿潜血2+，白细胞计数4+，红细胞计数2+，血常规：白细胞13×10^9/L，中性粒细胞89%，C反应蛋白132mg/L，泌尿系超声未见明显异常，为进一步诊治，就诊于田旭东门诊。刻下症：神志清楚，面色潮红，皮肤潮湿，左侧腰痛，尿频尿急，小便灼热刺痛感，体温37.8℃，伴口干，全身乏力，纳差，夜寐欠佳，

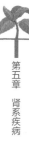

大便正常，舌红，苔黄腻，脉濡数。

【查体】神清，精神欠佳，面色潮红，心肺腹未见阳性体征，左侧肾区叩击痛阳性，左侧输尿管走形区压痛阳性，右侧未见阳性体征，舌红，苔黄腻，脉濡数。

【中医诊断】淋证（热淋）。

【西医诊断】急性肾盂肾炎。

【治法】清热利湿通淋。

【处方】八正散加味。

车前子 20g　滑　石 10g　瞿　麦 15g　　萹　蓄 15g

鱼腥草 30g　黄　柏 10g　紫花地丁 15g　大　黄 5g

茯　苓 15g　炙甘草 5g　黄　芩 10g　　柴　胡 15g

白花蛇舌草 30g

共 7 剂，水煎服，每日一剂，分两次服用。

二诊：（4 月 16 日）

服上述中药汤剂 7 剂，体温恢复正常，尿频尿急较前减轻，尿道灼痛感略有所减轻，腰部疼痛减轻，复查尿常规示：尿潜血 1+，白细胞计数 2+，红细胞计数 1+，诉饭后腹胀，查看舌红，苔黄腻，脉数，继续给药加用法半夏 15g，苍术 10g，7 剂，煎服法同上。

三诊：（4 月 24 日）

服用 7 剂后，尿频尿急好转，腰痛好转，腹胀及食欲较前有所好转，门诊复查尿常规未见异常。

【用药思路】

祖国医学对"淋证"的记载历史悠久。《素问》首载本病，将其称"淋"。而在《中藏经》中提出淋有冷、热、气、劳、膏、砂、虚、实八种。

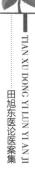

金·刘完素首次提出本病的主要病因是湿热邪毒。淋证的基本病机为湿热蕴结于下焦，肾与膀胱气化不利，病位在肾与膀胱。针对各类淋证，予清热、疏肝理气、补益脾肾等。

患者老年女性，出现尿频尿急、小便灼痛感，还伴有全身乏力、体温升高、食欲不振，提示体内湿热内盛，膀胱气化不利，治以清热利湿，主方八正散，选用车前子、滑石、瞿麦、萹蓄清热利尿通淋，加黄柏、大黄、鱼腥草以加强清热利湿之力。本案患者满腹胀满、食欲欠佳，乃少阳枢机不利之证，故取小柴胡汤调达枢机，柴胡、黄芩疏利少阳之气。纵观全方，八正散祛除膀胱湿热；小柴胡汤调达枢机。

淋证（肾结石）

患者胡某，男，32 岁。2020 年 7 月 7 日初诊。

【主诉】行肾结石碎石治疗 2 年，间断右侧腰部疼痛 10 天。

【现病史】诉 2 年前因肾结石于兰大二院行碎石治疗 2 次，后行平片检查，提示肾结石已碎解，呈颗粒状，但未排出，口服排石颗粒，无明显腰痛等不适，未复查。平素无血尿、无腰痛等症。10 天前出现右侧腰部疼痛，呈绞痛，伴恶心腹胀，小便涩痛，可见肉眼血尿，查泌尿超声：双肾泥沙样结石、右输尿管上段结石（1.1cm×1.6 cm）并右肾轻度积水。现为进一步诊治，就诊于田旭东门诊。目前现症：右腰部刺痛，恶心，无呕吐，腹胀，食欲欠佳，睡眠欠佳，大便正常，小便涩痛，可见肉眼血尿，舌质紫暗，有瘀斑，苔白腻，脉弦涩。

【查体】神志清，痛苦面容，心肺腹未见阳性体征，右侧肾区叩击痛阳性，舌质紫暗，有瘀斑，苔白腻，脉弦涩。

【中医诊断】淋证（气滞血瘀证）。

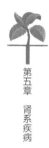

【西医诊断】肾结石。

【治法】理气化瘀。

【处方】排石散加味。

黄　芪 30g　当　归 10g　赤　芍 10g　金钱草 30g

川　芎 15g　红　花 10g　海金沙 30g　炙甘草 5g

石　韦 30g　乌　药 10g　陈　皮 10g　沉　香 10g

通　草 20g　滑　石 15g　穿山甲 10g

共 7 剂，水煎服，每日一剂，分两次服用。

二诊：（7 月 14 日）

服以上中药汤剂 7 剂，右侧腰痛有所减轻，血尿减少，腹胀有所减少，诉大便干燥，舌紫暗，有瘀斑，苔白腻，脉弦涩，继续加用杏仁 15g，莱菔子 20g，7 剂，煎服法同上。

三诊：（7 月 22 日）

服用后，腰部疼痛好转，小便正常，无恶心，饮食尚可，大便正常，复查腹部 CT 未见异常。

【用药思路】

在淋证各型中，肾结石归属于"石淋"范畴。王焘在《外台秘要》言"肾主水，水结则化为石，故肾客砂石，肾虚为热所乘，热则成淋。其病之状，小便则茎里痛，溺则不能卒出，痛引少腹，膀胱里急，砂石从小便道出，甚则寒痛，令闷绝"，描述了石淋的病因是里虚外受邪侵扰，其疾病特征腹痛，可牵涉至膀胱及生殖器。其基本病机是肾膀胱湿热下注，可兼有气滞、血瘀等，治疗清利湿热、排石通淋，同时兼以活血化瘀、疏肝理气。

患者既往肾结石病史，行碎石治疗，后期结石出现复发。间断出现腰部刺痛，伴血尿，结合舌脉，舌紫暗，有瘀斑，苔白腻，脉弦涩，乃气滞血瘀之象，运用当归、赤芍、川芎、红花、乌药活血化瘀，正如气行则血行，故方中重用黄芪以补益气血，同时予海金沙、石韦、金钱草排石。全方共奏理气化瘀，排石通淋，兼顾胃气。

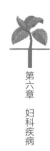

第六章　妇科疾病

第一节　月经后期

患者王某某，女，18 岁，2022 年 1 月 16 日初诊。

【主诉】月经不规则 1 年。

【现病史】患者 1 年前月经逐渐推后，周期 40 ~ 60 天，月经量少，伴血块，经期腹胀，平素神倦体乏。2021 年 8 月于甘肃省妇幼保健院行直肠多普勒超声示：双侧卵巢多囊样改变，口服"地屈孕酮"治疗，服药时月经可正常来潮，停药后月经不规则，PMP：2021-10-08，LMP：2021-12-15。现症见：月经退后，量少，色淡，经期小腹坠胀不适，口干，舌淡苔薄白，脉弦而虚。

【查体】舌淡苔薄白，脉弦而虚。

【中医诊断】月经后期（肝郁血虚证）。

【西医诊断】①月经不规则。

②多囊卵巢综合征。

【治法】疏肝解郁，养血健脾。

【处方】逍遥散加减。

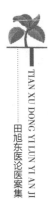

当　归30g　　赤　芍10g　　柴　胡10g　茯　苓15g

麸炒白术10g　甘　草5g　　桃　仁10g　川　芎10g

仙鹤草30g　　麸炒山药15g　生　姜5g　薄　荷5g

共7剂，水煎服，每日一剂，分两次服用。

二诊：（2月2日）

服药后患者月经来潮，LMP：2022-01-25，量少，色淡，经期腹胀减轻，休息后仍感疲乏无力，口干，舌淡苔薄白，脉弦虚。守上方，减柴胡量至10g，加黄芪15g，继服14剂。

三诊：（2月16日）

服药后疲乏无力、口干症状减轻，舌淡苔薄白，脉弦。效不更方，继服14剂。

此后半年，患者每两周复诊1次，共服药50剂，患者月经周期逐渐规律，量中，经期无腹胀，口干症状基本消失。

【用药思路】

古人云"女子以血为本，以肝为先天"，肝血下注冲脉，司血海定期蓄溢，参与月经的调节。脾胃为气血生化之源，化水谷精微为血。患者系肝郁失疏泄、脾虚失运化，藏血、生血功能失常，经血匮乏无以下注，致使月经期后，量少、色淡。经期小腹坠胀不适，平素神倦体乏、口干，均为肝郁脾虚血弱之佐证，故主方予逍遥散以调理肝脾，同时兼顾先天、后天，调补结合，在此基础上加桃仁、川芎与当归、赤芍，共奏"四物汤"之义，以补血行血，仙鹤草、山药健脾助运，使气血生化有源，二诊时患者月经来潮，症状缓解，但尤感疲乏无力，总体病机未变，肝气渐疏，遂减柴胡用量，加黄芪补气生血，使阳生阴长，气旺血生。三诊时诸症均减，仍以调补气血为主，效不更方，继服14剂巩固疗效。

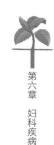

第二节　产后消化不良

患者闫某某，女，32 岁，2022 年 4 月 28 日初诊。

【主诉】产后间断胃脘部胀满不适伴嗳气、反酸 1 年。

【现病史】患者 1 年前分娩后逐渐出现间断胃脘部胀满不适，但满而不痛，伴嗳气、反酸，平素易上火，大便稀伴肠鸣音，因处于哺乳期未就医，自行对症服用"摩罗丹、吗丁啉"等药物，症状未缓解，2021 年 10 月于医院行胃镜检查未见异常。现症见：患者胃脘部满而不痛伴嗳气、反酸，大便稀溏、肠鸣，舌苔腻而微黄，脉沉。

【查体】舌苔腻而微黄，脉沉，腹平软，无压痛。

【西医诊断】产后消化不良。

【中医诊断】胃痞（寒热错杂证）。

【治法】辛开苦降，散结除痞。

【处方】半夏泻心汤加减。

清半夏 30g　　黄　连 5g　黄　芩 10g　干　姜 10g

党　参 20g　　甘　草 5g　海螵蛸 15g　浙贝母 15g

麸炒枳壳 15g　炒鸡内金 10g

共 7 剂，水煎服，每日一剂，分两次服用。

二诊：（5 月 5 日）

胃脘部胀满不适、嗳气症减，余症仍未缓解，舌淡，舌苔微腻，脉沉。

在一诊方基础上减半夏量至 9g，增党参量至 30g，继服 14 剂。

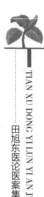

三诊：（5月19日）

诸症均减，偶有溏泻，守上方，加山药20g，继服7剂，隔日一剂巩固疗效，后随访，患者胀满消失，其余无不适，大便如常，纳食香。嘱患者勿过食辛辣、寒凉、滋腻之品，饮食宜清淡，少食多餐，避风寒，畅情志，不适随诊。

【用药思路】

《傅青主女科》载："凡病起于气血之衰，脾胃之虚，而产后尤甚。"脾为阴脏，其气易虚，气虚日久而甚，阳气乃弱，寒自内生，胃为阳腑，气血充盛，易从阳化热，患者产后气血亏虚，中焦本虚，运化升降失司，阴阳失和，遂致中焦气机阻塞，造成了胃热脾寒相错杂之证候，故患者胃脘部满而不痛、嗳气、反酸，大便稀溏，易上火责之胃腑邪热燔灼炎上。故治疗时以辛开苦降、平调寒热之半夏泻心汤为主方加减，加海螵蛸、浙贝母以敛酸护胃，厚朴、紫苏下气除满，降逆和胃，麸炒枳壳理气宽中、行气消胀、炒鸡内金消食助运，二诊时，患者痞闷及嗳气渐减，遂减半夏用量，增党参用量，加大其健脾益气之效，以治其本。三诊时，患者偶有大便溏泻，加山药以健脾渗湿止泻。全方寒热并用以和阴阳，辛苦并进以调升降，清上温下以和肠胃，攻补兼施以顾虚实，使脏腑平和，则痞病自愈。

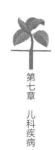

第七章　儿科疾病

第一节　胃痞病（消化不良）

患者刘某，女，14 岁。2022 年 7 月 6 日初诊。

【主诉】纳差 2 年余，加重 1 周。

【现病史】患儿 2 年前出现食欲下降，进食量减少，每遇情绪低落加重，伴有入睡困难、脱发等症状，期间于中医诊所自购中药服用，自诉效果欠佳，1 周前因与同学吵架后上诉症状加重，遂就诊于医院。现症见：无食欲，进食量明显减少，神疲乏力，情绪低落，痛经，入睡困难，大小便正常。

【查体】发育及营养均较好，舌质红，苔白，指纹淡滞，脉弦，腹部平坦，无压痛。

【中医诊断】胃痞病（肝郁脾虚证）。

【西医诊断】消化不良。

【治法】疏肝解郁。

【处方】柴胡疏肝散加减。

当　归 30g　赤　芍 15g　柴　胡 15g　茯　苓 15g

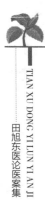

炒白术 10g　　甘　草 5g　　煅牡蛎 30g　　煅龙骨 30g

醋香附 10g　　川牛膝 15g　　黄　芪 15g　　生　姜 5g

盐吴茱萸 5g

14 剂，水煎服，每日一剂，分两次服用。

患儿服药后未再就诊，1 月后电话回访得知其食欲明显改善，进食量正常，睡眠改善，嘱其继续调控饮食。

【用药思路】

消化不良属中医"胃痞"的范畴。由于感受外邪、内伤饮食、情志失调、体虚久病导致脾胃纳运失职，清阳不升，浊阴不降，升降失司，发为胃痞。胃痞的主要病机包括外邪、积滞、痰湿、气滞、体虚。其病位在胃，与肝、脾密切相关。初期多为实证，实证日久，正气日渐消耗，可由实转虚，也可因脾胃虚弱，易招致病邪内侵，形成虚实夹杂，寒热错杂之证。

本例患者患儿两年前出现食欲下降，进食量减少，每遇情绪低落加重，为情志失调，横逆犯胃，使脾不升清，胃不降浊，中焦气机壅滞，发为胃痞，患者情绪低落，入睡困难，神疲乏力，皆指向肝郁脾虚之象。

治以疏肝解郁，方中柴胡疏肝解郁，使肝郁得以条达。当归甘辛苦温，养血和血，赤芍养血敛阴，柔肝缓急；归、芍与柴胡同用，补肝体而助肝用，使血和则肝和，血充则肝柔，共为臣药。木郁则土衰，肝病易传脾，故以白术、茯苓、甘草健脾益气，非但实土以御木乘，且使营血生化有源，共为佐药。生姜降逆和中，且能辛散达郁。煅龙骨、煅牡蛎平肝潜阳，镇静安神，醋香附疏肝解郁，调经止痛，川牛膝为引经药，逐瘀通经，黄芪补气升阳，益卫固表，盐吴茱萸散寒止痛助阳，全方共奏调肝养血健脾，升阳止痛之功。

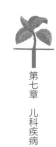

第二节 小儿腹痛（腹痛）

患者马某某，男，8 岁。2022 年 6 月 22 日初诊。

【主诉】间断性脐周腹部疼痛不适半年余，加重 1 周。

【现病史】患儿自幼不良饮食喂养，半年前因饱食后出现腹部胀满、疼痛等症状。疼痛时作时止，以餐后为重，现症见，上腹部疼痛不适，餐后为重，呃逆嗳气，大便不畅，有酸臭味，小便正常，睡眠差。

【查体】发育及营养均较好，舌质红，苔厚腻，指纹略紫、滞，脉滑，腹部平坦，但有压痛。

【中医诊断】胃脘痛（饮食积滞证）。

【西医诊断】腹痛。

【治法】消食导滞、理气止痛。

【处方】保和丸加减。

焦六神曲 10g 焦山楂 9g 法半夏 6g 茯 苓 12g

炒莱菔子 15g 陈 皮 9g 连 翘 15g 炒麦芽 12g

炒鸡内金 12g 麸炒枳壳 10g 薄 荷 5g（后下）

14 剂，水煎服，每日一剂，分两次服用。

二诊：（7 月 7 日）

服上药 7 剂，上腹部疼痛减轻，纳食、排便较前缓解。调整剂量：焦六神曲 12g，茯苓 9g，炒鸡内金 9g，麸炒枳壳 12g。7 剂，煎服法同上。

前症尽失，患儿自主进食，食量正常。

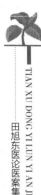
【用药思路】

小儿腹痛属于中医"腹痛""消化不良"的范畴，腹痛的病因多为感受外邪，饮食所伤，情志失调及素体虚弱、劳倦内伤等，致气机阻滞、脉络痹阻或经脉失养而发生腹痛。本病的基本病机为"不通则痛""不荣则痛"。其病位在脾、胃、肝、胆、肾、膀胱及大肠、小肠等多个脏腑。其发病过程中病机变化复杂，病初多为实证，病久多为虚证或虚实夹杂证。

本证因长期饮食不节所致。《素问·痹论》曰："饮食自倍，肠胃乃伤。"，且小儿脏腑娇嫩，形气未充，脾的运化功能较弱，脾胃为后天之本，气血化生之源，主运化水谷精微。若饮食不节，过食酒肉油腻之物，脾胃运化不及，则停滞而为食积；食积内停，中焦气机受阻，故见脘腹胀满，甚则疼痛；食积中阻，脾胃升降失职则嗳腐吞酸；舌苔厚腻，脉滑皆为食积之候。治宜消食化滞，理气和胃。

方中山楂可消一切饮食积滞，尤善肉食油腻之品；神曲消食健脾，莱菔子消食下气；半夏、陈皮行气化滞，和胃止呕；茯苓健脾利湿，和中止泻；食积易于化热，故又予连翘，散结以助消积且可清食积之热；炒鸡内金、炒麦芽行气消食，健脾开胃；麸炒枳壳理气宽中，行滞消胀；薄荷清热、疏肝行气。全方合用，共奏消食和胃之功，使食积得化，脾胃调和，热清湿去，则诸症可愈。

第三节　泄泻病（小儿腹泻）

患者柴某某，女，10岁2个月。2022年12月15日初诊。

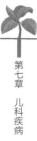

【主诉】间断性腹泻半年余，3～4次／日，纳差。

【现病史】患儿半年前无明显诱因出现大便不成形症状，3～4次／日，夹杂不消化食物，期间每食用生冷饮食，气温骤降后加重，未予以重视，体重逐渐下降，遂来医院门诊就诊，现症见：大便不成形（3～4次／日），夹杂食物残渣，纳差，神疲乏力，气短，大便正常。

【查体】形体消瘦，舌淡，苔白，指纹色淡，脉缓弱，上腹部柔软，压痛明显。

【中医诊断】泄泻病（虚寒证）。

【西医诊断】小儿腹泻。

【治法】健脾温化止泻。

【处方】参苓白术散加减。

党　参15g　茯　苓12g　麸炒白术10g　炒白扁豆10g

陈　皮10g　山　药30g　甘　草5g　　莲　子5g

砂　仁5g　　薏苡仁10g　桔　梗5g　　煨诃子10g

炮　姜6g

7剂，水煎服，每日一剂，分两次服用。

二诊：（12月23日）

服上药7剂，大便1～2次／日，纳食亦改善。加炒建曲10g消食和胃，生姜5g温中散寒。茯苓加至15g，炮姜加至9g。7剂，煎服法同上。

服药7剂后，回访患儿，其大便已成形，食欲改善。

【用药思路】

根据患儿大便不成形、大便次数增多的症状，归属于中医"泄泻病"范畴。病因以感受外邪、伤于饮食、脾胃虚弱多见，病位主要在脾胃。病机关键为脾困湿盛，升降失司，水反为湿，谷反为滞，清浊合而下降，形

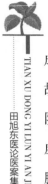

成泄泻。由于小儿为稚阴稚阳之体，发病特点为"易虚易实，易寒易热"，故发生泄泻后易于伤阴伤阳，重证泄泻由于泻下过度，伤阴耗气，出现气阴两伤，甚则阴伤及阳，导致阴竭阳脱的危重变证；或久泻不止，导致脾虚肝旺而生内风，可成慢惊风；脾虚失运，生化乏源，气血不足以荣养脏腑肌肤，日久则形成疳证。

此患儿大便不成形（3～4次/日），每食生冷饮食，气温骤降后加重，夹杂食物残渣，纳差，神疲乏力，气短，大便正常。为脾胃虚弱，运化失职，脾虚致泻，病程迁延，先耗脾气，继损脾阳，致虚寒证，治以健脾温化止泻。

方中人参大补脾胃之气，白术、茯苓健脾渗湿，共为君药。山药、莲子肉既能健脾，又有涩肠止泻之功，二药可助参、术健脾益气，兼以厚肠止泻；白扁豆健脾化湿，薏苡仁健脾渗湿，二药助术、苓健脾助运，渗湿止泻，四药共为臣药。佐以砂仁芳香醒脾，行气和胃，既助除湿之力，又畅达气机；桔梗宣开肺气，通利水道，并能载药上行，以益肺气而成培土生金之功。煨诃子涩肠止泻。炮姜温中散寒，炒甘草健脾和中，调和药性，共为使药。诸药相合，健脾温化止泻。

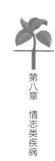

第八章　情志类疾病

郁证（焦虑、抑郁症）

患者刘某某，男，26 岁，2017 年 1 月 7 日初诊。

【主诉】情绪低落伴腹胀、泄泻 3 年，加重 1 周。

【现病史】患者诉长期情绪低落，偶尔有莫名失落感、空虚感及恐惧感，食欲不振，伴有腹胀、泄泻，常因情志变化而加重。长期服用中药治疗，但效果欠佳。近 1 周来莫名情绪低落加重，门诊行汉密斯量表：轻度焦虑，中度抑郁。现症见：情绪低落，体倦懒言，畏寒怕冷，睡眠不实，夜梦多。口淡无味，纳差，空腹时胃隐隐作痛，得食则缓，遇冷及食冷饮加重，腹胀，时有肠鸣泄泻，夜尿多。

【查体】舌淡，苔薄白水滑，舌体胖大，脉弦细，上腹部压痛阳性。

【中医诊断】郁证（肝郁脾虚）。

【西医诊断】焦虑、抑郁症。

【治法】疏肝解郁，温中健脾。

【处方】越鞠丸合黄芪建中汤。

香　附 15g　川　芎 10g　苍　术 15g　栀　子 10g

建　曲 15g　甘　草 5g　黄　芪 30g　桂　枝 10g

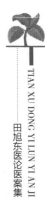

白　芍 20g　　干　姜 10g　山　药 30g　生　姜 2 片

大　枣 10g

7 剂，水煎服，每日 1 剂，分两次服用。

二诊：（1 月 15 日）

服药后腹胀、腹泻较前好转，偶有胃痛，有食欲，体倦略有改善，但仍情绪低落，睡眠差，小便正常。脉弦，舌略淡，苔薄白，舌体胖大。加龙骨 30g，牡蛎 30g。继服 7 剂。

三诊：（1 月 24 日）

患者诉胃痛消失，偶有腹胀，服药期间再未泄泻，情绪低落及睡眠改善。继服 14 剂后诸证皆有所好转。

【用药思路】

焦虑、抑郁症属祖国医学"郁证"范畴，最早在《黄帝内经》中就有"诸气膹郁，皆属于肺"的论述。在《素问·六元正纪大论篇》中还记载了五郁及其治法为"木郁达之，火郁发之，土郁夺之，金郁泄之，水郁折之，然调其气"。后朱丹溪在《丹溪心法》中提出六郁的病名，即"气郁、湿郁、热郁、痰郁、血郁、食郁"。该病病因为情志失调，如情志所伤、情志抑郁、情志过极、忧思劳倦、七情所伤、五志过极皆可发病。病机为气机郁滞。本病病位初在肝，情志因素大多影响肝的疏泄，久则各个脏腑皆气机郁滞，心、脾、肾、胆皆可出现郁的表现。

本例患者为年轻男性，因生活节奏快，生活压力大，又失于自我调节，出现情绪低落、恐惧等心理障碍，情志因素导致肝疏泄失常，肝气郁结，出现睡眠不实，夜多梦，脉弦。肝属木，木气太过影响脾土运化失常，脾胃虚损，痰湿凝聚，饮食积滞等，使气血生化无源，故而体倦懒言，畏寒怕冷，腹胀、腹泻，口淡无味，纳差，舌略淡，苔薄白水滑，舌体胖大。

用药时需疏肝解郁，温中健脾。所选方剂越鞠丸出自《丹溪心法》，为治气、火、痰、食、湿、血六郁所设，气、血、火多由肝失疏泄所致，而痰、食、湿多是脾胃运化失常的病理产物，而关键病机是气郁。因此香附疏肝理气，解气郁；栀子清热泻火，解火郁；川芎既能活血，又可行气，为血中气药，解血郁的同时，可助香附理气；神曲消食导滞，解食郁；苍术燥湿健脾，解湿郁。黄芪建中汤出自《金匮要略》，原文曰"虚劳里急，诸不足，黄芪建中汤主之"，黄芪建中汤加干姜，山药既可疗中焦虚寒，又可健脾益气，恢复中焦脾胃的升降，运化功能。又以龙骨、牡蛎安神助眠，标本兼治，达到良好的治疗效果。

郁证（眩晕）

患者李某某，女，30岁，2016年12月22日初诊。

【主诉】间断眩晕半年。

【现病史】患者诉半年前外出旅游，游山途中劳累，受风后突发手麻，渐口唇发紫，手脚冰凉，冷汗出而晕厥，遂送往当地医院急救苏醒，未查明原因。其后间发眩晕，发作前心烦、焦虑。现症见：心烦、焦虑，胃中胀满，舌苔白厚，脉弦。查体：舌淡，苔白厚，脉弦细，腹部平软，无压痛及反跳痛。

【中医诊断】郁证（邪郁少阳）。

【西医诊断】眩晕。

【治法】和解少阳，健胃消中。

【处方】柴胡加龙骨牡蛎汤。

半　夏10g　党　参20g　黄　芩10g　柴　胡15g

龙　骨30g　牡　蛎30g　神　曲15g　炒麦芽15g

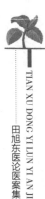

鸡内金10g　甘　草5g　生　姜2片　大　枣10g

7剂，水煎服，每日1剂，分两次服用。

二诊：（1月15日）

服药后胃胀满减轻，心烦、焦虑改善。眩晕次数减少。脉弦，舌略淡，苔薄白。守方继服12剂后症状消失。

【用药思路】

本例患者为年轻女性，因旅途劳累，受风后突发"厥逆"，"厥逆证"多因阴阳不相续接所致。《黄帝内经》云："邪之所凑，其气必虚；正气存内，邪不可干。"山间风气流行，加之患者劳累、疲乏，正气受损，风邪乘而袭之。阳虚而气结，因此晕厥。

邪气未出，久郁少阳，少阳枢机不利，因此心烦、焦虑。木克土，影响脾胃升降，消化功能差，故而胃中胀满。

用药时和解少阳，健胃消中，恢复气机。所选方剂柴胡加龙骨牡蛎汤出自《伤寒论》，原文曰："伤寒八九日，下之，胸满、烦惊、小便不利、谵语、一身尽重、不可转侧者，柴胡加龙骨牡蛎汤主之。"该方由小柴胡汤化裁而来，因此有和解少阳之功，同时加了治气上冲的桂枝，龙骨、牡蛎安神，能改善心烦、焦虑。因此对于情志不舒，邪气郁于少阳，少阳枢机不利，气上冲所致的眩晕药证相对，有很好的疗效。加鸡内金、神曲、炒麦芽消中化积，恢复中焦气机而达到阴平阳秘之效。

郁证（焦虑症）

任某，女，43岁，2016年8月6日初诊。

【主诉】胸闷，心悸、气短3年。

【现病史】3年前因家庭问题内心不快，引起失眠、胸闷，心悸、气短，短期内自行好转。半年前又受刺激，情志郁闷不舒，胸闷，心悸、气短、自觉心脏有停跳感，尤以夜间明显，见人易惊，目光呆滞，自言自语或终日不语，失眠少寐，大便干结，3～4日/次。

【查体】舌淡苔滑，脉细弦，腹部平软，无压痛及反跳痛。

【中医诊断】郁证（肝气实，心气血虚）。

【西医诊断】焦虑症。

【治法】疏肝理气，益气养心，化痰安神。

【处方】甘麦大枣汤和百合汤加味。

合欢皮 20g　浮小麦 30g　生甘草 15g　大　枣 20g

炙百合 30g　生　地 10g　炒枣仁 20g　党　参 15g

柴　胡 10g　郁　金 15g　石菖蒲 15g　法半夏 10g

陈　皮 10g　丹　参 15g　胆南星 10g　大　黄 10g

7剂，水煎服，每日1剂，分两次服用。

二诊：（8月9日）

二诊时诸症悉减，原方略事增减，调服1月余收功。

【用药思路】

《灵枢·口问》说："悲哀忧愁则心动，心动则五脏六腑皆摇。"朱丹溪指出："气血冲和，万病不生，一有拂郁，诸病生焉。"本例患者因情志不舒，复受刺激，肝郁气滞，郁久化火，横逆上犯于心，渐则心血亏耗，心神失养。病久聚湿生痰生瘀，痰瘀交阻而病程缠绵。正如《类证治裁·郁证》说："七情内起之郁，始而伤气，继必及血，终乃成劳。"因心主神明，张介宾在《类经》中说："心为脏腑之主，而总统魂魄，并该意志，故忧动于心则肺应，思动于心则脾应，怒动于心则肝应，恐动于心则肾应，此所以五志唯心所使也。情志所伤，虽五脏各有所属，然求其所由，则无不从

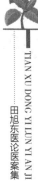
心而发。"故治疗应以养心安神为主，疏肝理气解郁为辅，祛除痰、瘀贯穿始终。方中合欢皮性味甘、平，《神农本草经》说："合欢，安五脏，和心志，令人欢乐无忧。"故不论何种证型，均用其安神解郁；甘麦大枣汤合百合地黄汤、酸枣仁养心益阴安神，甘以缓急；党参、石菖蒲、酸枣仁益气利窍；柴胡、郁金疏肝理气，其中郁金性微寒，可清肝热；法半夏、陈皮理气和胃化痰，可防养心益阴之药滋腻碍胃，且半夏得阴而生，为治不得眠的主要药物，如《灵枢·邪客》的半夏秫米汤。遂每每重用该品，以达安神定志之效；石菖蒲、胆南星、丹参开窍豁痰定惊，活血养血；大黄荡涤肠胃积滞，泻热通便。全方补通相和，补而不滞，通而不损，共奏疏肝理气、益气养心、化痰安神之功。此外情志病的调摄也很重要，此病全在病者移情易性，疾病的痊愈虽离不开药物的作用，但怡悦心志，开怀静养的精神调摄更是康复的关键。正如叶天士所云："用药乃片时之效，欲待久安，以怡悦心志为要旨耳。"

抑郁症的治疗中，对症状较轻、病程较短者，可以中医辨证治疗为主，同时可配合心理治疗；症状严重、病程较长，影响学习和工作者，应积极采用西药治疗，同时配合中医辨证治疗。

中医药治疗抑郁症强调"泻其有余，补其不足，调其虚实"的原则，注重调和气血，平衡阴阳，以求气血和畅，阴平阳秘，恢复脏腑功能，从根本上调整机体的状态，以达持久的效果，即所谓"阴平阳秘，精神乃治"，这等同于现代医学所说的使大脑皮层的兴奋和抑制功能达到平衡，使机体建立起正常的精神状态。

从我们治疗抑郁症的疗效看，中医药治疗抑郁症的优点：①具有较强的整体观念，从患者全身的特点加以考虑，而不只是局限在某个或某几个症状上。②中医药治疗抑郁症毒副作用较少，或可能有一定的毒副作用，但绝大多数是可以避免的。③抑郁症引起的各种症状，用中医药治疗，可以明显缓解或消失，并能改善西医药治疗后出现的副反应，如便秘、出汗、口干、体位性低血压等症状，从而很好地起到"增效减毒"的作用。

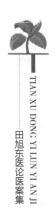
第九章　疑难杂症类

第一节　舌上淋巴管畸形

患者甲某某，女，7月龄，2019年7月27日初诊。

【主诉】舌面肿起、出现瘀血点3月余。

【现病史】家属代述3个月前发现患儿舌上有肿起，散在点状瘀血点，哺乳时加重，四处求医未果，3个月来先后就诊于各医院，经西药治疗均未见好转（具体药物及剂量不详），最近一次就诊于外院，明确诊断为"舌上淋巴管畸形"，拟行手术治疗，家属担心手术风险，未同意治疗方案。遂至田旭东门诊就诊。刻下症见：患儿神清、精神可，舌中可见直径2.5cm肿大伴散在瘀血点，舌尖少苔，舌根苔白厚，其母诉患儿哺乳较多，口中经常有异味，哺乳时舌上肿起会加重，病情加重时伴有发热，大便干，脉滑数。

【查体】发育及营养均较好，舌尖少苔，舌根苔白厚，舌中可见直径约2.5cm肿起伴散在瘀血点，脉滑数。

【中医诊断】舌上珠（食积化热、心火炽盛）。

【西医诊断】舌上淋巴管畸形。

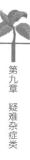

【治法】消食化积、清心泻火。

【处方】保和丸加减。

焦山楂6g　清半夏6g　茯　苓9g　建　曲9g

莱菔子9g　陈　皮6g　炒麦芽9g　甘　草3g

连　翘12g

6剂，开水冲服，早晚分服。嘱家属给患儿少食多餐、少食高蛋白饮食，定时排便。

二诊：（8月3日）

其母诉患儿服药后症状较前明显好转，第三天大便量增加，呈黑色，舌上血泡较前有所缩小，田旭东见治疗效果明显，遂守方不变，再开9剂，服法同前。

三诊：（8月12日）

患儿舌中可见肉芽状凸起，舌面已不见瘀血点。其母诉患儿哺乳后偶有发热，田旭东在前方基础上加石膏15g以助清热，再开6剂，服法同前，嘱患儿母亲饮食清淡。

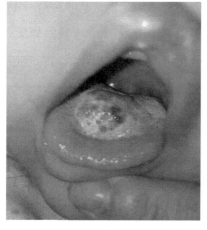

图1（2019-7-27首诊舌象）

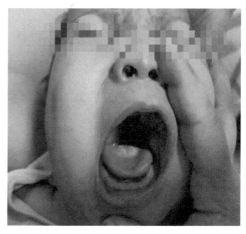

图2（2019-8-9四诊舌象）

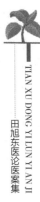
四诊：（8月19日）

患儿舌中肉芽状凸起较前明显缩小，周围见白苔，未见瘀血点，发热情况基本缓解，田旭东去石膏，加鸡内金9g以消食健胃。

【用药思路】

舌上淋巴管畸形与《丹溪心法》一书中所记之舌生疱症相类似，该病又名"舌上珠、舌下珠、珍珠毒、连珠疮、口疮风"等，或因"脾肾虚火上炎"，或因"心脾积热"而成，其疱出现"红、黄、白"等色。其治疗因脾肾虚火者宜"养阴清热，药用知柏地黄丸加白术、淮山药"治之；因心脾积热者宜"清心凉膈，药用凉膈散"。本病初起多有发热、倦怠等全身不适，小儿患病则常夜间啼哭不止、舌质红、脉数等症状，继而舌面起小泡，如高粱粒大小，痛甚，形圆，进乳食愈多，病情发展越快，甚至迅速融合成片，治疗不及时可蔓延至咽喉，引起吞咽困难和音哑。对于食积化热的患儿，究其病因，多由先天禀赋脾胃较弱或后天喂养失当，饮食不节，营养过剩，特别是高蛋白、高脂食物摄入过多，饮食停滞化热所致。

保和丸是治疗饮食积滞的千古名方，田旭东善于治疗小儿疾患。门诊前来就诊的患儿多有共同的特点，即形体消瘦、面色微黄、耳廓较薄，家属亦共称患儿食欲低、易便秘、口臭、外感、夜间易出汗等。详问病史，患儿多由长辈悉心照顾或倍加关心所致，生怕患儿挨饿，患儿越瘦，喂饭越多，上述症状则愈加明显，从而形成恶性循环。田旭东讲，当今社会物质资源丰富，家庭条件良好，不至于让小儿挨饿，他认为小儿脾胃虚弱、不知饥饱、且长辈多宠，患儿最易偏食或多食导致饮食停滞中焦、日久郁而化热，导致患儿出现诸症，家长多认为小儿食欲少、发育较同龄儿童慢、遂追加进食，则患儿诸症更加严重。在诊病同时，他会与患儿家属明确交代，要想小儿安、三分饥和寒。保和丸首载于《丹溪心法》，具有消食导滞和胃的功效，属于"八法"中的"消法"。张秉成《成方便读》卷三："此为食积痰滞，内瘀脾胃，正气未虚者而设也。"本方仅由山楂、神曲、半夏、茯苓、陈皮、连翘、莱菔子七味药物组成，方中山楂消食健胃、活血化瘀，半夏消痞散结，莱菔子降气化痰、消食除胀，麦芽消食和胃，连翘清热解毒、消肿散结，同时具有宣透之力，石膏善于清肺胃之火，茯苓健脾利水，陈皮理气健脾，甘草调和诸药，诸药配伍，共奏消食导滞、清热散瘀之效。该患儿饮食较同龄儿多，同时大便干，舌尖红，舌边及舌根苔白厚，口臭，脉滑数。四诊合参，均属食积化热之象，心脾积热，心开窍于舌，即迫血妄行，发于舌面。食积日久，脾胃运化失常致痰湿内阻，气血运行不畅，郁而化热，发于舌面可见瘀血点。方用保和丸加减化裁，起消食导滞、清热散瘀之效。同时嘱其母日后在喂养过程中忌偏食、多食，饮食宜清淡。

第二节　瘿　病

患者张某某，女，32岁。2017年10月16日初诊。

【主诉】发热、咽痛、乏力7天。

【现病史】患者7天前因外感出现发热、疲乏无力，伴咽喉部疼痛不适，咀嚼和吞咽时疼痛加重。于外院行辅助检查示ESR升高，TSH降低，T3、T4升高。诊断：亚急性甲状腺炎，采用激素治疗。患者因症状缓解不显著，特来门诊就诊。现症见：发热，午后加重，疲乏无力，情志忧郁，食欲不振，咽喉疼痛不适，睡眠尚可，大便不畅，小便正常。

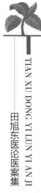

【查体】发育及营养均较好，舌质红，苔黄，脉弦，双侧甲状腺质略硬，压痛（+），疼痛向颈部放射。

【中医诊断】瘿病（风热犯表，气郁痰阻证）。

【西医诊断】亚急性甲状腺炎。

【治法】清热透表，行气化痰。

【处方】银翘散加减。

金银花15g　连　翘15g　薄　荷5g　淡竹叶10g

荆　芥10g　炒牛蒡子15g　淡豆豉10g　桔　梗10g

芦　根20g　王不留行15g　西青果10g　甘　草5g

7剂，水煎服，每日一剂，分两次服用。

二诊：（10月23日）

服上药7剂，患者继续行激素治疗，但午后发热症状较前加重，拟加天花粉20g以清热泻火，生津止渴，消肿排脓。7剂，煎服法同上。

三诊：（10月30日）

又服上药7剂，患者诸症减轻，疲乏无力显著改善，未见发热，但夜梦较多，咽喉无疼痛，仍有不适感，饮水稍有异物感，月经量少。调整方剂，去薄荷，加太子参20g，麦冬15g，易王不留行10g。嘱4周后复查甲状腺功能检查。7剂，煎服法同上。

四诊：（11月7日）

现症见眠浅梦多，无发热，体力正常，咽干不痛，咽哑，舌淡白苔薄白。易荆芥5g，王不留行15g，西青果15g，天花粉30g，加升麻5g，栀子10g。14剂，煎服法同上。

1年后，患者咽喉诸症消失，睡眠正常，无其他不适症状。

【用药思路】

瘿病的发生，多由于情志内伤，饮食及水土失宜等因素引起的，以致气滞、痰凝、血瘀壅结颈前为基本病机，以颈前喉结两旁结块肿大为主要临床特征。本病的病因除情志和饮食外，常以外感风热之邪为先导，风热壅积颈前咽喉，灼津为痰，蕴阻经络，以致气血运行不畅，气血痰热凝滞，结于喉部而成。初期病邪在表，后期痰瘀互结，病程缠绵。因此治疗上，初期以辛凉解表为主，后期以化痰祛瘀为要。

本例患者因不慎外感，加之平素情志不舒致风热之邪袭于双侧颈前，外感风温邪毒，客于肺卫，故见发热、咽痛。病至后期热盛伤津，故有咽干，患者情志不舒，气机不畅，加之痰瘀互结，故咽喉不适感贯穿病程后期。

选方用药上，以银翘散加减为主方，初期以疏风清热、解毒利咽为主，金银花、连翘轻清宣透、清热解毒；薄荷、牛蒡子清利头目、解毒利咽；荆芥穗、淡豆豉发散表邪，透热外出；竹叶、芦根清热生津；桔梗宣肺；王不留行活血通经；西青果清热生津、利咽开音；甘草和诸药。综观全方，清热透表，行气化痰，通经活血之药合用，共同达到标本兼治的目的。

第三节 流 涎

张某，男，36岁。2014年5月10日初诊。

【主诉】流涎伴脘腹胀痛2年余。

【现病史】患者近2年来白天不自觉流涎且量较多，睡觉时流涎常致

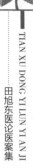

枕头湿透，胃脘部间歇性胀满疼痛不适，纳差，面色不华，乏力，四肢沉重无力，大便时溏。详问病史，嗜饮啤酒。口腔科检查均无异常，曾多方求治，症状时轻时重。刻下：舌质淡，体胖大且水滑，脉沉滑。

【中医诊断】流涎（脾阳不足，湿阻中焦证）。

【治法】健脾益气，温化湿浊。

【处方】运脾汤合苓桂术甘汤化裁。

党　参20g　白　术10g　茯　苓20g　桂　枝15g

麦　芽15g　枳　壳10g　佛　手10g　升　麻5g

甘　草5g　干　姜15g　菖　蒲10g

7剂，水煎服，日一剂，分2次服。

二诊：（5月18日）

服上药后，诸症顿减，但仍乏力，四肢困重，原方加黄芪50 g以益气健脾升提，续服20剂，症状痊愈。

【用药思路】

本病多见于幼儿，成人可见于继发病。其病机以脾不摄津为关键。患者素体脾气亏虚，加之嗜饮啤酒，致中阳不运，脾胃升降失序，无力运化水谷精微，反致津液凝聚，湿浊内停，收摄乏力。《普济方》曰："脾之液为涎，脾气冷不能收制其津液，故流出渍于颐上。"因此治宜健脾益气，温化湿浊。本病的入手点为：多涎，胃脘部间歇性胀满疼痛不适，大便溏，舌体胖大水滑。王清任曾有精辟的论述："或曰：口角所流，非痰饮乎？余曰：尝治此症，见所流尽是清水，并非稠痰，明明气虚不固津液，不明此理。试看小儿气不足时，流涎者十有八九；高年人气衰时，流涎者十有二三。再以他症互相参考，流涎者属气虚无疑。"脾健不在补贵在运，故治脾一法重在助运，贵在中和。方以运脾汤合苓桂术甘汤加减治疗，方中党参健脾益气；茯苓淡渗利水以行饮；白术健脾以制水；桂枝通阳消阴，理气降浊，合茯苓则伐水下行；枳壳专入肺胃兼入大肠，功专下气开胸，利肺开胃；升麻引阳明清阳之气上行，一升一降，升降相因以复脾胃升降之职；菖蒲化湿和胃，以助脾运。《本草正义》"菖蒲味辛气温。辛能开泄……辛温能升举下陷之气，或可治之"；麦芽、佛手疏肝以助运化；干姜温脾阳以化湿浊。正如叶天士所言："盖通阳则浊阴不聚，守补恐中焦宜钝。"

第四节　目　　涩

唐某，女，61 岁。2014 年 5 月 17 日初诊。

【主诉】双目疼痛、干涩半年。

【现病史】患者于半年前，因家中琐事，情志不畅，继而出现双目干涩、疼痛，夜间尤显，视物模糊并频发巩膜出血等症状。遂就诊于多家医院。经专科检查：双目眼压正常，测右眼视力 500 度，左眼视力 600 度。诊断为：近视眼及眼内异物。行冲洗术及配镜治疗。后右眼疼痛略有减轻，但配戴眼镜后，眼睛胀疼加剧，痛剧则眼睛干涩无泪。后经中西医治疗，均未获明显改善。刻下：双目疼痛（夜间尤剧）干涩，视物模糊，白睛红丝隐现，两肋胀满不适，乏力，口干，心烦寐差，大便尚可。舌质红，苔薄中间无苔，脉沉细无力，右寸略数。

【查体】舌质红，苔薄中间无苔，脉沉细无力，右寸略数。

【中医诊断】目涩（肺气郁热，肝肾亏虚，气机失和证）。

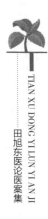
【西医诊断】近视眼、干眼症。

【治法】清肺疏肝，滋补肝肾。

【处方】杞菊地黄丸合夏枯散加减：

柴　胡12g　麦　冬15g　生　地15g　熟　地15g　山萸肉12g

山　药20g　丹　皮10g　枸　杞15g　当　归15g　菊　花10g

香　附10g　夏枯草30g　桑　叶30g　车前子（包煎）15g

7剂，水煎服，每日一剂，分两次服用。

二诊：（5月26日）

服上方后目珠夜痛顿减，于上方酌加滋补肝肾之品，随症而变，40剂后视力恢复如常。

【用药思路】

患者双目疼痛干涩半年，伴视物模糊。专科检测眼压正常，视力下降，符合近视眼诊断。戴镜治疗后不但症状未改善，反而双目疼痛干涩等症加剧，专科莫衷一是。田旭东以"欲知其内者，当以观乎外；诊于外者，斯以知其内。盖有诸内者，必形诸外"的思路，以脏腑生理为基础，脏腑辨证为指导，知常达变，大获奇效。

该病属"目涩"或"目珠夜痛"等范畴。目涩一症历代文献多有论述，最早可见于《灵枢》《证治准绳》谓之"目涩昏花"。本患者年届六旬，肝肾本亏，加之情志不调，暗耗精血累及于心。肝候于目而藏血，血则营养于目；夜为阴；血亦为阴，今血虚失于濡养，则目涩无泪，视物模糊而目珠夜痛，心烦寐差。肝体不足，肝阳不用刚柔失济故乏力，两肋胀满不适。《灵枢·口问》所言"目者，宗脉之所聚也，上液之道也……故悲哀愁忧则心动，心动则五脏六腑皆摇，摇则宗脉感，宗脉感则液道开，液道开，故泣涕出焉。液者，所以灌精濡空窍者也，故上液之道开则泣，泣不止则

326

液竭；液竭则精不灌，精不灌则目无所见矣，故命曰夺精"。肝气失和，肺气壅滞，邪热上乘于白睛，则见白睛红丝隐现及口干。《杂病源流犀烛》河间云："由热气怫郁、玄府闭密而致。气液血脉，荣卫精神，不能升降出入故也，各随郁结微甚而见病之轻重也。故知热郁于目，无所见也。故目微昏者，至近则转难辨物，由目之玄府闭小也，隔缣视物之象也。或视如蝇翼者，玄府有所闭合者也。或目昏而见黑花者，由热气甚而发之于目。据此而知，目昏不但为虚，而亦为热矣。"

方以杞菊地黄丸合夏枯散加减。夏枯散出于《冯氏锦囊》（夏枯草1两，香附子1两，甘草4钱），此方《张氏医通》也有详述。方中夏枯草一味《本草纲目》论述尤详，"夏枯草治目疼，用砂糖水浸一夜用，取其能解内热，缓肝火也。楼全善云，夏枯草治目珠疼至夜则甚者，神效，或用苦寒药点之反甚者，亦神效。盖目珠连目本，肝系也，属厥阴之经。夜甚及点苦寒药反甚者，夜与寒亦阴故也。夏枯禀纯阳之气，补厥阴血脉，故治此如神，以阳治阴也"。

第五节　美尼尔氏综合征

李某，女，40岁。2014年12月10日初诊。

【主诉】间断性头晕、耳鸣、呕吐2年余，加重半年。

【现病史】患者2年前无明显诱因出现头晕、耳鸣、呕吐，起初每月发作1～2次，发作时间短，不治自愈。近半年来发展为每月发作数次，每次发作时间长达3～8h，甚则整天卧床不起，经某医院诊断为美尼尔氏

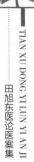
综合征，先后曾于两家医院用西药及中药治疗 3 月余，疗效不佳，遂来就诊。患者就诊时正值其疾病发作阶段，诊其面色苍白，精神萎靡，眩晕耳鸣，听力减退，手足冰冷，伴恶心呕吐，舌质淡，苔黄腻，脉弦细。

【中医诊断】眩晕（痰浊中阻，清阳不升证）。

【西医诊断】美尼尔氏综合征。

【治法】化痰祛湿，运脾和胃。

【处方】温胆汤加减。

半　夏10g　枳　实10g　竹　茹15g　陈　皮10g

茯　苓20g　苍　术15g　钩　藤15g　生甘草6g

生　姜4片　大　枣4枚

6剂，水煎服，每日一剂，两次服用。

二诊：（12 月 17 日）

服药后，眩晕耳鸣大减，手足转温，恶心呕吐停止，精神大有起色，后仍照原方加减煎服 15 剂，诸证次第消失。

【用药思路】

美尼尔氏综合征是一种特发性耳病，主要的病理改变为膜迷路积水，临床表现为反复发作的旋转性眩晕、波动性听力下降、耳鸣和耳闷胀感。病因其实并不是很明确，而且此病不能通过病理检查明确，多是通过症状来诊断，一般多采用脱水利尿、扩血管、抗感染等对症治疗的方法。

本病属祖国医学"眩晕"范畴。关于眩晕，清代陈修园荟萃诸家，提要钩玄，指出：风、火、痰为眩晕之"病象"，即病之标；肝脾肾亏虚为其"病根"，即病之本。田旭东据此结合多年的临床经验，主张眩晕发作期应治标实为主，兼以补虚，熄风化痰和补虚之法于一炉，方能迅速息止，息止之后，再缓治其本。他强调，眩晕发作时所治之本是脾而不是肾。因

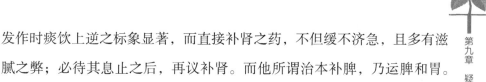

发作时痰饮上逆之标象显著，而直接补肾之药，不但缓不济急，且多有滋腻之弊；必待其息止之后，再议补肾。而他所谓治本补脾，乃运脾和胃。因脾乃生痰之源，运脾则化痰饮，和胃则止呕吐；脾健方能御肝之乘，则风木不得横恣，如是，则风、火、痰上扰之标象很快缓解。

田旭东多采用温胆汤加减治疗本病，上方中温胆汤清胆和胃，化痰祛湿，以复阴阳升降之常；方中小半夏加茯苓汤可降逆化痰，涤饮止呕；六君子汤运脾和胃以治本；钩藤旨在柔润以息肝风。

温胆汤一方在唐代孙思邈《备急千金要方》和王焘编撰的《外台秘要》中均有记载，《外台秘要》言，其出于南北朝名医姚僧垣所撰的《集验方》，由半夏、枳实、竹茹、陈皮、甘草、生姜六药组成，主治"大病后，虚烦不得眠，此胆寒故也"。其后，温胆汤又见于宋朝陈无择之《三因极一病症方论》，药用在《备急千金要方》原方基础上加茯苓、大枣，而生姜由原来的四两减为五片，主治心胆虚怯、触事易惊、气郁生痰的诸证。

温胆汤的主治病症十分广泛，临床上应用该方要牢牢抓住主症作为其辨证要点。田旭东认为，该方有三大主症：一是精神情志失调所致的肝胆病症，如胸闷、胆怯、眩晕、不寐、心烦等。二是痰浊中阻所致的脾胃病症，如纳差、恶心呕吐、痰涎不化、脘腹胀满等。三是脉象弦或滑或弦滑、舌苔厚腻。

第六节　卡纳达 - 克朗凯综合征

患者李某，男，59 岁，2020 年 7 月初诊。

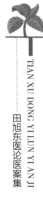

【主诉】间断胃脘部胀痛、反酸 10 年，加重伴腹泻 8 个月。

【现病史】患者于入院前 10 年始因受凉后出现胃脘部胀痛、嘈杂不适，时感反酸、恶心欲呕，口干、口苦，否认寒颤、高热，未规律诊治，自服香砂养胃丸治疗（具体不详），症状时好时差。1 年前曾在张掖人民医院就诊，查电子肠镜后诊断为：结肠息肉病，未行活检检查。患者于 2019 年 10 月就诊于四川省中医院，查电子胃镜示（2019 年 10 月 9 日）：①胃多发息肉，性质不详。②糜烂出血性胃炎。③十二指肠球降部多发息肉。息肉病理报告示："胃窦、胃角、胃体"病变符合增生性息肉，间质重度慢性炎症；"胃角"其中一块黏膜为轻度慢性萎缩性胃炎，腺体轻度肠化。电子肠镜示（2019 年 10 月 10 日）：直肠、结肠广泛性黏膜改变（性质不详）。病理报告示："直肠、横结肠、升结肠、回盲肠、乙状结肠"多发性腺瘤性息肉间质慢性炎症；"降结肠、回盲部"黏膜中度慢性炎症，间质较多嗜酸性粒细胞。出院后间断腹泻，每天 2～6 次，间断黑便，给予中药口服治疗（具体不详），症状缓解不明显。2020 年 6 月在张掖市人民医院住院治疗，复查电子胃镜示：①胃多发息肉样增生，性质待病理。②慢性萎缩性胃炎（C1）。③十二指肠球部及球后炎。病理报告示：符合（胃底、胃窦、胃体，活检）增生性息肉。电子肠镜示：结肠多发息肉（家族性腺瘤性息肉病不详），建议定期随访。病理报告示：（乙状结肠、乙状结肠距肛缘 20cm 处，活检）管状腺瘤伴低级别上皮内瘤变；（直肠距肛缘 2cm 处，活检）黏膜慢性炎。予以对症治疗后出院，院外胃脘部胀满症状明显时，间断口服"奥美拉唑肠溶胶囊 20mg，早晚各 1 粒，香砂养胃丸，每次 1 袋，一天三次"治疗，症状时好时差。2020 年 7 月于甘肃省中医院就诊，查腹部彩超、心脏彩超、腹部透视未见异常。血常规示：红细胞数目 3.40×10^{12}/L↓，血红蛋白浓度 108g/L↓。生化示：总蛋白 34.3g/L↓，白蛋白 22.4g/

L↓，球蛋白 11.90g/L↓，碱性磷酸酶测定 35.6U/L↓，腺苷脱氢酶测定 2.6U/L↓，高密度脂蛋白 0.90mmol/L↓。电解质示：钙 2.26mmol/L，铁 20.02mmol/L。便常规示：血红蛋白（免疫法）+。传染病筛查、血脂、肾功、血糖、尿常规未见异常。心电图示：窦性心动过缓。碳 –14 呼气实验示：阴性。门诊以"慢性腹泻原因待查"收住入院，入院症见：胃脘部及下腹部胀痛，每于进食后明显，时感胃脘部嘈杂、反酸、恶心欲呕、口干、口苦，神疲乏力、少气懒言，饥不欲食，掉发明显，小便利，腹泻、每天 2～6 次，间断黑便，双下肢重度凹陷性水肿，夜寐差。

【查体】BP 90/60mmHg，神志清楚，发育正常，营养欠佳，面色萎黄，形体偏瘦，自动体位，查体合作，对答切题。舌淡苔白，脉细弱，全身皮肤色素沉着明显，头发稀疏，皮肤黏膜无黄染及出血点。双肺呼吸音清，未闻及干湿性啰音，心率 72 次 /min，律齐，各瓣膜听诊区未闻及病理性杂音，腹平软，剑突下及肚脐周围压痛（+），双下肢重度凹陷性水肿，余（–）。否认相关家族疾病史。结合患者症状、体征、病史、辅助检查，比对 CCS 相关临床特点，诊断为 CCS。入院期间西医给予补充白蛋白、纠正电解质紊乱、抑酸护胃、利尿消肿等对症支持治疗为主。

【中医诊断】胃痞病（脾虚兼湿热证）。

【西医诊断】卡纳达 – 克朗凯综合征。

【治法】健脾补气，化湿清热。

【处方】运脾汤加减。

党　参 30g　炒白术 30g　茯　苓 10g　炒枳壳 15g

佛　手 10g　仙鹤草 60g　石菖蒲 10g　炒麦芽 15g

甘　草 9g　炒山药 10g　酒黄连 6g

7 剂，水煎服，每日一剂，分两次服用。

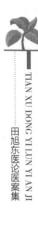

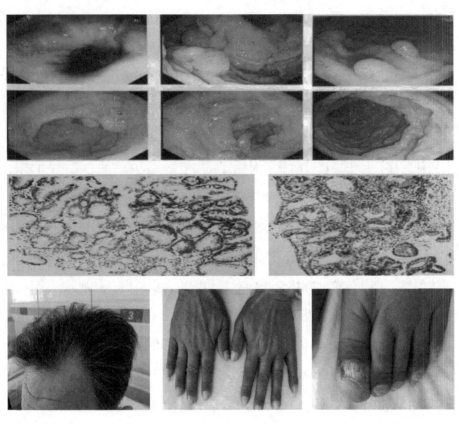

二诊：（12月17日）

患者腹泻、腹痛、消化不良等胃肠症状明显改善，神疲乏力、少气懒言、双下肢重度凹陷性水肿较入院明显好转。出院嘱患者继续坚持上述中药治疗，随访至今，患者症状稳定，无加重。2021年3月在甘肃省中医院复查胃镜，经比对，患者消化道病变表现较前好转。

【用药思路】

该患者病变较典型，中老年男性，无遗传因素，以腹泻、消化不良、脱发、色素沉着、爪甲病变，全消化道多发息肉为主要临床表现。病理活检见腺瘤性息肉间质慢性炎症。由于消化道功能紊乱，出现低蛋白血症、

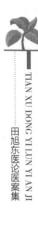

水肿、低钙血症等。该病临床表现多为纳差、腹泻、腹胀、神疲、乏力、面色萎黄，本例患者舌苔厚腻、脉细弱，脾气亏虚、运化失常是其发病的主要病机。本例患者运用全国名老中医王自立运脾汤加减，针对脾气亏虚、运化失常的病机，其中既有党参、白术、甘草、茯苓健脾补气，脾气充足则运化恢复，又有石菖蒲、枳壳、麦芽、黄连行气化湿、消食化积，减轻脾胃运化负担，加速代谢由于脾虚引起的痰湿、积滞等病理产物。方药对证，故能起到良好的疗效。由于该病当前治疗方法较少，从本例患者，可以获得经验和启发，从中医治疗探索，根据该病临床特点来看，脾气亏虚、运化失常可能是其发病的主要病机。

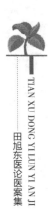

TIAN XU DONG YI LUN YI AN JI
田旭东医论医案集

参考文献

［1］东汉·张仲景.伤寒论［M］.钱超尘，等，整理.北京：人民卫生出版社，2005：25

［2］南京中医药大学.黄帝内经素问译释［M］（4版）.上海：上海科学技术出版社，2009

［3］元·滑寿.难经本义［M］.傅贞亮，张崇孝点校.1995

［4］明·李中梓.医宗必读［M］.北京：中国中医药科技出版社，2011

［5］廖挺.廖志峰医论医案集［M］.兰州：甘肃科学技术出版社，2013

［6］季绍良.八纲辨证［J］.广西卫生，1976，（03）：49-54

［7］焦树德.用药心得十讲［M］.北京：人民卫生出版社，1977

［8］王煜.全国名中医王自立临床经验集［M］.兰州：甘肃科学技术出版社，2020

［9］田旭东，张学平.从中焦论治心衰的体会［J］.甘肃中医学院学报，2002，（03）：29

［10］田旭东，薛媛.复发性口疮的中医近代研究［J］.甘肃中医，1993，（01）：45-48